科学出版社“十三五”普通高等教育本科规划教材

供中医药院校非医学类专业用

# 中医学概论

刘亚梅　主编

科学出版社
北　京

## 内 容 简 介

本书是根据高等中医药院校非医学类专业学生的培养目标、专业设置编写而成的，全书以具有中国古代唯物辩证的哲学思想为指导，对中医学的生命观、疾病观、诊断技术、防治原理、方药基础知识等进行介绍，基本涵盖了中医学的主要知识点，浓缩了中医基础理论、中医诊断学、中药学、方剂学等学科的基本概念、基本知识和主要内容。本书特点是：简明扼要，知识点明确，重点突出。

本书适用于全国高等中医药院校非医学类专业学生教学使用，还可供中医药爱好者阅读参考。

**图书在版编目（CIP）数据**

中医学概论 / 刘亚梅主编.—北京：科学出版社，2019.8

ISBN 978-7-03-061350-9

Ⅰ.①中… Ⅱ.②刘… Ⅲ.①中医学-中医学院-教材 Ⅳ.①R2

中国版本图书馆 CIP 数据核字（2019）第 107552 号

责任编辑：郭海燕 李敬敬 / 责任校对：王晓茜

责任印制：李 彤 / 封面设计：陈 敬



科 学 出 版 社 出版

北京东黄城根北街 16 号

邮政编码：100717

http://www.sciencep.com

固安县铭成印刷有限公司 印刷

科学出版社发行 各地新华书店经销

*

2019 年 8 月第 一 版 开本：787×1092 1/16

2023 年 7 月第六次印刷 印张：15

字数：413 000

**定价：69.80 元**

（如有印装质量问题，我社负责调换）

# 《中医学概论》编委会


主　审　严　灿

主　编　刘亚梅

副主编　骆欢欢　　刘凌云

编　委　（按姓氏笔画排序）

刘亚梅　　刘凌云　　吴祖春

余丽娟　　祝鹏辉　　骆欢欢

# 编写说明

中医药学是中国传统文化的瑰宝，它根植于中华传统文化土壤，吸收传统文化的精髓，具有鲜明的中国古代哲学特色，是中华民族用于认识生命、维护健康、战胜疾病的宝贵经验总结，并逐步发展成独特的医学理论体系。为了实现“健康中国”的梦想，培养复合型高级人才，满足高等中医药院校非医学类专业、社会中医爱好者学习中医药基本知识的需要，在注重科学性、系统性与实用性的基础上，广州中医药大学基础医学院召集教学经验丰富的一线教师在原有校内自编教材《中医学概论》的基础上，重新编写了此部教材。

本次教材的编写根据现代高等中医药院校的办学理念、专业设置、学生培养目标、就业前景等变化，在实现课程教学目标和教学基本要求的前提下，确定教材内容的深度和广度，对原有教材的教学内容、编写体例等方面进行调整，力求简明扼要，知识点明确，重点内容突出。在行文精练准确的基础上，精简章节内容，删除部分不常用的中药、方剂，重点补充部分中医基础理论的概念、中药学和方剂学的基本知识，规范病证名称。本教材按照中医学形成的历史背景，以具有中国古代唯物辩证的哲学思想为指导，对中医学的生命观、疾病观、诊断技术、防治原理、方药基础知识等进行介绍，基本涵盖了中医学的主要知识点。本课程的教学，使学生在接受中国传统文化教育的同时，较系统地了解中医对人体复杂生命现象的认识及丰富的诊疗知识，提高学生进一步学习的兴趣，以塑造新世纪的中医复合型人才。

本教材内容包括 12 个部分：导论、中医学的哲学基础、藏象，由刘凌云修订、撰写；气血津液、经络、病因与发病、病机、防治原则，由祝鹏辉修订、撰写；诊法和辨证，由刘亚梅、吴祖春、余丽娟修订、撰写；中药，由吴祖春、骆欢欢修订、撰写；方剂，由余丽娟、骆欢欢修订、撰写；严灿教授主审了本教材书稿的全部内容，在此深表感谢。本教材是在原有校内自编教材《中医学概论》的基础上所进行的重新修订，在此对各位原作者表示真诚的谢意。

由于时间和水平有限，书中难免存在不足之处，期盼广大师生和读者提出宝贵意见，以便在今后修订时加以改进。

编　者

2019 年 5 月

# 目 录

# 导论

## 一、中医学理论体系的形成和发展

中医学是以中医药理论与实践经验为主体，研究人类生命活动中健康与疾病变化规律及其预防、诊断、治疗、康复和保健的医学科学，属于自然科学和人文社会科学等多学科相互交叉融合的医学科学知识体系。

中医学发源于中国，有着数千年的悠久历史，是中华民族传统文化的重要组成部分，是中华民族在长期的生产、生活和医疗实践过程中，认识生命、维护健康、防治疾病等方面宝贵经验的积累和总结，并逐步发展成独特的医学理论体系。几千年来，中医学作为中国传统医学，一直有效地指导着临床实践，为中华民族的繁衍昌盛做出了巨大贡献。

### （一）中医学的起源

中医学作为一门传统医学源远流长，在其数千年的演变过程中，经历了萌芽、形成和发展的过程。

早期人类为了生存，猎取动物，觅食充饥，加上氏族部落间的争斗，给人们带来外伤甚至伤残。对负伤部位本能的抚摸、按揉，以树叶、草茎敷裹创伤，以锋利的石片（砭石）切开脓疱，以石针、骨针刺激疼痛部位，人类这些本能的自救行为促进了医药经验的积累和相关特色疗法的产生。

火的发现与使用，使人类由茹毛饮血的野蛮时代向着文明的方向不断推进。作为一种治疗手段，用烧热的卵石贴身温熨病患处，这些经验积累逐渐形成了“熨法”和“灸法”。

人类在长期的生产实践活动中，逐渐获得了植物的根、茎、叶、果等朴素的药物知识，因此，有了“伏羲氏尝百药而制九针”和“神农尝百草，一日而遇七十毒”的传说。

陶器的发明及应用，为多种药物组成复方并煎熬成汤液创造了条件。历代古书记载有“伊尹创始汤液”之说，成为汤液剂型的鼻祖。

中国医学起源的历史，就是一部我国人民长期为生存、生活与疾病做斗争并反复进行医药实践的创造史。

### （二）中医学理论体系的形成

中医学理论体系形成于春秋战国至两汉时期。中医学作为一个学术体系的形成，是从《黄帝内经》开始的。它是我国现存的医学文献中较早的一部典籍，它撷取了秦汉以前有关天文、历法、气象、哲学等多种学科的重要成果，总结了春秋战国以前的医学成就，标志着中国医学由经验医学上升为理论医学的新阶段。《黄帝内经》包括《素问》《灵枢》两部分，它从整体观念出发，在阴阳学说和五行学说的指导下，对人体生理、病理、诊断、治疗、预防等方面作了较为系统的全面阐述，奠定了中医学理论体系的框架，标志着中医学理论体系的初步形成。

继《黄帝内经》之后，《难经》是另一部重要的古典医籍，相传系秦越人（扁鹊）所作，内容简要，辨析精微。它在《黄帝内经》的基础上对经络学说及藏象学说中“命门”“三焦”等理论阐释有所发展，尤其对脉学有较详细的论述和创见。

东汉·张机（字仲景）在《黄帝内经》、《难经》等医学理论专著的基础上，进一步总结前人的医学成就，著成《伤寒杂病论》，被后世称为“方书之祖”，后经晋·王叔和整理，分为《伤寒论》和《金匮要略》两部分。《伤寒杂病论》以六经辨伤寒，脏腑论杂病，提出了“观其脉证，知犯何逆，随证治之”的辨证论治原则，为临床医学的发展奠定了坚实的基础。

《神农本草经》集东汉以前药物学之大成，是我国现存最早的一部药物学专著。该书共载药物365种，并根据药物毒性的大小分为上、中、下三品。书中所述药物理论，包括药物四气五味、君臣佐使、七情和合等，对后世药学的发展有着重要的影响。

总之，先秦两汉时期是中医学形成的关键时期，它使原来零散的医药经验上升为较系统的理论体系，为后世医学的发展奠定了坚实的基础。

### （三）中医学理论体系的发展

魏晋隋唐以后，医学理论不断创新，临床实践不断积累，治疗技术不断提高，中医学进入了全面发展时期。

**1. 魏晋隋唐时期** 西晋·王叔和集汉以前脉学之大成，编著成中医学第一部脉学专著《脉经》。王叔和在阐明脉理的前提下，分述三部九候、二十四脉等脉法，提倡“寸口诊法”，对中医脉学进行了全面系统的论述。

晋·皇甫谧《针灸甲乙经》为中医学第一部针灸学专著。全书系统阐述了藏象、经络、腧穴、标本、九针、刺法等内容，对针灸的临床适应证、操作方法及临床经验的总结进行了详尽阐述。隋·巢元方编著的《诸病源候论》是中医学第一部病因病机证候学专著，书中详尽论述了各科病证的病因与症状，具有重要的研究价值。唐·孙思邈著《备急千金要方》与《千金翼方》，为中医学第一部医学百科全书，提出“大医精诚”的医学道德准则，开创中国医学伦理学之先河。

南北朝时期，药物在加工炮制方面，植物药的生态、形态及相关的物候知识方面都有很大进步，如雷敩的《雷公炮炙论》，反映了汉代以后药物加工技术的进步。至唐代，《新修本草》收药844种，是世界上第一部由政府颁发的药典。此后，唐·陈藏器编成《本草拾遗》，将药物功用概括为十类，提出了著名的“十剂”，为中药临床分类最早的设想。

**2. 宋金元时期** 宋·陈言著《三因极一病证方论》，较详细地阐述了“三因致病说”，把复杂的病因概括为内因、外因、不内外因三类，使中医病因学说更加系统化、理论化。

金元时期，出现了各具特色的医学流派，其中代表性人物是刘完素、张从正、李杲、朱震亨，后世称为“金元四大家”。刘完素（字守真，世称刘河间）以火热立论，倡“六气皆从火化”“五志过极皆为热甚”之说，用药以寒凉为主，后世称其为“寒凉派”。张从正（字子和）认为病由邪生，“邪去则正安”，以攻邪著称，后世称其为“攻下派”。李杲（字明之，晚年自号东垣老人）提出“内伤脾胃，百病由生”的观点，治疗以补益脾胃为主，后世称其为“补土派”。朱震亨（字彦修，学者尊之为丹溪先生）倡“相火论”，谓“阳常有余，阴常不足”，治病以滋阴降火为主，后世称其为“养阴派”。总之，金元四大家，立说不同，各有创见，从不同角度丰富了中医学的内容，促进了中医学理论的发展。

元·敖氏著有《点点金》及《金镜录》，论伤寒舌诊，分十二图，乃论舌的第一部专著。后经杜清碧的增补，即为今所见的敖氏《伤寒金镜录》。

**3. 明清时期** 明·吴有性（字又可）著《温疫论》，创立“戾气”学说。他强调“温疫”的病因“非风非寒非暑非湿，乃天地间别有一种异气所感”，其传染途径多“从口鼻而入”，往往相互感染，形成广泛性流行。清·叶桂（字天士）著《温热论》，创立温热病的卫气营血辨证理论。清·吴瑭（字鞠通）著《温病条辨》，创立温热病的三焦辨证理论。清·薛雪（字生白）著《湿热条辨》，创立温病理论的湿热病因学说。

明·张介宾（字景岳）、赵献可（字养葵）等医家提出命门学说，为中医学的藏象学说增添了新内容。明·李时珍著《本草纲目》，全书载中药1892种，分为16纲，60类，为驰名中外的中药学巨著。清·王清任重视解剖，著《医林改错》，发展了瘀血理论，为中医学理论的发展做出了重要贡献。

**4. 近代与现代** 近代时期，随着社会制度的变更，西方科技和文化的传入，中西文化出现了大碰撞，中医学理论的发展呈现出新旧并存的趋势：一是继续收集和整理前人的医学成果，如曹炳章主编的《中国医学大成》，是一部集古今中医学大成的巨著；二是出现了中西汇通和中医学理论科学化的思潮，以唐宗海、朱沛文、恽铁樵、张锡纯为代表的中西汇通学派，认为中西医互有优劣，但殊途同归，主张汲取西医之长以发展中医，如张锡纯所著的《医学衷中参西录》，即是中西汇通的代表作。

到了现代，国家大力提倡中西医结合，倡导以现代多学科方法研究中医。此时期中医学理论的发展主要呈现出三方面的趋势：一是中医学理论经过梳理研究后更加系统、规范。如20世纪60年代编写的全国统编教材《内经讲义》，发展为70年代的《中医学基础》，再演变为80年代《中医基础理论》；二是用哲学、控制论、信息论、系统论、现代实证科学等多学科方法研究中医学，大量的专著和科研成果相继出现；三是对中医学理论体系构建的思维方法进行研究，探讨中医学理论概念的发生之源与继续发展、创新之路。

在当代，中医药学的发展越来越受到党和政府的高度重视。中国共产党第十九次全国代表大会明确做出“坚持中西医并重，传承发展中医药事业”的重要部署，随着《中华人民共和国中医药法》的颁布和正式实施，中医药不断迎来新的发展契机！

## 二、中医学理论体系的主要特点

中医学理论体系的主要特点：一是整体观念，二是辨证论治。

### （一）整体观念

整体，指统一性和完整性。中医学非常重视人体本身的统一性、完整性及其与自然界的相互关系。中医的整体观念认为人体是一个有机的整体，构成人体的各个组成部分之间在结构上不可分割，功能上相互协调，病理上相互影响。同时，中医学也认识到人体与自然环境具有密切关系，人类在能动地适应自然和改造自然的过程中，维持着机体的正常生命活动。中医学的整体观念主要体现在人体自身的整体性和人与自然、人与社会的统一性两个方面。

**1. 人体是一个有机的整体** 人体由若干脏腑、形体、官窍等构成，各个脏腑、形体、官窍各有其不同的功能，这些不同的功能相互关联、相互制约、相互为用，从而决定了机体的整体统一性，表现在生理活动上的相互联系和协调平衡，病理上的相互影响和传变。人体是以五脏为中心，配以六腑，通过经络系统“内属于脏腑，外络于肢节”，把五体、五官、九窍、四肢百骸等全身组织器官连接成一个有机的整体，并通过精、气、血、津液的作用，来完成人体统一协调的功能活动。因此，五脏一体观是人体内部器官相互关联、有机统一的客观反映。

在整体观念指导下，中医学认为人体正常的生理活动，一方面依靠各脏腑组织发挥自己正常的功能，另一方面又要依靠脏腑组织之间相辅相成的协同作用和相反相成的制约作用，维持其生理上的平衡。每个脏腑都有其各自不同的功能，但又是整体活动下的分工合作和有机配合，这就是人体局部与整体的统一。

中医学不仅从整体方面来探索生命活动的正常规律，而且在认识和分析疾病的病理转化时，也着眼于局部病变所引起的整体病理反应，并把局部病理变化与整体病理反应统一起来，既重视局部病变和与之直接相关的脏腑、经络，又不忽视病变的脏腑、经络对其他有关脏腑所产生的影响。

一般来说，人体某一局部的病理变化，往往与全身脏腑、气血、阴阳之盛衰有关，因而就决定了在诊察疾病时，可以通过五官、形体、色脉等外在的变化，来判断其内脏的病变。例如，舌体通过经络可以直接或间接与五脏相通，故《临证验舌法》曰："查诸脏腑图，脾、肝、肺、肾无不系根于心。核诸经络，考手足阴阳，无脉不通于舌。则知经络脏腑之病，不独伤寒发热有胎（苔）可验，即凡内外杂证，也无一不呈其形、著其色于舌，据舌以分虚实，而虚实不爽焉……据舌以分阴阳，而阴阳不谬焉；据舌以分脏腑，配主方，而脏腑不差，主方不误焉。"由于人体内在脏腑的虚实、气血的盛衰、津液的盈亏，以及疾病的轻重顺逆，都可以呈现于舌象，所以观察舌象的变化，即可以测知内脏的功能状态。

正因为人体是一个有机的整体，所以治疗局部病变，必须从整体出发，掌握正确的治疗原则，采取适当的治疗方法和措施，才能获取较好的疗效。例如，心开窍于舌，心与小肠相表里，所以可用清心热、泻小肠火的方法治疗口舌糜烂。其他如"以右治左，以左治右"（《素问·阴阳应象大论》），"病在上者下取之，病在下者高取之"（《灵枢·终始》）等，都是在整体观念指导下确定的治疗方法。

综上所述，中医学在阐述人体的生理功能、病理变化，以及疾病的诊断和治疗时，都贯穿着"人体是有机的整体"这一基本观点。

**2. 人与环境的协调统一** 人与自然环境密切相关，人在适应自然环境变化的同时也受自然环境的影响。正如《灵枢·邪客》所言："人与天地相应也。"人不单是生物个体，也是自然界、社会中的一员。人的生命活动，不仅会受到自然环境变化的作用，而且会受到社会环境变化的影响。

（1）人与自然界的统一性：自然界是人类赖以生存、繁衍不息的必要条件，自然界的寒暑变化、昼夜更替及地域环境都直接或间接地影响着人体的生命活动。

季节气候对人的影响：春天气温由寒转暖，生机萌动，万物生长；夏天天气炎热，草木葱茏，万物长成；秋天天气转凉，金气肃杀，气候干燥；冬天天气寒冷，生机潜藏，万物蛰伏。《灵枢·邪客》曰："人与天地相应也。"一如自然界的生物，人会随着季节变换而发生相应的改变，如春夏阳气升发，人的气血趋向于表，表现为皮肤松弛，腠理开泄，汗出增多；秋冬阳气沉降，人的气血则趋向于里，表现为腠理紧闭，少汗多尿等。人类的疾病与四时的变化亦有密切关系。如《素问·金匮真言论》所言"春善病鼽衄，仲夏善病胸胁，长夏善病洞泄寒中，秋善病风疟，冬善病痹厥。"可见，中医早已认识到不同季节有不同的发病特点，因此，在治疗用药、饮食调养、起居等方面亦应考虑到不同气候特点的影响。

昼夜变化对人的影响：昼夜之间，日月轮转，人体的阴阳气血也随之发生相应的变化和调节。《素问·生气通天论》曰："阳气者，一日而主外，平旦阳气生，日中阳气隆，日西而阳气已虚，气门乃闭。"昼夜的变化，对疾病也有一定影响。随着阳气盛衰，人体的疾病亦会出现"旦慧昼安，夕加夜甚"的变化特点。

地域环境对人的影响：不同地域环境对人体会产生不同的影响。如江南多湿热，人体腠理多疏松；北方多燥冷，人体腠理多致密。正如《素问·异法方宜论》所言："东方傍海而居之人易得痈疡，南方阳热潮湿之地易生挛痹。"

自然环境的变化虽然给人体带来诸多影响，但人体会通过自我调节，不断地适应自然界的变化，以实现人与自然界的协调统一。而且，人在一定范围内还能改造自然环境，以有利于人体的生存和健康。

（2）人与社会环境的统一性：人是社会的产物，除具有自然属性之外还具有社会属性。人的生命活动，不仅受到自然环境变化的作用，而且受到社会环境变化的影响。政治、经济、文化、宗教、人际关系、婚姻关系等社会因素，都会不同程度地影响着人体的各种生理、心理活动和病理变化；

而人在不断的调节适应中，维持着生命活动的稳定、有序和平衡，也就是人与社会环境具有统一性。因此，《素问·疏五过论》曰：“凡欲诊病者，必问饮食居处，暴乐暴苦，始乐后苦，皆伤精气，精气竭绝，形体毁沮”“诊有三常，必问贵贱，封君败伤，及欲候王。故贵脱势，虽不中邪，精神内伤，身必败亡”。

综上所述，中医学不仅把人体本身看成是一个有机统一体，同时，认为人与自然及社会也有着密切的关系。在这种整体观念的影响下，中医学在讨论生命、健康、疾病等重大医学问题时，不仅着眼于人体自身，而且重视自然环境和社会环境对人体的多方面影响。

### （二）辨证论治

辨证论治是中医学认识疾病和治疗疾病的基本原则，也是中医学的基本特点之一。中医学在认识和处理疾病的过程中，既强调辨证论治，又注重辨证与辨病结合。

病，是指有一定病因、发病形式、发病机理，以及预后转归的完整过程，如感冒、中风、痢疾等。症，是指在疾病中表现出来的具体症状，如头痛、发热、呕吐等。证，是机体在疾病发展过程中某一阶段的病理概括。它包含了病因、机体反应性、病位、病性、邪正关系等方面的因素。因此，证所代表的不是人体患病局部的表现，而是机体在致病因素作用下所出现的全身性抗病调控反应，即临床综合表现。清·徐灵胎曾说：“病之总者为之病，而一病总有数证。”例如，恶寒、发热、咳嗽、痰黄、舌尖红、苔薄黄、脉浮数，属于感冒（病）中的风热犯肺证；而所表现出的恶寒、发热等，即为具体的症状。

辨证，就是将四诊（望、闻、问、切）所收集的资料、症状和体征，在中医学理论的指导下，通过分析、综合，辨清疾病的原因、性质、部位和邪正之间的关系，概括判断为某种性质的证。如上病中痰黄、舌尖红、苔薄黄等症，源于望诊；恶寒，源于问诊；咳嗽，源于闻诊；发热、脉浮数，源于切诊。通过望、闻、问、切四诊合参，综合分析疾病的病因为外感风热，病性为热证，病位在肺，邪正关系为实证，最后辨证的结论是风热犯肺（实）证。

论治，则是根据辨证的结果，确定相应的治疗方法。辨证和论治是先后不同的两个阶段。前者是后者的前提和依据，后者是前者的目的。辨证和论治构成了诊疗疾病的整个过程，可以通过治疗效果来检验辨证论治是否正确。

辨病论治，是在确立疾病的诊断后，根据疾病确定治疗原则。比如蛔虫病，确立驱虫的治疗原则，这种情况适应于病因明确、病证同一的疾病。但大多数疾病都有一个发展过程，一种病可以包括几种不同的证，不同的疾病在其发展过程中也可出现同一的证。因此在临床治疗时，就可以在辨证论治的原则指导下，采取“同病异治”或“异病同治”的方法来处理。

所谓“同病异治”，是指同一种疾病，由于发病的时间、地区及患者机体的反应性不同，或处于不同的发展阶段，所表现的证不同，因而治法也不同。比如麻疹，由于病变发展的阶段不同，因而其治疗方法也各不相同，麻疹初起未透，宜发表透疹；中期肺热明显，常须清解肺热；而麻疹后期，多为余热未尽，肺胃阴伤，又须以养阴清热为主。

所谓“异病同治”，是指不同的疾病，在其发展过程中，由于出现了相同的病机，因而采用同一种方法来治疗。例如，脱肛和子宫脱垂分属两种不同的病，但中医认为，两者均是由于中气下陷引起的，两者发病的病机和证相同，所以治疗上都用补中益气、升举阳气之法。

由此可见，中医治病的特点不是主要着眼于“病”的异同，而是着眼于“证”的区别，即病机的不同，因为中医的病机和“证”是统一的。故凡相同的病机，即可用基本相同的治法；不同的病机，就必须采用不同的治法，所谓“证同治亦同，证异治亦异”，实质上就是由于“证”的概念中蕴涵着病机的缘故。这种针对疾病发展过程中，不同性质的矛盾用不同的方法解决的法则，正是体现了辨证论治的思想精髓。

## 三、中医学的主要思维方式

中医学在中国古代哲学思想的影响下，以中国传统文化为根基，形成了独特的思维方式。中医思维方式是中医学理论体系和临床实践活动的灵魂。

### （一）取象比类

取象比类，即运用形象思维，根据被研究对象与已知对象在某些方面的相似或类同，从而认为它们在其他方面也可能相似或类同，由此推导出被研究对象的某些性状的方法。《素问·示从容论》说“援物比类，化之冥冥”，所以，中医又把这种方法称为援物比类法或比照类推法。

如在“天人相应”观念的引导下，将自然现象与人体生命、疾病现象进行比照类推，以求得新知。尤以运用阴阳五行的属性进行类比应用，如《素问·八正神明论》曰：“天温日明，则人血淖液而卫气浮，故血易泻，气易行；天寒日阴，则人血凝泣而卫气沉。”这是古代医家在认识人与自然相应的基础上，将温度、阳光对水的影响推及对人的气血影响。又如脾在五行中属阴土，土有生化、承载、受纳的特性；而阴土则喜燥而恶湿，类推脾亦有此特性，若脾不运化或湿浊内停则会生病。

取象比类法在建构中医理论体系中发挥出较大的作用。人们为了变未知为已知，往往把生疏的对象与熟悉的事物相比类，以提供线索，启发思路，触类旁通。正如哲学家康德曾指出：“每当理智缺乏可靠论证的思路时，类比这个方法往往能指引我们前进。”因此，取象比类法作为认识自然的逻辑方法之一，有其重要的认识意义。

但该法也存在着局限性。因为事物之间存在着同一性与差异性，同一性提供了比类的逻辑依据，差异性则往往会得出错误的比照类推结论。因此，取象类比法得出的只是一种或然性的推导，还必须通过实践加以检验。

### （二）司外揣内

司外揣内法指通过观察事物外在表象，以揣测分析其内在状况和变化的一种认知方法，亦称作“以表知里”。前人早已认识到，事物的内部和外部相互之间有着密切联系，“有诸内，必形诸外”。内在的变化可通过某种方式在外部表现出来。因此通过观察表象，在一定程度上可以认识内在的变化机理。如《管子·地数》曰：“上有丹砂者，下有黄金；上有慈石者，下有铜金；上有陵石者，下有铅锡赤铜……”这便是司外揣内法在地质学方面的应用。

这种方法亦是中医学常用的方法。如藏象学说常借此方法来进行揣测、分析和判断。藏，即是藏于体内的脏腑，象就是脏腑表现于外的生理、病理现象。换言之，藏象学说就是借助对外在生理病理现象的观察分析，来揣测、判断内在脏腑的功能及状态。例如，通过对脉象、舌象、面色及心胸部等外在征象和症状的观察分析，就可以了解心系统功能的正常与异常。司外揣内法虽然对被研究对象在总体或联系变化上有一个相对准确的把握，但对许多内部细节的了解却过于笼统，从而在一定程度上限制了对总体认识的深入。

### （三）揆度奇恒

《黄帝内经》有“揆度奇恒”的说法。“揆度”即衡量，“奇恒”即异常和正常。揆度奇恒即比较，就是考察两种或两种以上对象之间的不同与相同之处。具体来讲，就是对正常情况和异常情况进行对比，找出不同之处。如以健康和疾病的比较为例，则健康为恒，疾病为奇。在疾病中亦有奇恒之别，一般常见症状为恒，特异症状为奇。因此，可以通过比较达到鉴别不同的目的。此外，在对大量事物进行比较时，必然会发现若干事物中存在共同之处，因而可以把具有某一共同点的事物归为一类，而将具有另一共同点的事物归为另一类，即所谓“方以类聚，物以群分”，这也就是中医学中常用的归类方法。这说明通过比较可以找出事物之间的相同之处。

比较，这一种思维方法在多学科门类中应用广泛，在中医学中也是运用最多的方法之一。

### （四）推演络绎

推演络绎，即从一般推导出个别的思维方法，又称演绎。人们以归纳得出的一般共性的结论为依据，去研究尚未深入研究的对象或新事物，可进一步得出新的结论，如此推理下去，又可得出许多新的结论。

例如，阴虚常有一些共同表现，如潮热、盗汗、口干、舌红无苔、脉细数等，而肝阴虚、肺阴虚、肾阴虚的症状，除了有肝、肺、肾各自的特定症状外，必然还有阴虚的共同表现。再如脾，五行属土，土的特性具有生化、承载、受纳等性质，由此得出脾可以运化水谷，脾为气血化生之源的认识。

中医学常用五行学说、阴阳学说及气一元论等古代哲学思想对医学内容进行推演络绎，来说明人体的生理、病理变化，并用以指导养生和疾病的诊疗。也就是说，中医学常用一般的理论去指导或论证特殊的事物，因而演绎法在中医学中应用范围相当广泛。

### （五）试探与反证

试探，即对研究对象先作一番考查，提出初步设想，采取相应的措施，然后依据措施在对象身上所得到的反应，对原有设想做适当的修改，以决定下一步措施的思维方法。

古代医家常借助试探来审视病因，进行辨证，因此，试探又常被称作“审病法”“消息法”。在较为复杂的病症或疑似难辨之证的认识和治疗中，这种方法的意义尤为突出。明·张介宾在《景岳全书·传忠录》中曾记载：“若疑其为虚，意欲用补而未决，则以轻浅消导之剂，纯用数味，先以探之。消而不投，即知为真虚矣。疑其为实，意欲用攻而未决，则用甘温纯补之剂，轻用数味，先以探之。补而觉滞，即知其有邪也。假寒者略温之，必见烦躁；假热者略寒之，必加呕恶。探得其情，意自定矣。”这里，张氏用试探法从难辨之证中辨别虚、实、寒、热证的经验，具有一定的参考价值。

反证，是从结果来追溯或推测原因，并加以证实的一种逆向的认知方法。中医理论的形成，有部分内容是从反证法而得。例如，肾虚患者容易出现耳鸣耳聋，用补肾药后，随着肾气的充盈，耳鸣和耳聋的症状亦随之减轻，或见痊愈。由此反证出肾与耳的密切关系，所以中医学理论认为“肾开窍于耳”。中医常说的“审证求因”就是典型的反证法。它通过对证候、症状的仔细分析、甄别，从结果出发去反推出致病的病因。

试探与反证两种方法既有联系，又有区别，它们都从结果进行反推，不同之处是试探法要事先采取一定措施，然后观察其结果，而反证则无须这一环节。

## 四、中医学概论的主要内容

中医学概论课程主要针对中医院校非医学专业的学生而设，浓缩了中医基础理论、中医诊断学、中药学、方剂学四大门类的基本概念、基本知识和主要内容。本教材编写过程中，根据中医院校非医学专业学生的特点，坚持少而精、理论联系实际的原则，在确保充分阐明中医学基本知识点的基础上，对不同门类学科的内容进行了适度取舍和重点突出，以方便学生的理解和掌握。学生在掌握基本学习要点和重要知识点的同时，可以根据不同的专业方向进一步拓展学习。

中医学概论具体包括以下几个方面。

### （一）中医基础

中医基础主要涉及中医学中有关生命、健康、疾病中的一些基础理论，其中主要包括四部分内容。

**1. 中医学的哲学基础** 主要阐释中国古代哲学的气一元论、阴阳学说、五行学说及其在中医学中的应用。

**2. 中医学对人体生理的认识** 主要阐释中医学有关人体生命活动的基本概念、基本理论和基本知识，包括藏象、精气血津液及经络等内容，是中医理论的研究主体。

**3. 中医学对人体病理及其防治的认识** 主要阐释中医学关于疾病的发生原因、发病原理、病变机制、预防和治疗的理论和方法，包括病因、病机和防治等内容。

### （二）中医诊断

中医诊断学是中医基础理论与临床各科的桥梁。中医诊断的内容，包括四诊与辨证。

**1. 四诊** 主要通过望诊、闻诊、问诊、切诊以获取病史、症状、体征，从而了解病情，测知病变。

**2. 辨证** 包括八纲、病因、气血津液、脏腑、六经、卫气营血、三焦辨证等内容。

### （三）中药基本知识

中药学是一门研究中药的性能和临床运用的基础学科。中药基本知识涉及中药的四气、五味、归经、升降浮沉等中药的性能，中药的配伍、禁忌、用量和用法，以及常用中药的基本功效。

### （四）方剂基础知识

方剂基础知识涉及方剂与治法的关系，方剂的组成原则和组成变化，方剂的剂型，以及常用方剂的功效、主治范围等。

# 第一章　中医学的哲学基础

哲学是对世界的根本看法，是人们通过对各种自然和社会知识进行归纳概括，发展而成的关于世界最一般的运动规律的宇宙观。要探索和认识人体的生命活动及其疾病的规律，就离不开对物质世界总体的认识，或者说世界是由什么构成的。中医诞生在中国的古代，当时的实验科学尚不发达，因而不得不更多地借助于古代的哲学知识，来解释一些生理和病理现象。

中医学运用中国古代哲学气一元论、阴阳学说、五行学说等思维模式和方法论探究宇宙万物的物质性和变化规律，并总结归纳医学知识及临床实践经验，构建了中医学独特的理论体系。因此，气、阴阳和五行等中国古代哲学思想是中医学的哲学基础。

## 第一节　气一元论

气是中国古代哲学的一个重要范畴。气一元论认为自然界的一切事物均是气的不同形态表现，自然界的一切现象都根源于气。气一元论成为认识世界、认识人体生命运动的自然观和方法论。

### 一、气的基本概念

气一元论中的“气”，是指构成自然界万物十分活跃的极微细物质，是构成宇宙万物的本原。

气的概念源于“云气学”。古人在日常生活中，观察发现天上的云、流动的风、氤氲的蒸气、弥漫的烟雾等都是飘忽不定且无形无状之物，它们或升或降，或聚或散，变幻无形。天地间这种升降聚散的氤氲之气，即是云气。古人进一步观察到，无形的风、气、云等的变化可引起各种自然现象的变化。例如，风起云涌，云聚成雨，雨滋万物，而风雨雷电亦可毁坏自然之物，从而逐渐产生出风、云等无形无状且变化不息之物可造就或毁灭有形之质，即《周易·乾凿度》“有形生于无形”的观念。

这类无形之物最终被命名为“气”。依据“有形生于无形”的观念，自然界一切有形的具体事物，均由这无形无状而又运行不息、变幻不止之气变化而成。继而产生出“气”是构成世界万物最基本、最原始的物质，是自然界万物发生发展变化的原动力的概念。

由于把“气”作为宇宙的最初本原，故称“元气”，亦称作“原气”。又由于气是极其精微的、无形的精粹物质，故又可称为“精气”。

### 二、气一元论的基本内容

#### （一）气是构成万物的本原

基于气的基本概念，所有一切均是由气所构成，气是天地万物的本原。宇宙演变之初，那种充斥弥漫在整个宇宙的浑浑沌沌、性状缥缈无定的无形物质就可以理解为气。气本为一，分为阴阳，其气之轻清者为阳，升而化散为无形的太虚天宇；气之重浊者为阴，降而凝聚为有形的大地。在气的运动变化作用下进而化生成万物。正如庄周《庄子·知北游》中指出：“通天下一气耳。”因此，气是构成万物的本原。

气在自然界中以无形弥散和有形聚集两种状态存在并被感知。其中“无形”，即气的弥漫而运动多变的存在状态。这种状态下的气由于细小、分散、不占固定空间、无稳定形态且肉眼难见，故称之为“无形”，这是气的基本存在形式之一。而“有形”，即气的聚集状态。即无形、细小、分散的气以聚集方式形成并占有相对固定空间，有着相对稳定的形质特点，成为肉眼可见的实体，故称之为“有形”。“有形”之体，实是“无形”之气聚集而成的结果，“有形生于无形”其理即在于此。因此，“有形”也是气的一种存在形式。同时，“无形”之气与“有形”之物两者是可以相互转化的。即无形之气可以聚集成为有形之物，有形之物也可以离散而复归为无形之气。

### （二）气具运动变化的属性

由于气的原型如风、云、雾、蒸气等变幻无方，聚散无常，因此，古人认为气是具有很强活力、运动不息、流行不止、变化无穷的一种物质，进而认定由气所构成的世间万物也处在不停地运动变化之中。

气的运动，称为气机。升、降、出、入是气运动的四种基本形式。升与降、出与入既相互对立，又保持着协调平衡。

通过气的运动产生的宇宙中的各种变化，称为气化。凡是在气的参与或作用下，宇宙万物在形态、性能及表现形式上出现的各种变化，都是气化的结果。气化在形式上主要涉及形、气的转化。具体而言，有形之质可散而为无形之气；无形之气可聚而成有形之质；气与气之间可互生互化；不同形质之物可互相转化，或有形实体自身也可不断更新变化。

气化这一自然过程与气的运动关系密切，只有气运动不息，形气的转化才能永不休止。所以，气的运动是气化的前提。由此，气的运动变化形成了世间万象，也包含了万物的生成、发展、衰败的过程。

既然自然界万事万物均由气化而来，因此气的运动就具有普遍性，所以《素问·六微旨大论》指出：“是以升降出入，无器不有。”这里的“器”即指由气凝聚而成的各种有形之物。

### （三）气是天地万物感应的中介

中介，指不同事物或同一事物内部不同要素之间的交接联系，是客观事物转化和发展的中间环节。感应，即事物间的相互影响、相互渗透、相互作用，表达了事物之间的相互联系及相互作用。感应现象在自然界普遍存在，如磁石吸铁、乐器之共振、天体间的相吸相引等，这些现象的产生，都是因为气是其中的中介性物质。其机理在于，“通天下一气耳”。有形者是气，无形者亦是气，运动不息的气能渗透变化于有形与无形之间，进行着升降出入活动，借此，天地万物一气相通、相互影响。中医学认为形由气化，气充形间，气能感物，物感则应。故以气为中介，就使有形物体彼此之间、有形之物与无形之气之间，不论距离远近，皆能产生相互感应。故《二程遗书·卷十五》曰：“天地之间只有一个感应而已。”

古人重视“天人合一”，人与自然界的统一性，也是通过气作为中介而实现的。既然“通天下一气耳”，天地万物均由气构成，属生命体的人也不例外。故季节气候、昼夜晨昏、地域环境等都可借助气对人体生理和病理产生影响，人体内在的脏腑之气与四时气候变化是相通的。故《灵枢·岁露》曰：“人与天地相参也，与日月相应也。”气作为中介物质把天地万物联结成一个有机的整体。

## 三、气一元论对中医学的影响

作为古代哲学的气一元论，渗透到中医学中，对中医理论体系产生了较为深远的影响。中医学家将气一元论的宇宙观、方法论与中医理论相互交融，用以解释人体生命的物质性与运动性、生理病理、诊断治疗、养生康复及人与自然的关系等多方面的内容，形成了中医学气学的理论。

### （一）说明人体生命的物质性

气一元论认为气是万物的本原，因此，具有物质属性的人也不例外，即天地自然的物质性，决定着人体生命过程的物质性。《素问·宝命全形论》曰：“人以天地之气生，四时之法成”“天地合气，命之曰人”。可见，人是天地精气交感的产物，天地精气是构成人体的基本物质。生命的出现，由气凝聚而成，再由气推动着人体生命活动的全过程，气聚则形成，气散则形亡。

### （二）说明人体的生理现象

中医学始终认为生命的变化是一个运动过程。人体的生理功能是通过气的运动变化来实现的。气一元论在中医学中可广泛用于解释各种生理现象。基于气一元论、气运动的普遍性，不仅人是由气聚合而成的，人体生命的各种功能活动，如形体运动、脏腑经络功能活动、精神情感活动等，也是由气的运动所产生的。此即“升降出入，无器不有”。人体内气的运动与自然界一样，具有升、降、出、入的形式，促进着脏腑、经络的功能活动，更由于气机的调畅，进而推动血、津液的运行，精微的布散，代谢产物的排泄，使生命过程得以正常有序地进行。

同时，气对于全身具有推动、温煦、防御、固摄等作用，而气血互化、精气互化、津血互化、精血互化等物质代谢则是气化作用在人体的体现。

### （三）说明人体的病理变化

由于人体的生理活动依赖于正常的气化与气机的调畅，因此，人体的不少病理变化实际上是气机失调与气化失常的结果。气的病变主要表现为气的亏少与气的升降出入异常。例如，气的不足为气虚，气的运行不畅为气滞，气的升降异常可表现为气逆或气陷，气的出入异常表现为气闭或气脱等。

### （四）指导疾病的诊断与治疗

中医在诊断、治疗诸方面明显带着气一元论影响的烙印。如气血津液等物质的化生不足，或气血津液之间相互转化功能减退，一般多责之于气化功能减退，多运用补气法以增强气化功能。而气升降出入失常所表现的证型，如气滞、气逆、气陷、气闭或气脱等属于诊断的基本证型，分别治之以行气、降气、升气、开窍顺气、补气固脱等。可见，气失调是中医基本病理机制之一，而调气则为中医常用的治疗法则之一。

### （五）指导养生与康复

对养生及康复指导意义较大的“精气神学说”与气一元论有着一定的渊源。精、气、神为人身三宝，三者的关系是精可化气、气可化精、精气互化，精气生神、神能统驭精与气。聚精可以养气，养气可以存神。而存神则可调控精气，从而延年益寿。

由此可知，生化之道，以气为本。故养生之道，常以保养真气、调畅气机为基本原则之一。

## 第二节　阴阳学说

阴阳，是中国古代哲学中的一对重要范畴，含有古代朴素的对立统一思想和方法论内容，是古人用以认识世界和解释世界的一种自然观和方法论。阴阳概念萌生于夏商，理论成熟于战国与秦汉时期，是古人对自然现象长期观察并加以归纳、抽象的产物。阴阳学说认为世界是物质的，物质世界对立统一的阴阳两方面的相互作用，贯穿于一切事物之中，是一切事物运动和发展变化的根源。认识世界的关键在于分析阴阳之间的相互关系及其变化规律。

阴阳学说渗透到中医学中，贯穿于中医学的各个领域，是中医学的理论工具和方法论，影响着人们的思维模式，指导着临床医疗实践。

## 一、阴阳学说的基本概念

### （一）阴阳的概念与属性划分

阴阳的最初含义是指日光的向背，向日为阳，背日为阴。古人在长期的生活实践中遇到种种既相互关联，又属性相对的事物或现象，如寒热、明暗、昼夜等，就以日光的向背加以引申，向日的地方光明、温暖，背日的地方黑暗、寒冷，于是古人就以光明、黑暗、温暖、寒冷分阴阳。在此基础上，取象比类，把向日所具有的种种现象与特征抽象出来，归属于阳；把背日所具有的种种现象与特征抽象出来，归属于阴。于是天地、日月、昼夜、水火、上下、升降、内外、动静等相互关联又相互对立的事物和现象，都以阴阳来加以概括。

阴阳，是对自然界中两种（类）既相互关联又相互对立的事物、现象及其属性或运动趋势的概括。阴阳属性指的是相互关联的事物或现象对立着的两个方面，具有相反的两种属性。一般而言，凡运动的、外向的、上升的、轻清的、温热的、无形的、明亮的、功能的，或起推动、温煦、兴奋作用的属阳；凡相对静止的、内守的、下降的、重浊的、寒冷的、有形的、晦暗的、物质的，或起凝聚、滋润、抑制作用的属阴。

阴阳，在标示属性相互对立的不同事物或现象，如天与地、昼与夜、水与火、明与暗等的同时，也可以标示同一事物内部对立着的两个方面，如人体内部的气和血、脏与腑、阳经与阴经等。

### （二）阴阳的普遍性与相对性

阴阳除具有属性的划分外，尚具有普遍性与相对性的特性。阴阳的普遍性，是指凡属于相互关联的万事万物，或同一事物的内部相关联的内容，都可以用阴阳来归类或分析，阴阳的对立统一是宇宙万物运动变化的总规律。此即“阴阳者，天地之道也，万物之纲纪，变化之父母，生杀之本始，神明之府也”（《素问·阴阳应象大论》）。

阴阳的相对性，则是指事物的阴阳属性，不是绝对的，而是相对的。这种相对性表现为三个方面：一是阴阳的无限可分性，即阴阳中复有阴阳，不断地一分为二，以至无穷。如昼为阳，夜为阴，而白昼的上午与下午相对而言，则上午阳的特征不断增加，故为阳中之阳，下午太阳西斜，阳的特征渐减，故为阳中之阴；黑夜的前半夜与后半夜相对而言，前半夜阴的特征渐增，为阴中之阴，后半夜阴的特征渐减，为阴中之阳。此即《类经·阴阳类》所说的：“阴阳者，一分为二也。”二是相比较而分阴阳，阴阳的属性需相比较而分别。例如，60℃的水，同 10℃的水相比，较温热而属阳；但 60℃的水与 100℃的水相比，却属于阴。三是阴阳具有相互转化性，即在一定的条件下，阴和阳可以相互转化，阴可以转化为阳，阳也可以转化为阴。

由此可见，自然界任何相关联的事物和现象都可以概括为阴和阳两类，任何一种事物内部又可分为阴和阳两个方面（普遍性），而每一事物内部的阴或阳的任何一方，还可以再分阴阳（相对性）。这种事物既相互对立而又相互联系的现象，自然界普遍存在。

## 二、阴阳学说的基本内容

古人不仅用阴阳来归纳自然界的万事万物，而且着重探讨了两者之间的相互关系，并以其相互关系来解释万物发生、发展和变化的内在机理。这些关系就构成了阴阳学说的基本内容，即阴阳的交感、对立制约、互根互用、消长平衡及相互转化。

### （一）阴阳交感

“交感”，即交互感应。所谓阴阳交感，是指阴阳二气在运动中发生相摩、相错、相荡的感应交合、相互作用的过程。

中医学对天地阴阳二气的交感运动认识深刻。如“在天为气，在地为形，形气相感而化生万物”“天有阴阳，地亦有阴阳……动静相召，上下相临，阴阳相错，而变由生也”（《素问·天元纪大论》）。这里的相感、相召、相临、相错，皆是指天地阴阳二气之间的相互作用、相互影响、相互感应而交合之意。故可认为，天地阴阳二气的相互感应交合是万物生成和变化的肇始。

在自然界，天之阳气下降，地之阴气上升，阴阳二气相互作用、交合感应，形成了风、云、雨、雾、雷、电等自然环境，从而化生孕育出万物，包括人类，故《素问·宝命全形论》曰：“天地合气，命之曰人。”由此可见，如果没有阴阳的相互作用、相互交感，就没有化育万物的自然界，也就不能产生生命体。因此，阴阳交感是万物及生命产生的基本条件。

阴阳交感的前提是阴阳二气的运动，如果没有阴阳二气的相互运动及相互作用，也就不会发生阴阳的交互感应。古人对阴阳双方能否发生相互作用十分重视，能够相互作用，就是一种和谐的、有生机的状态，如中医理论中的“心肾相交”；不能上下交合、感应则是非和谐状态，如“心肾不交”。因此，阴阳交感是阴阳二气在运动中相互作用、相互影响，使对立的阴阳双方处于一个统一体中的和谐过程。

### （二）阴阳对立制约

对立制约是阴阳相互作用的形式之一。阴阳对立是指阴与阳的属性是相互对待、相互交错甚至相反的关系。如上与下、天与地、明与暗、水与火、寒与热、动与静、出与入、升与降、昼与夜等。实际上，只要有阴阳，它们的属性就是对立的，因此阴阳的对立具有普遍性。

阴阳制约是指属性对立的阴阳双方出现的相互约束、相互抑制、相互制衡。例如，四季有春温、夏热、秋凉、冬寒的变化，春夏温热是由于春夏阳气增长制约了寒凉之气，秋冬寒凉是因为秋冬阴气增长制约了温热之气，都是阴阳之间相互制约的结果。

就人体的生理机能而言，机能亢奋为阳，抑制为阴，当两者相互制约取得动态平衡，就是人体的正常生理状态。病理状态时，一方过强就会制约另一方，如“阴胜则阳病，阳胜则阴病”（《素问·阴阳应象大论》）。相反，一方的不足亦必引起另一方的亢盛，如阴虚则阳亢，阳虚则阴盛。

可见，对立的阴阳双方并非平静地共处于一个统一体中，而是时时刻刻地相互制约着对方，并由此带来阴阳的相互消长。

### （三）阴阳互根互用

阴阳互根互用揭示的是阴阳对立双方的统一性。阴阳互根是指相互对立着的阴阳两个方面的相互依存、互为根本。阴依存于阳，阳依存于阴，任何一方都不能脱离另一方而单独存在，每一方都以相对的另一方的存在作为自己存在的前提和条件。例如，以天地而言，天为阳，地为阴，没有天，就无所谓地，没有地，也就无所谓天；以方位而言，上为阳，下为阴，没有上，就无所谓下，没有下，也就无所谓上。所以说阳依存于阴，阴依存于阳。如果双方失去了互为存在的条件，有阴无阳谓之“孤阴”，有阳无阴谓之“孤阳”，因此“孤阴不生，独阳不长”。

阴阳互用指的是阴阳双方可以互相资生、促进和助长。例如，物质与功能的关系：物质属阴，功能属阳，物质是产生功能的基础，功能则是内在物质的外显反映。脏腑功能正常，才能不断化生营养物质；而营养物质充足，才能保持脏腑功能的正常。故《素问·阴阳应象大论》曰：“阴在内，阳之守也；阳在外，阴之使也。”其指的就是阴精（物质）在内，是阳气（功能）的根基；阳气（功能）显于外，是阴精（物质）外在功能的体现。

再如气与血的关系：气无形、以功能为用，属阳；血有形、以物质为体，属阴。气为血之帅，可生血、行血、摄血；血为气之母，可载气、养气。两者是互根互用的。

阴阳的互根互用又是阴阳的消长与转化的内在根据，只有阴阳共处于一个统一体中，才有可能形成彼此的消长及相互间的转化。

### （四）阴阳消长平衡

消，即消减；长，即增长。阴阳消长是指相互对立又相互依存的阴阳双方不是静止不变的，而是在互为消长变化的过程中保持动态平衡。

如一年四季，从冬季到春季再到夏季，阳气渐长而阴气渐消，故气温日增；从夏季到秋季再入冬季，则阴气渐长而阳气日消，故气温日降。即春夏阳长阴消，秋冬阴长阳消。而人身阴阳之消长与自然界的阴阳变化往往是同步且每时每刻都在进行着的。

阴阳消长的原理可因阴阳的对立制约，表现为此长彼消与此消彼长，一般出现在对立、对抗特性较明显的阴阳范畴，如寒与热。也可因阴阳的互根互用，表现为此长彼长与此消彼消，一般出现在互根互用特性明显的阴阳范畴，如物质与功能、气与血等。

平衡，指的是阴阳的消长在一定时间、一定限度内，阴阳双方在总体上稳定在一定范围内，又称相对动态平衡。如一年四季有寒暑更替的阴阳消长，一日之中也有阴气和阳气的消长带来的温度、明亮度的改变。这些消长，从某一时段看，也许是不平衡的，但从一天或一年的总体来看，仍处在相对动态平衡之中。就人而言，当人处在阴阳平衡的协调状态，即为健康状态。《素问·生气通天论》曰：“阴平阳秘，精神乃治。”反之，如果人体的阴阳失去平衡协调，中医学称之为“阴阳失调”，就会引起阴偏盛、阳偏盛、阴偏衰、阳偏衰等病变。因此，阴阳相对平衡的重要性是不容忽视的。

### （五）阴阳相互转化

阴阳转化，是指相互对立的阴阳双方，在一定条件下可以向其对立面转化。即属阳的事物可以转化为属阴的事物，属阴的事物可以转化为属阳的事物。

以季节变化为例，夏季热极之时，为阳盛之极，此时阴开始萌生，随着阴渐盛而由阳转阴进入秋冬；冬季寒极之时，为阴盛之极，此时阳开始萌生，随着阳渐盛而由阴转阳渐入春夏，如此循环不休。

阴阳转化的机理就在于事物的阴阳属性是由其内部对立双方的主次关系决定的。但事物的阴阳属性不是一成不变的，它们受阴阳消长的影响，当阴阳的消或长发展到一定的程度，事物内部出现了阴与阳强弱的互换，则该事物的属性即发生转化，所以说转化是消长的结果。

在阴阳转化过程中，条件是必不可少的。阴阳相互转化，一般都发生于事物发展变化的“物极”阶段，即所谓的“物极必反”。“重阴必阳，重阳必阴”“寒极生热，热极生寒”（《素问·阴阳应象大论》），这里的“重”和“极”就是促进阴阳转化的条件。

生理上，兴奋与抑制、情绪的高涨与低落常是阴阳转化、相互交替的过程。病理上阴阳的转化常常表现为在一定条件下寒证与热证、阴证与阳证的相互转化等。如热盛患者表现为高热、面红、汗出、烦渴、舌红、脉数有力的阳热实证。但在极热的情况下，由于汗出过多而散热过快，大量耗伤人体的正气，可突然出现面色苍白、四肢厥冷、精神委靡、冷汗淋漓、脉微欲绝等一派虚寒表现的阴证，即由阳证转为阴证。再如寒饮中阻的患者，本为阴证，但寒饮停留日久可郁而化热，转化为阳证。

在事物的发展变化过程中，可把阴阳消长看作一个量变的过程，这种消长在一定限度内是事物发展的动力；阴阳转化则是在量变基础上的质变，是消长发展到一定程度（物极阶段）的结果。

阴阳的交感、对立制约、互根互用、消长平衡及其相互转化之间不是孤立的，而是互相关联、彼此联系的。阴阳交感是阴阳关系的最基本前提，只有阴阳交感才能化生万物；对立制约是阴阳最普遍的规律，并决定着消长平衡；阴阳消长是阴阳运动的形式，阴阳消长稳定在一定范围内，就是动态平衡，阴阳消长又可发展为相互转化，阴阳的相互转化是阴阳消长达到极点的结果；阴阳的互根互用说明了阴阳双方彼此依存、相互为用，而且是对立制约、消长转化的前提。了解阴阳学说的这些基本观点，将有助于理解阴阳学说在中医学中的运用。

## 三、阴阳学说在中医学中的运用

阴阳学说贯穿于中医理论体系的各个方面，用来说明人体的组织结构、生理功能、病理变化，指导着养生保健及疾病的诊断和治疗。

### （一）说明人体的组织结构

根据阴阳对立统一的观点，中医学认为人是一个阴阳结合的有机整体，其内部充满着阴阳对立互根的关系，且可用阴阳加以划分。《素问·宝命全形论》曰："人生有形，不离阴阳。"人体的组织结构借助阴阳学说划分为既相互对立，又相互依存的阴阳两部分。《素问·金匮真言论》曰："夫言人之阴阳，则外为阳，内为阴。言人身之阴阳，则背为阳，腹为阴。言人身之脏腑中阴阳，则藏者为阴，腑者为阳。肝心脾肺肾五藏皆为阴，胆胃大肠小肠膀胱三焦六腑皆为阳。"

就人体部位而言，则上部为阳，下部为阴；体表为阳，体内为阴。就躯干背腹而言，背部为阳，腹部为阴；就四肢内外侧而言，外侧为阳，内侧为阴；就皮毛筋骨而言，皮毛在外为阳，筋骨在内为阴。

就内部脏腑而言，由于六腑"传化物而不藏"，主动，故为阳；五脏"藏精气而不泻"，内守，故为阴。由于阴阳属性的无限可分，阴阳中还可以再分阴阳，如五脏再分阴阳，心肺居于胸腔，在上为阳；肝脾肾居于腹腔，在下为阴。每一脏还可再继续划分阴阳，如心有心阴、心阳，肾有肾阴、肾阳等。

就人体的经络与气血而言，十二正经中，手足三阳经行于肢体外侧，为阳；手足三阴经行于肢体内侧，为阴。气无形，具有推动、温煦功能，为阳；血有形，具有滋润、营养功能，为阴。

总之，人的组织结构中上下、内外、表里、前后各部分之间，以及内部脏腑之间，经络气血等都存在着既对立又互根的阴阳关系，均可运用阴阳学说加以阐释。

### （二）说明人体的生理功能

中医学认为人的正常生命活动，是阴阳双方在对立互根的基础上协调平衡的结果，即"阴平阳秘"状态。

中医学常用"阳化气，阴成形"来概括生理功能中的阴阳关系。人体的生理活动可概括为阴精（物质）与阳气（功能）的矛盾运动。两者的关系体现着相反相成、对立互根。体内的物质（阴）

是产生功能活动（阳）的基础，而功能活动（阳）又促进着体内物质（阴）的气化作用，同时也是体内物质的能量体现。这样，物质与功能，阴与阳共处于相互资生、对立、消长、交感、转化的统一体中。

以气机运动为例，人体气机运动的基本形式是升、降、出、入，而阳主升，阴主降；阳主出，阴主入。人体的生理功能是通过气的升降出入而实现的，升降出入平衡则人的生理功能活动正常。

### （三）说明人体的病理变化

当各种因素导致体内阴阳失去协调平衡时，称为阴阳失调，属于病态。因此阴阳失调就是疾病发生、发展和变化的基本机理。

疾病的发生与发展，关系到人体的正气与邪气两个方面。正气，是指人体的机能活动及其防御、抗病和康复能力，正气可分阴阳。邪气泛指各种致病因素，邪气也可分阴阳。疾病发生、发展的过程，就是正邪斗争、不断博弈、各有胜负的过程。而邪正又各具阴阳，这就形成了阴阳的互有盛衰，表现为阴阳的偏盛、偏衰。

**1. 阴阳偏盛**　指阴或阳任何一方高于正常水平的病理状态。《素问·阴阳应象大论》说："阴胜则阳病，阳胜则阴病。阳胜则热，阴胜则寒。"其中阳偏盛即"阳胜则热"的实热证，多指阳邪致病，或机体阳的功能呈实性亢奋的病变。"阳胜则阴病"，则是指阳胜的病变必然损耗人体的阴液。阴偏盛即"阴胜则寒"的实寒证，多指阴邪致病，呈现为阴的实性偏盛的病变。"阴胜则阳病"，则指阴盛的病变最易损伤人体的阳气。

**2. 阴阳偏衰**　是指阴或阳任何一方低于正常水平的病理状态。其中阳偏衰即"阳虚则寒"的虚寒证，是指人体阳气虚衰，不能制约阴寒，阴相对偏盛而出现寒象的病变。阴偏衰则是"阴虚则热"的虚热证，是指人体阴液不足，不能制约阳气，阳相对偏亢而出现热象的病变。

**3. 阴阳互损**　阴阳互损是指体内的阴液或阳气虚损到一定程度时，必然导致另一方的虚损，包括阳损及阴和阴损及阳。

**4. 阴阳转化**　阴阳转化是指阴证与阳证在一定条件下可以相互转化。即阳证在一定条件下可以转化为阴证；阴证也可在一定条件下转化为阳证。

简而言之，错综复杂的病理变化均可用阴阳失调来加以概括。

### （四）指导疾病的诊断

疾病的发生、发展及其变化的根本原因在于阴阳失调。在诊察疾病时，只要善于运用阴阳归纳法，就有助于对病变情况的总体阴阳属性作出判断。故《素问·阴阳应象大论》曰："善诊者，察色按脉，先别阴阳。"在四诊内容的分析中，症状、体征如色泽、声息、脉象等均可借助阴阳属性进行分类（表1-1）。

**表1-1　四诊辨阴阳**

| | 色泽 | 声息 | 呼吸 | 症状特点 | 脉象 |
|---|---|---|---|---|---|
| 阳 | 鲜明 | 语声高亢洪亮 | 声高气粗 | 热、动、燥 | 寸位、脉数、浮、大、滑 |
| 阴 | 晦暗 | 语声低微无力 | 声音微弱 | 寒、静、湿 | 尺位、脉迟、沉、小、涩 |

在辨证中，八纲分类是最基本的方法。其中虽有阴、阳、表、里、寒、热、虚、实等具体内容，但又以阴阳作为总纲，其他六项隶属于阴和阳。其中表、热、实证属阳；里、虚、寒证属阴。

因此，临床辨证的关键是要分清阴阳，抓住疾病本质，做到执简驭繁。故张介宾在《景岳全书·传忠录》指出："凡诊病施治，必须先审阴阳，乃为医道之纲领。"

### （五）指导疾病的防治

**1. 指导养生防病** 养生防病是保持健康的重要手段。注重养生，就要使人体阴阳与四时阴阳的变化相适应，保持人与自然界的协调统一。故《素问·上古天真论》曰："其知道者，法于阴阳，和于术数。"其指出养生防病的关键就在于顺应自然界阴阳变化的规律。

**2. 指导疾病的治疗** 由于疾病发生、发展的根本原因是阴阳失调，因此，调整阴阳，补其不足，泻其有余，恢复机体阴阳的协调平衡，就是治疗疾病的基本原则。故《素问·至真要大论》曰："谨察阴阳之所在而调之，以平为期。"

（1）确定治疗原则：即调整阴阳，补其不足，泻其有余，恢复阴阳的协调平衡。

阴或阳的偏胜，即有余的实证，可选用损其有余，即"实则泻之"的原则。分而言之，阳胜则热的实热证，宜用寒凉药物以清泻其热，此即"热者寒之"；阴胜则寒的实寒证，宜用温热药物以祛散其寒，此即"寒者热之"。

阴或阳的偏衰或阴阳互损，即不足的虚证，应选用补其不足，即"虚则补之"的原则。分而言之，阴虚则热的虚热证，宜滋阴以抑阳，即"壮水之主，以制阳光"的方法，《黄帝内经》称之为"阳病治阴"；阳虚则寒的虚寒证，宜扶阳以抑阴，即"益火之源，以消阴翳"的方法，《黄帝内经》称之为"阴病治阳"。对于阴阳两虚者可采用阴阳并补法治疗。

对于阴阳偏衰的治疗，根据阴阳互根原理，张介宾提出了阴中求阳、阳中求阴的治法，他在《景岳全书·新方八阵》说："善补阳者，必于阴中求阳，则阳得阴助而生化无穷；善补阴者，必于阳中求阴，则阴得阳升而泉源不竭"。

总之，运用阴阳学说确立治疗原则，最终目的在于选择有针对性的调整阴阳的措施，使阴阳失调的异常情况复归于协调平衡的正常状态。

（2）归纳药物性能：阴阳学说还可用于归纳、概括药物的性味和功能，并作为指导用药的理论依据。

药物的性，可分为寒、凉、热、温四种药性，又称为"四气"。其中寒凉属于阴，温热属于阳。凡能减轻或消除热证的药物，一般属凉性或寒性，如黄连、石膏等；凡能减轻或消除寒证的药物，一般属温性或热性，如桂枝、附子等。

五味是指药物的酸、苦、甘、辛、咸五种滋味。此外，还有淡味、涩味等。因此，药味不止五种，但习惯上仍称为"五味"，其中辛、甘、淡味属阳；酸、苦、咸味属阴。如《素问·至真要大论》曰："辛甘发散为阳，酸苦涌泄为阴；咸味涌泄为阴，淡味渗泄为阳。"

升降浮沉，是就药物进入体内以后的作用趋向而言，升是上升，降是下降，浮是浮散，沉是重镇。具有升阳、发表、祛风、涌吐、开窍等作用的药物，大多药力上行向外，或升或浮，或两者兼见，升浮者属阳；具有收敛、泻下、利尿、重镇安神、潜阳息风、消导积滞、降逆止呕等作用的药物，大多药力下行向内，或沉或降，或两者兼见，沉降者属阴。

总之，治疗疾病就是根据病证的阴阳偏颇情况，先确定治疗原则，再以药物的阴阳属性来纠正疾病过程中的阴阳失调，使其复归于平衡。

## 第三节　五行学说

五行学说是中国古代的一种哲学理论，属于中国古代唯物论和辩证法范畴，是以木、火、土、金、水五类物质的特性及其生克制化规律阐释宇宙万物的发生、发展、变化及相互关系的一种认识论和方法论。五行学说被广泛运用于中国古代的天文、历法等诸多领域。引入医学领域之后，作为一种重要的说理工具，用以解释人体内脏之间的相互关系、脏腑组织器官的属性、运动变化及人体与外界环境的关系，并用以阐释人体的病理变化、指导临床诊断和治疗。

## 一、五行的概念

五行中的“五”最初是指“五方”“五材”等，但最重要的是指构成宇宙世界的五种基本物质。《尚书·洪范》中五行的“五”指的就是自然界中木、火、土、金、水五种最基本的物质。《尚书大传》进一步解释：“水火者，百姓之所饮食也；金木者，百姓之所兴作也；土者，万物之所资生也，是为人用。”随着实践和认识的不断拓展深入，从方法论而言，“五”已经超越了其物质性的概念，指代宇宙万物所具备的五种基本特性。

“行”是指一种固有的、有规则的、自然持续的运动。《说文解字》释“行，人之步趋也”，进而可引申为行动、运行、运动。《白虎通·五行》曰：“言行者，欲言为天行气之义也。”《春秋繁露》曰：“天地之气，合二为一，分为阴阳，判为四时，列为五行。行者，其行不同，故为五行。”因此，“行”又被用于表述宇宙中气的运动和运行方式。

综上所述，五行是指木、火、土、金、水五种基本物质要素及其所构成的五大类事物之间的相互联系和运动变化。由于气是构成宇宙的本原，五行由气的运动变化而生，因此，五行又指自然界五类运行方式不同的气的运动。

五行是对宇宙间万事万物的一种分类方法，所有事物都体现了五种基本特性，任何事物都与五行存在着配属关系。五行学说通过观察事物的不断运动、不同特性事物间的相互联系和相互作用，揭示宇宙中万事万物的生成、相互关系和发展变化及其必须遵循的内在规律或自然法则。

## 二、五行学说的基本内容

### （一）五行的特性

五行的特性，是古人在日常生活和生产实践中，通过对木、火、土、金、水五种物质的直观观察，在朴素认识的基础上抽象出来而逐渐形成的概念。五行学说利用这一认识，来分析、演绎各种事物的属性，并做出归纳，以进一步研究各类事物之间的相互联系。

《尚书·洪范》中的“水曰润下、火曰炎上、木曰曲直、金曰从革、土爰稼穑”就是对五行特性的经典概括。

木的特性：“木曰曲直”。所谓“曲直”，是指树木的干枝曲直地向上、向外伸长舒展的姿态。引申为凡具有生长、升发、条达、舒畅等作用或特性的事物及现象，归属于“木”。

火的特性：“火曰炎上”。所谓“炎上”，是指火具有温热、升腾、向上的特性。引申为凡具有温热、升腾、向上作用或特性的事物或现象，归属于“火”。

土的特性：“土爰稼穑”。“稼”指播种，“穑”指收获。所谓“稼穑”，是指土地可供人们播种和收获农作物。引申为凡具有生化、承载、受纳作用或特性的事物或现象，归属于“土”。

金的特性：“金曰从革”，“从”有顺从、服从之意，“革”有改革、变革之意。金具有能柔能刚，变革、肃杀的特性，引申为凡具有肃杀、沉降、收敛、清洁作用或特性的事物或现象，归属于“金”。

水的特性：“水曰润下”。所谓“润下”，是指水具有滋润和向下的特性。引申为凡具有寒凉、滋润、向下等作用或特性的事物或现象，归属于“水”。

由此可见，五行的特性，虽然来源于对木、火、土、金、水五种物质的具体观察，但实际上已超越了它们本身的内涵，而以它们的抽象特性来归纳各种事物和现象。

## （二）五行的归类

人们把各种需分类的具体事物或现象与五行的特性相类比，将具有类同于某一行特性的事物或现象归纳到相应的一行中。最后，五行学说就把自然界的各种事物或现象及人体的脏腑组织、生理病理现象归纳成五大类。具体的归类方法主要有两种。

**1. 取象比类法** 即选取要归类事物的形象、征象或意象与五行的特性相类比，以确定该事物的五行归属。如以方位配五行而言：东方为日出之地，富有生机，与木的升发、生长特性相类似，故归属于木；南方气候炎热，植物繁茂，与火的炎上特性相类似，故归属于火；西方为日落之处，其气肃杀，与金的肃杀、沉降特性相类似，故归属于金等。

以五脏配五行而言：肝性喜条达舒展而主升，故属木；心之阳气推动血行、温煦全身，故属火；脾主运化，化生营养物质，故属土；肺主肃降而喜洁静，故属金；肾主水而司封藏，故属水。

**2. 推演络绎法** 指根据已知某些事物的五行归属，推演归纳与之相关的其他事物的五行归属。例如，已知肝属木，由于胆、筋、爪、目统属于肝（肝合胆、主筋、其华在爪、开窍于目），因此推演络绎出胆、筋、爪、目皆归属于木。同理，心属火，统小肠、脉、面、舌，故小肠、脉、面、舌亦属于火；脾属土，统胃、肌肉、唇、口，故胃、肌肉、唇、口亦属于土；肺属金，统大肠、皮毛、鼻，故大肠、皮毛、鼻亦属于金；肾属水，统膀胱、骨、发、耳、二阴，故膀胱、骨、发、耳、二阴亦属于水（表 1-2）。

**表 1-2　事物属性的五行归类表**

| 自然界 | | | | | | | 人体 | | | | |
|---|---|---|---|---|---|---|---|---|---|---|---|
| 五味 | 五色 | 五化 | 五气 | 五方 | 五季 | 五行 | 五脏 | 五腑 | 五官 | 形体 | 情志 |
| 酸 | 青 | 生 | 风 | 东 | 春 | 木 | 肝 | 胆 | 目 | 筋 | 怒 |
| 苦 | 赤 | 长 | 暑 | 南 | 夏 | 火 | 心 | 小肠 | 舌 | 脉 | 喜 |
| 甘 | 黄 | 化 | 湿 | 中 | 长夏 | 土 | 脾 | 胃 | 口 | 肉 | 思 |
| 辛 | 白 | 收 | 燥 | 西 | 秋 | 金 | 肺 | 大肠 | 鼻 | 皮 | 悲 |
| 咸 | 黑 | 藏 | 寒 | 北 | 冬 | 水 | 肾 | 膀胱 | 耳 | 骨 | 恐 |

## （三）五行的生克制化

五行学说不仅用于自然界万物及人体脏腑组织、生理病理归类，更重要的是以相生、相克等规律来探索和阐释复杂系统内部各要素之间的相互联系和自我调控机制，以及在此基础上体现出的统一性和完整性。

五行的生克制化是指五行之间存在着有序的相生、相克及制化关系，从而维持事物之间的动态平衡与稳定。

**1. 相生** 即递相资生、助长、促进之意。五行相生是指木、火、土、金、水之间存在着递相资生、助长和促进的关系。

五行相生的规律和次序是木生火，火生土，土生金，金生水，水生木。

在相生关系中，五行中的任何一行都存在着“生我”与“我生”两方面的关系。在《难经》中被比喻为“母”与“子”的关系。即“生我”者为“母”，“我生”者为“子”。以木为例，木之“生我”者为水，则水为木之“母”，木为水之“子”；木之“我生”者为火，则木为火之“母”，火为木之“子”。

因此，相生关系又可称作“母子”关系。水与木、木与火都存在着母子关系，余可类推。

**2. 相克** 即递相克制、制约之意。五行相克是指木、火、土、金、水之间存在着递相克制、制约、抑制的关系。

五行相克的规律和次序是木克土，土克水，水克火，火克金，金克木。

在相克关系中，五行中的任何一行都存在着“克我”与“我克”两方面的关系。在《黄帝内经》中称为“所不胜”与“所胜”关系。即“克我”者为我“所不胜”；“我克”者为我“所胜”。再以木为例，木之“克我”者为金，则金为木之所不胜；木之“我克”者为土，则土为木之所胜。其他四行亦可类推（图 1-1）。

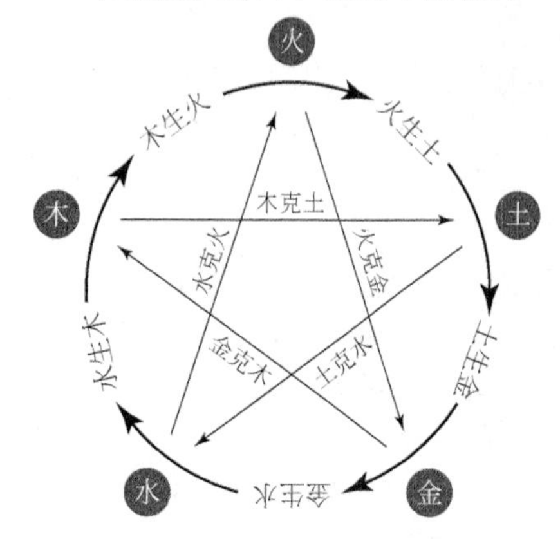


图 1-1 五行的生克

**3. 制化** 制即克制、制约；化即化生、变化。五行制化是指五行相生和相克时存在相互化生，化中有制，制中有化，两者相辅相成以维持其相对平衡和正常的协调关系。这种联系体现为“生中有克”和“克中有生”。

根据上述的生克次序，对五行中的任何一行来说，都存在着生我、我生、克我、我克四个方面的联系。没有生，就没有事物的发生与成长；没有克，事物就容易发展过亢而不能维持协调平衡。因此，必须生中有克（化中有制），克中有生（制中有化），自然界才能维持协调平衡，人也才能维持其生理稳态。正是由于这类机制的存在，自然界的生命活动才得以生机蓬勃，又不至于亢而为害。《素问·六微旨大论》曰：“亢则害，承乃制，制则生化。”

### （四）五行的生克异常

五行之间的生克制化关系遭到破坏时，就会出现相生和相克的异常，即母子相及和乘侮现象。

**1. 相生异常** 相生异常表现为母病及子和子病犯母两种情况。

母病及子是指五行中母的一行的异常影响到子的一行；子病犯母则是指五行中子的一行的异常影响到母的一行。

**2. 相克异常** 相克异常主要表现为相乘和相侮两种情况。

（1）相乘：乘，即乘虚侵袭之意。所谓“相乘”，指五行中的一行对其所胜一行的过度克制，即相克太过为害。五行相乘的次序与相克相同，即木乘土，土乘水，水乘火，火乘金，金乘木。

导致相乘的机理有二：一是太过所致的相乘，即五行中的某一行过于亢盛，对所克的一行克制太过。如木过度亢进，而土本身处于正常水平，两者之间就会失去协调平衡，出现木亢乘土的现象。二是不足所致的相乘，即五行中的某一行不足，使原来克它的一行对其克制太过。如木处于正常水平，而土本身不足，两者之间同样也会失去协调平衡而出现土虚木乘的现象。

（2）相侮：侮，即欺侮之意。所谓“相侮”，指五行中的一行对其所不胜的一行进行反克，即五行反克为害。相侮的次序为木侮金，金侮火，火侮水，水侮土，土侮木。

导致相侮的机理也有二：一是太过所致的相侮，即五行中的某一行过于亢盛，对原来克我的一行进行反克。如木过度亢进，而金本身处于正常水平，两者之间就会失去协调平衡，出现亢木侮金的现象。二是不足所致的相侮，即五行中的某一行不足，使其原来所胜的一行对其进行反克。如木处于正常水平，而金本身不足，两者之间同样也会失去协调平衡而出现金虚木侮的现象。

相乘与相侮都属于相克异常的现象，在中医学中用于解释病理状态。其机理都是由于一行太强，或一行太弱，或两者同时并存所导致的。不同点在于作用的方向相反，乘是相克次序的异常克制太过，侮则是逆着相克次序的反向克制。

值得注意的是，在某些情况下，相乘与相侮可同时出现，如木行太过既可乘土，又可侮金；当木不足时，金可乘之，土可侮之。

## 三、五行学说在中医学中的应用

五行学说在中医理论体系建构过程中，起到以下几个方面的作用：一是运用五行的特性来分析和归纳人体脏腑、经络等组织器官的五行属性；二是运用五行的生克制化关系来阐析五脏各系统及经络的生理功能之间的相互关系；三是运用五行的母子相及和乘侮来阐释病理上的相互影响；四是以五脏为中心的五行归属反映人体与自然环境的统一性。因此，五行学说在中医学中不仅被用于理论方面的阐释，并且还具有指导临床诊疗的实际意义。

### （一）说明五脏系统的生理功能及相互关系

**1. 说明五脏的生理功能与特性** 五行学说将人的内脏分别归纳于五行之中，以五行来说明五脏的生理功能与特性。如木性具有向上、向外、生发、舒展的特性；肝性喜条达舒畅而恶抑郁，具疏泄气机的功能，其性类木，故肝属木。火性温热，其势炎上；心阳有温煦之功，其性类火，故心属火。土性敦厚，有承载、化生万物的特性；脾有运化水谷，化生气血，长养诸脏的功能，其性类土，故脾属土。金性清肃、沉降、收敛；肺有清洁肃降的特性，肺气以降为顺，其性类金，故肺属金。水性滋润，寒凉、闭藏而下行；肾有封藏特性，主藏精、主水，其性类水，故肾属水。

五行学说不但将人的内脏及组织结构分属于五行，而且还将自然界的五方、五时、五气、五味、五色、五音等与人的五脏系统联系起来，认为同一行的事物之间有着“同气相求”的关系。这样，就把人体与自然环境联结成一个有机的整体，体现出“天人合一”的整体观念。

**2. 说明五脏的相互关系** 五脏的功能活动不是孤立的，而是互相联系着的。借助五行的生克制化理论可分析五脏生理功能的内在联系。五脏之间既有相生关系，也有相克关系。

如肝藏血以济心，即肝木济心火，为木生火；肾藏精以滋肝血，即肾水滋肝木，为水生木等，均是以五行相生来说明五脏之间的相互资生、促进关系。而肾水上济于心，以防心火之过亢，为水克火；肝气条达，可疏泄脾气之壅滞，为木克土等，则是以五行相克来说明五脏之间的相互制约关系。

### （二）说明五脏系统病变的相互传变

五行学说还可说明病理情况下脏腑间的某些相互影响。即本脏的病变可累及他脏，他脏的病变也可累及本脏，病理上的这种相互影响，习惯上称为“传变”。脏腑间的传变，可分为相生关系的传变及相克关系的传变。

**1. 相生关系的传变** 包括“母病及子”和“子病犯母”两种类型。

母病及子是指疾病从母脏传及子脏。如肾属水，肝属木，水能生木，故肾为母脏，肝为子脏；肾病及肝，就是母病及子。子病犯母是指疾病从子脏传及母脏。如肝属木，心属火，木为母脏，木能生火，火为子脏；心病及肝，就是子病犯母。

**2. 相克关系的传变** 包括“相乘”与“相侮”两个类型。

相乘，即相克太过为病。其原因不外乎一行过强或一行过弱，也可同时兼见，而引起相克关系的异常。以肝和脾的关系为例，肝属木而脾属土，病理上既可有肝旺乘脾，多表现为肝气横逆犯脾、犯胃等实性病变；亦可有脾虚肝乘，多表现为肝脾不和等虚实夹杂的病变。

相侮，即是反克为病。其原因亦不外乎一行过盛或一行过虚，也可盛虚情况同时存在。以肺肝关系为例，肺属金而肝属木，肺金本能克制肝木，但在某些病理情况下如肺虚而肝火旺盛，则肺金不但不能制约肝木，反遭肝火的反向克制，称为肝火犯肺。

总之，五脏病变是可以相互传变的，这些传变可用五行学说的母子相及和乘侮理论得到部分说明。但是，由于五行生克规律不能完全阐释五脏间复杂的生理关系，因而五行乘侮和母子相及规律不能说明五脏病变的所有传变规律。所以对于疾病的五脏传变，不能完全受五行生克乘侮规律的束缚，而应从实际情况出发去把握疾病的传变。

### （三）用于协助诊断疾病

依据整体观念，人体是一个有机的整体，当内脏有病变时，可以通过诸多途径反映到体表的相应组织器官，表现出色泽、声音、形态、脉象等诸方面的异常变化。此即“有诸内者，必形诸外”，故“视其外应，以知其内藏，则知所病矣”（《灵枢·本脏》）。

临床可运用五行学说综合分析望、闻、问、切等四诊所收集来的材料，推断病情。如面见青色，喜食酸味，脉弦时，因青色、酸味属木，弦为肝脉，故多诊断为肝病。若面见赤色，口中味苦，脉洪时，因赤色、苦味属火，洪为心脉，故多诊断为心火。又如脾虚患者，如面部兼见青色，提示木旺乘土。

### （四）指导疾病治疗

五行学说用于指导治疗，具体可体现在以下各方面。

**1. 控制疾病的传变** 疾病过程中，一脏受病常传及他脏而使疾病发生传变，因此，在治疗时，除对已病之脏进行处理外，还应在五行生克理论指导下，调整各脏之间的太过与不及，防止疾病传变，使相互之间的关系恢复相对平衡。如肝有病，常可导致生克异常，从而影响到其余四脏。对此，就可借助五行学说来指导治疗，以阻止传变。若肝气太过，木旺每易乘土，此时，在疏肝的基础上，常应同时健脾护胃，防其传变；脾胃不弱，则不易传变，肝病也就容易痊愈。此即“见肝之病，则知肝当传之与脾，故先实其脾气”（《难经·七十七难》）。

**2. 确定治则与治法** 五行学说可帮助确定治疗原则和制订治疗方法。

（1）根据相生规律确定治则与治法：包括“虚则补其母”和“实则泻其子”（《难经·六十九难》）。“虚则补其母”，主要用于母子关系的虚证，可以通过补母以治疗母子两脏皆虚之证或仅子脏虚弱之证。“实则泻其子”，主要用于母子关系的实证，可以通过泻子以治疗母子两脏皆实之证或仅母脏邪实之证。

根据相生规律制订具体治法，常见的治法：①滋水涵木法，又称滋养肝肾法，即通过滋肾阴以养肝阴的治法。适用于肾阴亏损而肝阴不足，甚或肝阳偏亢之证。②益火补土法，又称温肾健脾法或温补脾肾法。即温肾阳以补脾阳的治法。适用于肾阳衰微而致脾阳不振的脾肾阳虚之证。③培土生金法，又称补养脾肺法。即通过健脾补气以助益肺气的治法。适用于脾气虚弱，不能充养肺气而见肺脾虚弱之证。④金水相生法，又称滋养肺肾法。即通过滋补肺肾之精气以治疗肺肾精津两虚。主要适用于肺肾阴虚之证。

（2）根据相克规律确定治则与治法：包括“抑强”与“扶弱”。常见的具体治法：①抑木扶土法，又称疏肝健脾法、平肝和胃法，即通过疏肝、平肝，佐以和胃健脾等法，以治疗肝气犯胃、肝旺脾虚等证。适用于木旺乘土或土虚木乘的病证。②培土制水法，又称敦土利水法，即通过温运脾阳或温肾健脾以治疗水湿停聚的方法。适用于脾虚不运，或脾肾虚衰，水湿泛溢而致的水肿胀满等证。③佐金平木法，又称泻肝清肺法，即清肃肺气以抑制肝木，或通过抑制肝木以帮助肺气肃降的方法。多用于肝火犯肺之证。④泻南补北法，又称泻火补水法或滋阴泻火法。即泻心火以滋肾水的治疗方法。适用于肾阴不足，心火偏亢，水火不济的心肾不交之证。

**3. 指导针灸治疗** 在针灸治疗中，对于虚证，根据“虚则补其母”的治则，可以用补母法，即取其母经用补法，以治母子皆虚或子虚之证。对于实证，根据“实则泻其子”的治则，可以用泻子法，即取其子经用泻法，以治疗母子皆实或母实之证。

另外，针灸学还将十二正经分布在肘膝以下的井、荥、输、经、合“五输穴”，分别归属于五行。在治疗脏腑病证时，根据不同的病情，依据五行生克规律选穴治疗。

**4. 指导精神情志疾病的治疗** 由于五志配属五脏，而五脏之间又有着生克关系，因此，五志之间同样存在着生克关系，古人在治疗精神情志疾病时，常常利用情志之间的相克关系达到治疗的目的。《素问·阴阳应象大论》归纳为“怒伤肝，悲胜怒”；“喜伤心，恐胜喜”；“思伤脾，怒胜思”；“忧伤肺，喜胜忧”；“恐伤肾，思胜恐”。在这里悲忧属肺金、喜属心火、思属脾土、恐属肾水、怒属肝木。悲胜怒即金克木，恐胜喜即水克火，其余类推。

总之，临床上依据五行生克理论来指导治疗，其用法广泛，有着一定的实际指导意义。但是，应当指出，并不是所有的疾病都可刻板地套用五行生克规律来治疗。在实际应用时，还必须根据具体情况进行辨证论治，灵活应对。

# 第二章　藏　象

## 第一节　藏象学说概述

"藏象"一词首见于《素问·六节藏象论》："帝曰：藏象何如？""藏"是指藏于体内的脏腑，包括五脏、六腑和奇恒之腑。"象"是指脏腑表现于外的生理病理现象及其与自然界相关事物的比象。

藏象学说是在形态解剖的基础上，在整体观念的指导下，观察、分析和研究人体的各种生命现象及其与内在脏腑的关系和脏腑生命活动的规律，并将这些观察结果，用阴阳五行学说加以归纳，形成独特的"藏象"理论。因此，藏象学说中的脏腑概念，比解剖学器官概念更为宽泛，它涵盖了生理、病理等整体性功能概念。藏象学说是中医理论体系的核心。

### 一、藏象学说的形成

藏象学说是我国劳动人民和古代医家长期与疾病做斗争的经验总结。其形成基础主要有以下几个方面。

#### （一）古代解剖知识的认识

古代的解剖知识对藏象学说的形成起到一定作用。我国解剖生理学的发源较早，从殷墟出土的甲骨文来看，早在公元前一千四百年前已有"耳""目""口""鼻""首"等多种人体器官的名称。《内经》对解剖后的人体脏腑，更有详细的记载。如《灵枢·经水》载："若夫八尺之士，皮肉在此，外可度量切循而得之，其死可解剖而视之，其脏之坚脆，腑之大小，谷之多少，脉之长短，血之清浊，气之多少……皆有大数。"特别是《内经》对血液循环的认识，尤为可贵，如"心主血脉""肺朝百脉""毛脉合精""输精于皮毛"及"阴阳相随，外内相灌，如环无端"等。此外，《内经》、《难经》等著作，对有些脏腑的部位、大小、形态、容积、重量等也有详细记载。如《内经》记载食管与肠道的比例为 1∶36。而现代解剖学研究表明，食管与肠道的比例为 1∶37。古代的解剖知识为中医藏象学说的形成奠定了坚实的形态学基础。

#### （二）生理病理现象的观察

由于古代解剖知识对复杂人体微观认识的局限性，使古代医家将大部分注意力投放到对人体生理、病理现象的观察方面。古人根据"有诸内，必形诸外""视其外应，以知其内脏"的方法，经过长期大量对人体生命现象的细致观察，相参诸象，由象测脏，分析人体对不同外在条件和刺激所做出的反应，来推测人体的内在生理病理变化规律。如在"心主血脉"的基础上，发现失血过多时，常会出现面白舌淡、心悸少寐等症状，从而推出"心在体合脉""在窍为舌""其华在面""神明出焉"等理论。又如在已知"脾胃主运化水谷"的基础上，发现数日不食，或食量减少，则见形体消瘦、肢倦乏力、唇白无泽、口淡乏味等表现，进而推知"脾主四肢肌肉""在窍为口""其华在唇"等理论。

### （三）医疗实践经验的积累

中医学是理论与实践密切结合的知识体系，古代医家通过长期大量的临床治疗来探索和反证脏腑的生理病理，并得以检验，不断丰富藏象理论。如进食某些动物的肝脏，或运用入肝经的药物可治疗某些目疾，从而推断出肝与目之间存在着密切联系，逐步形成了“肝开窍于目”的理论。从治疗效应可印证和反证机体的某些生理功能。如脾胃虚弱的患者，出现消化功能不正常，表现为肢倦乏力、食减纳呆、脘腹胀满、形体消瘦、肌肉不实等，予以调理脾胃之药治疗后诸证减轻或消除，因此，推论出脾主运化，主四肢肌肉等生理功能。

### （四）古代哲学思想的渗透

以阴阳五行学说为代表的古代哲学思想渗透到中医学中，对藏象理论的形成及系统化起到了重要作用。如以对立统一为基本思想的阴阳学说渗透到中医学中，用以说明人体的组织结构、生理病理变化等多个方面。

五行学说对中医学的影响在于它促成了四时五行藏象体系的建立。四时五行藏象体系是古代医家借助五行生克理论，运用取象比类、推演络绎等方法建立的、以五脏为中心的整体系统模式。如以五脏为中心，联系六腑、五官、九窍、五体、五神、五志等形成五大功能系统，并运用五行之间的生克制化关系来说明五个系统之间的相互关联，体现了整体性和统一性。

## 二、藏象学说的特点

整体观是中医藏象学说的基本特点。藏象学说以脏腑为基础，以五脏为中心，通过经络联属关系，把人体各部分组成一个既分工又合作的有机整体，从而维持人体正常的生命活动。藏象学说的整体观，表现为人体内部环境的统一性及人体与外界环境的统一性。

### （一）人体内部环境的统一性

藏象学说认为，人体内部各脏腑组织虽然各有专司，但彼此之间又密切相关。所以，藏象学说在阐述脏腑生理功能和病理现象时，也注重脏腑组织之间的相互联系。《灵枢·本输》曰：“肺合大肠”“心合小肠”“肝合胆”“脾合胃”“肾合膀胱”。五脏不仅和六腑之间相互联系，它和五体（皮、脉、筋、肉、骨）、五官九窍（目、舌、口、鼻、耳称五官，也称七窍，加上二阴又称为九窍）也是密切相连。如肺开窍于鼻，输精于皮毛；心开窍于舌，其充在血脉等。

藏象学说强调精神情志活动与内脏的生理、病理现象之间的相互影响。精神情志活动的正常，有赖于五脏生理功能的协调平衡。当内脏有病变时，可影响正常的精神情志活动。反之，精神情志活动失常，亦可影响某些内脏的生理功能，甚至引起疾病。

人体以五脏为中心，通过经络系统，把六腑、五体、五官、九窍、四肢百骸等全身组织器官联系成有机的整体，并通过精、气、血、津液、神等的作用和相互关系，来完成统一的机能活动。这种五脏一体观反映出人体内部器官是相互关联的统一的整体。

### （二）人体与外界环境的统一性

人体本身不仅是一个有机整体，而且与自然环境保持着统一性。《灵枢·岁露论》曰：“人与天地相参也，与日月相应也。”如以季节气候而言，“五脏应四时，各有收受”（《素问·金匮真言论》），心通于夏气，肺通于秋气，肾通于冬气，肝通于春气，脾通于土气。从地方区域而言，东方属木，主升发，与肝气相通应；南方属火，主炎上，与心气相通应等。此外，地域不同，气候、水土、饮食、居处及生活习惯等方面有很大差异，从而使人体脏腑强弱不同，体质和发病的倾向也有一定区别。

人是多元社会关系中的一分子，人的生命活动必然受到社会环境影响。政治、经济、文化、教育、婚姻、家庭、人际关系等社会因素，均会影响人的生理、心理，甚至导致病理变化。如明代李中梓《医宗必读》曰：“大抵富贵之人多劳心，贫贱之人多劳力；富贵者膏粱自奉，贫贱者藜藿苟充……曲房广厦者玄府疏而六淫易客，茅茨陋巷者腠理密而外邪难干。”由此说明社会环境因素对人体脏腑生理病理有着重要影响。

### 三、脏腑的分类及特点

脏腑是内脏的总称。按脏腑的生理功能特点、形态及一般功能，可分为脏、腑和奇恒之腑。脏，即心、肝、脾、肺、肾，合称五脏；腑，即胆、胃、大肠、小肠、三焦和膀胱，合称六腑；奇恒之腑，包括脑、髓、骨、脉、胆和女子胞。

五脏的共同生理特点是化生和贮藏精气；六腑的共同生理特点是受盛和传化水谷。正如《素问·五脏别论》所言：“所谓五脏者，藏精气而不泻也，故满而不能实；六腑者，传化物而不藏，故实而不能满也。”脏贮藏精气，如肝藏血，肺主气，肾藏精。所藏精血不应无故外泄，而应保持充满，使其能充分发挥生理效应。所以，五脏必须保持“藏而不泻”“满而不能实”。腑，传化水谷，如胃受纳水谷，将其进行初步消化后，即下传入小肠；小肠接受胃下传的水谷，进行彻底消化，吸收其精微后，再下注入大肠；大肠接受糟粕，吸收其中的残余水分，然后将糟粕传导至肛门而排出。因此，从整个胃肠道来看，必须保持不断地虚实更替，才能完成其传化的任务。故六腑必须保持“泻而不藏”“实而不满”的状态。后世所说的“六腑以通为用”，就是根据腑的生理特点提出的。

所谓“奇恒之腑”，是指脑、髓、骨、脉、胆、女子胞六者而言。“奇”者异也，“恒”者常也。“奇恒之腑”就是异于正常的脏和腑之意。就其形态而言，多是中空，与腑相近；就其性能而言，主藏阴精则又与脏类似。此六者，似脏非脏，似腑非腑，故称之为“奇恒之腑”。

综上所述，藏象学说中的心、肺、脾、肝、肾，以及胃、小肠、大肠、胆、膀胱等脏腑，虽与现代人体解剖学脏器的名称相同，但在生理、病理的含义上，却不完全相同。中医一个脏腑的功能，可能包括西医几个脏器的功能；西医一个脏器的功能，可能分散在中医几个脏腑的功能之中。这是因为脏腑在中医学里不单纯是一个解剖学概念，更重要的是一个生理或病理学方面的功能概念。

## 第二节　五脏与六腑

五脏，即心、肺、脾、肝、肾的合称。五脏共同的生理功能特点是化生和贮藏精气。五脏的功能虽各有所司，但彼此协调，共同维持生命活动。五脏的生理活动又与自然环境的变化及精神情志因素密切相关。

### 一、心

心的实体位于胸腔之内，膈膜之上，两肺之间偏左；心形尖圆，中有空窍，形如倒垂未开之莲花，有心包护卫于外。明·李梴《医学入门》载：“心者，一身之主，君主之官。有血肉之心，形如未开莲花，居肺下肝上是也。有神明之心，神者，气血所化生之本也。”此所言“血肉之心”是指心脏的形态实体；“神明之心”则用以概括精神活动及对人体生命活动起主宰作用的功能。

### （一）心的功能

心的主要生理功能有二：一是主血脉，二是主神志。心与小肠相表里，开窍于舌，以汗为液，在志为喜，其华在面，在体合脉，五行属火，外与夏气、赤色、苦味相应，从而构成一个动态的整体联系的心系统。

**1. 主要生理功能**

（1）心主血脉：是指心气推动血液在脉中运行，流注全身，发挥营养和滋润作用。心和脉直接相连，互相沟通，血液在心和脉中不停地流动。周而复始，循环往复。心、血、脉三者相互联属贯通，构成一个相对密闭的系统。正如《素问·五脏生成论》所言："心之合脉也""诸血者皆属于心"。心在三者中占主导地位，心脏的搏动是血液运行的根本动力，起决定作用。

血液在脉中正常运行，必须具备三个条件，即心气充沛，血液充盈和脉道通利。心脏的正常搏动，主要依赖于心气，心气充沛，才能维持正常的心力、心率和心律。血液在心气的推动下才能在脉内正常运行，营养全身。而血液的充盈与否，脉道是否通利，在心、血、脉的系统中同样起着重要的作用。

心主血脉的功能正常，可见面色红润，舌色淡红，脉象和缓有力。若心气不足，则见面色淡白，乏力少气，心悸心慌，脉弱无力；心血亏少，则见面色苍白，头晕眼花，心悸失眠，舌淡，脉细；心血瘀阻，则见面色青紫晦暗，心前区刺痛，舌暗，脉结、代或涩等表现。

（2）心主神志：即心主神明，或称心藏神。神的含义有三，一是指人体一切生命活动的主宰，二是精神意识思维活动，三是人体生命活动的外在表现。故心主神志，即是指心具有主宰人体五脏六腑及精神意识思维活动的作用。而其功能正常与否，则通过生命活动的外在表现来体现。故《灵枢·邪客》载："心者，五脏六腑之大主也，精神之所舍也。"

心主神志的功能，首先表现为主管精神意识思维活动。《灵枢·本神》指出"所以任物者谓之心"，即认为神明出于心，心是接受外界刺激，从而做出反应的主要内脏。其次，心主管着人的整个精神意识活动，如张介宾在《类经》中所言："心为五脏六腑之大主，而总统魂魄，并该意志，故忧动于心则肺应，思动于心则脾应，怒动于心则肝应，恐动于心则肾应，所以五志唯心所使也。"

因此，心主神志的功能正常，则精神振奋，神识清晰，反应迅捷，思维敏锐。反之，心主神志的功能异常，则可出现心烦失眠，多梦，甚至谵狂，或神疲嗜睡，健忘迟钝，思维混乱，甚至昏睡、昏迷等临床表现。

心主神志的功能还体现在心主宰整个脏腑的功能活动。心在脏腑中居于首要地位，起着主导作用。人体的五脏六腑，四肢百骸，五官九窍，各有不同的功能，但它们都必须在心藏神的主宰和调节下，分工合作，彼此协调，才能共同完成整体生命活动，故《素问·灵兰秘典论》曰："心者，君主之官也，神明出焉。"心不仅主血脉以供给全身营养物质，而且通过主管精神、意识与思维活动，支配调节各个脏腑经络系统，从而使整个机体复杂多样的生命活动主次分明、先后有序。

心的功能正常，则其他脏腑经络、组织器官不仅得到充足的血供，以满足机体功能活动的需要，而且在精神、意识、思维的正常支配调节下，各行其职，彼此配合协调，从而使生命活动正常有序。任何内外致病因素，造成心之功能失常，均可导致各脏腑经络系统之间的关系紊乱，出现《灵枢·口问》所说的"心动则五脏六腑皆摇"的病变。

心主神志与心主血脉是息息相关的。血液是神志活动的物质基础，正因为心具有主血脉的功能，所以才具有主神志的功能。故《灵枢·本神》曰："心藏脉，脉舍神。"只有心主血脉的功能正常，才能保持良好的精神心理活动。而心主血脉也受心主神志的影响。如紧张、愤怒、焦虑等心神的变化，常伴有面色和脉象的改变及心胸部感觉的异常。

**2. 联属功能**

（1）在体合脉，其华在面：脉指血脉，合脉即是全身的血脉都属于心。华是光彩之意，即心的功能正常与否，可以由面部的色泽变化显露出来。由于头面部的血脉极为丰富，如《灵枢·邪气脏腑病形》曰："十二经脉，三百六十五络，其血气皆上于面而走空窍。"故心气充沛，血液充盈，脉道通利则面部红润而有光泽。反之，心之气血亏虚则面色淡白，血瘀则面色青紫或晦暗，故《素问·五脏生成》曰："心之合脉也，其荣色也。"

（2）在志为喜：指心的功能与情志活动的喜有关。《素问·阴阳应象大论》曰："在脏为心……在志为喜。"一般来说，喜是对外界信息的良性反应，有益于心主血脉等生理功能，故《素问·举痛论》曰："喜则气和志达，营卫通利。"但是喜乐过度，则可使心气耗损而弛缓，甚至出现神志狂乱等病理表现，所以《灵枢·本神》曰："喜乐者，神惮散而不藏。"可见一般的欢喜对心神有利，对心主血脉亦有利，但喜乐太过，则伤心神。

（3）在窍为舌：在窍，即开窍。《素问·阴阳应象大论》曰："心主舌……在窍为舌。"心与舌的联系体现在以下方面：在结构上，心经的别络，联系到舌，如《灵枢·经脉》说："手少阴之别……系舌本。"在生理功能方面，心主血脉和神明，与舌的色泽、运动、味觉、语言有关。《灵枢·脉度》曰："心气通于舌，心和则舌能知五味矣。"可见舌的生理功能直接与心相关。若心的生理功能正常，则舌质红润，舌体柔软灵活，味觉灵敏，语言流利。在病理方面，心血不足可见舌质淡白少华，味觉功能减退；心神失常可见舌卷、舌强、语謇等症。

（4）在液为汗：汗液，是体内津液通过阳气的蒸腾气化，从皮肤汗孔（玄府）排出的液体。《素问·阴阳别论》曰："阳加于阴谓之汗。"心之液为汗，是由于汗为津液所化生，而津液与血液同出一源，故有"血汗同源"的说法。病理上，汗出过多，易耗伤心之气血，每见心悸怔忡等症。此外，与心相关的尚有精神性汗出，即指人在紧张或受惊时易出汗。如《素问·经脉别论》载："惊而夺精，汗出于心。"心主神志，因而精神情志引起汗出亦与心有关。

### （二）心与小肠相表里

**1. 小肠的功能** 小肠，是一个管腔器官，盘曲于腹中，其上口与胃之下口（幽门）相接，下口在阑门处与大肠之上口相连。小肠的主要生理功能是受盛、化物和泌别清浊及小肠主液。

（1）主受盛和化物：《素问·灵兰秘典论》曰："小肠者，受盛之官，化物出焉。"所谓"受盛"，即接受容纳；"化物"，指进一步消化，化生成机体可吸收之物。小肠接受了经胃初步加工过的食糜后，进一步加以消化吸收，故食物在小肠中缓慢蠕动下行，以确保"化物"过程的正常进行。

（2）泌别清浊：在"化物"基础上，小肠有分清泌浊功能，将已消化转变了的肠内容物，进一步分成清（水谷精微）和浊（食物残渣）两部分，并将水谷精微吸收，把食物残渣向大肠输送。若小肠的泌别清浊功能失常，可出现泄泻、腹胀、腹痛、消瘦等。

（3）小肠主液：小肠在吸收水谷精微的同时，也吸收了大量的水液，故又称"小肠主液"。小肠这一功能失调，除可见腹泻、便溏外，还可见小便量减少，或短赤及全身津液不足之象。临床上常见的"利小便以实大便"的治法，即是小肠泌别清浊及小肠主液原理的应用。

小肠上述三个功能，中医理论习惯上将之纳入脾胃升清降浊的功能之内，其中受盛和别浊为胃受纳和通降功能的延续，化物和泌清则是脾运化和升清功能的组成部分。

**2. 心与小肠的表里关系** 心为脏，属阴，主里；小肠为腑，属阳，主表。心的经脉属心而络小肠，小肠的经脉属小肠而络心，心与小肠通过经脉的络属，从而构成了脏腑、阴阳、表里关系。

心合小肠在生理上表现为相互协调的功能活动。心气循经下及小肠，与小肠之气相合，则小肠能履行其受盛、化物和泌别清浊的功能；小肠吸收的水谷精微，以滋血液化生之源，故小肠的功能活动有助心血化生，从而使心有所主，神有所归。心与小肠在病理情况下可相互影响，如心有实火，可下移于小肠，引起尿少、尿赤、尿道灼痛等症；反之，小肠有热，亦可循经上炎于心，可见心烦、舌赤、甚至口舌生疮等症。

## 二、脾

脾位于中焦，腹腔上部，膈之下。《素问·太阴阳明论》云："脾与胃以膜相连。"脾状如刀镰，《难经·四十二难》说："脾……扁广三寸，长五寸，有散膏半斤。"根据历代医家的描述，中医"脾"的解剖基础是现代解剖学中的脾和胰，但其生理病理内容更广泛，已远超出现代医学的脾和胰的范围。

### （一）脾的功能

脾的主要生理功能有三：一是脾主运化，二是脾主升清，三是脾主统血。脾与胃相表里，在志为思，开窍于口，其华在唇，在液为涎，在体合肉，主四肢，五行属土，外与长夏之气、黄色、甘味相应，从而构成一个动态的整体联系的脾系统。

**1. 主要生理功能**

（1）脾主运化：运，即转运，输送；化，即变化，消化吸收之意。脾主运化是指脾具有把水谷（饮食物）化为精微并转输至全身的生理功能，包括运化水谷和运化水液两个方面。

1）运化水谷：指对饮食物的消化吸收及转输布散。胃与小肠消化饮食物的功能要在脾气的推动下才能正常进行。水谷经胃、小肠消化后变成的水谷精微由脾吸收，并经脾的散精，上输至心肺，进而输布全身内外，营养人体的脏腑经络、组织器官。《素问·经脉别论》曰："食气入胃，散精于肝……浊气归心，淫精于脉"和"脾气散精，上归于肺"。可见，机体将摄入的饮食化为营养物质，必须依赖脾之运化功能才得以完成。同时，又依赖脾之输布散精功能运送至全身。

脾的运化功能强健，称为"脾气健运"。脾气健运，则机体气血生化有源，表现为食欲正常，面色润泽，形体健壮，全身营养状况良好。若脾失健运，则可出现纳呆、食后腹胀、便溏等饮食物消化、吸收障碍的症状。日久，则全身气血不足，可见面色无华，形体消瘦，神疲倦怠，气短乏力等。

2）运化水液：指脾对水液的吸收、输布的作用。《素问·经脉别论》曰："饮入于胃，游溢精气，上输于脾，脾气散精，上归于肺。通调水道，下输膀胱，水精四布，五经并行。"人体摄入的水液经胃的受纳和腐熟、小肠主液、大肠主津等作用（同样是靠脾气的作用完成），化生为津液，通过脾的转输和布散，将津液上输于肺，经肺的宣发和肃降作用，内而濡养五脏六腑，外而滋润肌肤皮毛，代谢后的水液通过肾、膀胱的气化作用，形成尿液排出体外，从而维持体内水液的动态平衡。在病理情况下，脾运化水液的功能失常，则会导致水液在体内发生停滞，形成水湿痰饮等病理产物，甚至导致水泛为肿，故有"脾虚生湿""脾为生痰之源"和"脾虚水肿"之说。《素问·至真要大论》曰："诸湿肿满，皆属于脾。"

运化水谷与水液同时进行，是同一过程的两个方面，相互联系不可分离。脾的运化功能对整个人体的生命活动至关重要。脾胃运化的水谷精微是人体气血生化的物质基础，是人体出生后赖以生存的营养物质，故有脾胃为"气血生化之源""后天之本"之说。该理论在防治疾病和养生抗衰老等方面有着重要的意义。张仲景《金匮要略》提出"四季脾旺不受邪"、李杲《脾胃论》提出"百病皆由脾胃衰而生"等论点，都明确指出要想身体健康、祛病延年，必须时时顾护脾胃，使"后天之本"健旺；临床治病选方用药，也须处处顾及脾胃，免伤正气。

（2）脾主升清：升，即上升、输布、升举；清，指水谷精微。脾主升清是指脾主运化，将水谷精微向上输送至心肺、头目，营养机体上部组织器官，并通过心肺的作用化生气血，以营养全身。脾气的升举，是具有维系人体脏器位置相对恒定，防止内脏下垂的作用。

脾主升清的功能实质上是脾主运化功能的作用趋向，单独提出是为了强调脾气的运动特点是以升为主、以升为健。正常情况下，脾气升清，则气血生化有源，生命活动旺盛。若脾气虚弱不能升清，则机体头目失养、气血生化无源，可出现神疲乏力，头晕目眩，腹胀泄泻等症。脾气下陷，还可见久泄久痢。若不能升举内脏，则可见胃下垂、肝下垂、肾下垂及直肠下垂、子宫下垂等内脏下垂等病证，中医称为“中气下陷”。在临床上，针对上述病证，常采用补脾气、升清阳的方法进行治疗。

（3）脾主统血：统，有统摄、控制的含义。脾主统血，是指脾有统摄血液在脉中运行而不致溢出脉外的功能。《难经・四十二难》提出“脾裹血”即是指这一功能。脾主统血其实就是脾气对血液的固摄作用。生理情况下，脾气健旺，脾统血功能正常，血液循行于血脉之内而不致外溢。若脾气虚衰，气不摄血，血液就会溢出脉外而引起各种出血证，如便血、尿血、崩漏等。由于脾气主升及脾主肌肉，所以临床上脾不统血常出现下部出血，如便血、尿血、崩漏等，亦见于气虚不能摄血的肌衄。

**2. 联属功能**

（1）主四肢，在体合肌肉：脾主四肢肌肉，是指人体肌肉的丰满健壮和四肢的正常活动，皆与脾的运化功能有密切关系。四肢相对躯干而言，是人体之末，故又称“四末”。脾主四肢是指通过脾气的升清和散精作用，将水谷精微输送至人体四肢，四肢才能健壮有力、运动灵活，从而维持正常的生理活动。所以说“四肢为脾之外候也”（《体仁汇编》）。若脾失健运，则四肢肌肉就会因缺乏水谷精微的营养而致软弱无力，甚或痿废不用。故《素问・太阴阳明论》曰：“脾病而四肢不用何也？……今脾病不能为胃行其津液，四肢不得禀水谷气，气日以衰，脉道不利，筋骨肌肉皆无气以生，故不用焉。”其充分说明了四肢的功能正常与否，与脾的运化功能有密切关系。故有“治痿独取阳明”的理论。

（2）在志为思：思，思虑、思考，是人们认识事物、考虑问题的一种思维活动，为五志之一。《灵枢・本神》曰：“因志而存变谓之思。”思是正常的精神思维活动，一般来说，正常的思虑对机体的正常生理活动并无不良影响。但思虑过度或所思不遂，则能影响机体的正常生理活动，其中最主要的是影响气机，而致气机郁结。思动于心则脾应，思虑过度，可使脾气郁结而不升，影响脾的运化，使气血生化乏源。初则不思饮食，脘腹胀闷而太息，久则暗耗心血，出现面色萎黄，头目眩晕，心悸气短，健忘等心脾两虚的症状。故《素问・阴阳应象大论》曰：“思伤脾。”

（3）在窍为口，其华在唇：口为脾之窍，说明了脾与口的主要联系。《素问・阴阳应象大论》曰：“脾主口……在窍为口。”脾主运化，功能健旺，则化生气血充足，口唇红润；且津液得以上承，可泌涎唾以助消化。脾的运化功能强健与否，还可以反映口味食欲是否正常，凡脾运强健，则口味正常，食欲良好；脾运失健，可见口淡无味，或口有甜味，食欲不振等症。胃的功能正常与否，同样在口腔有所反映，如胃火可见口臭等症。

（4）在液为涎：涎为口津，为唾液中较清稀的部分。它能润泽口腔，保护口腔黏膜，并将咀嚼之食物润软，便于吞咽和消化。病理情况下，若脾胃不和，则导致涎液异常增多，涎自口角流出的现象。

### （二）脾与胃相表里

**1. 胃的功能** 胃位于中焦，膈肌的下方，上接食道，下通小肠，其上口为贲门，下口为幽门。胃又称胃脘，上部为上脘，包括贲门；中部为中脘，即胃体；下部为下脘，包括幽门。胃为水谷之海。其主要生理功能是受纳、腐熟水谷，主通降、以降为和。

（1）主受纳、腐熟水谷：受纳，即接受和容纳，即指胃具有接受和容纳饮食物的作用，直接接受食道下传的饮食物，故胃被称为“水谷之海”。腐熟水谷，是指饮食物在胃中进行初步消化，变成食糜样物质的功能。胃的受纳、腐熟水谷的功能必须在脾气的推动下，与脾主运化的功能相配合，才能真正完成饮食物的消化过程。病理情况下，当胃的受纳腐熟水谷功能失常，则可见脘腹胀满，食欲不振，便溏等胃气不和之证。

（2）主通降、以降为和：胃的通降，与脾的升清相对而言，是指胃气的运动特点以下降为主，水谷经胃的腐熟功能消化成食糜样物质，食糜由胃下传小肠，小肠将食物残渣下传大肠，大肠将粪便由肛门排出体外，都属于胃主通降的范畴。在中医藏象学说中，常以脾升胃降来概括整个消化系统的功能活动。病理情况下，胃的通降作用失常，胃气郁滞，不仅可影响食欲，而且还因浊气在上而出现口臭，浊气在中而出现纳呆、脘腹胀满疼痛，浊气在下而出现便秘等症状；若胃气上逆，可出现嗳气、呕吐、呃逆等症状。

**2. 脾与胃相表里的关系**　脾为脏，属阴，主里；胃为腑，属阳，主表。脾与胃有膏膜相连，足太阴脾经属脾络胃，足阳明胃经属胃络脾，脾与胃通过经脉的络属构成了脏腑、阴阳、表里关系。两者在功能方面相互联系、互相配合，主要表现在三个方面。

（1）纳运相协：脾主运化，胃司受纳，胃为水谷之海，脾为胃行其津液，纳与运是对立统一的运动过程。

（2）升降相因：脾主升清，运送精微与津液上达；胃主降浊，运送糟粕下行。脾升胃降概括了整个饮食物的消化，水谷精微的吸收、输布过程；同时，脾胃共居中焦，脾升胃降对于人体全身气机的调节也具有重要的作用，故称脾胃为“升降之枢”。《临证指南医案》曰：“脾宜升则健，胃宜降则和。”

（3）燥湿相济：脾为太阴湿土之脏，胃为阳明燥土之腑，脾喜燥而恶湿，胃喜润而恶燥。即无湿邪困阻，脾功能才能正常发挥；胃津充足，胃功能也才能发挥正常。故《临证指南医案》曰：“太阴湿土得阳始运，阳明燥土得阴自安。”

由此可见，脾与胃，阴阳相合，纳运协调，升降得宜，燥湿相济，两者相辅相成，共同完成饮食物的消化吸收过程。

脾与胃在病理上也相互影响，脾虚失运，清气不升，影响胃的受纳与通降功能，则可见纳呆、脘腹胀痛或恶心，呕吐等症；反之，胃失和降亦可影响脾的运化及升清功能，出现腹胀、便溏等症。

## 三、肝

肝位于腹腔，右胁下稍偏左。《十四经发挥》曰：“肝之为藏，左三叶，右四叶……其治在左。其脏在右胁右肾之前，并胃着脊之第九椎。”肝为分叶脏器，左右分叶，其色紫赤。《医贯》言：“肝短叶中有胆附焉。”

### （一）肝的功能

肝的主要生理功能有二：一是肝主疏泄，二是肝藏血。肝与胆相表里，在志为怒，开窍于目，在液为泪，在体合筋，其华在爪，五行属木，外与春气、青色、酸味相应，从而构成一个动态的整体联系的肝系统。

**1. 主要生理功能**

（1）肝主疏泄：疏泄，即疏通发泄、通达条畅之意。肝主疏泄是指肝对人体之气具有疏通发泄、通达条畅的作用。它主要取决于肝气生发、主升的生理特性。肝的疏泄功能具体表现在以下几方面。

1）调畅气机：肝的疏泄功能正常，则气机条达舒畅，气血津液运行畅通无阻。《血证论》曰：“肝属木，木气冲和条达，不至遏郁，则血脉得畅。”肝的疏泄功能异常，则可导致气血津液运行出现障碍，主要有两方面的病理变化：一是肝的疏泄功能不及，气机郁滞，临床上常出现胸胁、少腹、两乳等局部的胀痛，此为肝气郁结；若影响血液的运行，则可形成瘀血，出现胸胁刺痛，或为癥瘕；若影响津液的输布排泄，则可聚而为痰，形成“梅核气”，或停而为水，形成臌胀。二是肝的疏泄太过，形成肝气上逆。临床上主要表现为头目胀痛，面红目赤等病症。若气升太过，则血随气逆，可导致血从上溢而出现呕血、吐血，甚至因气厥而卒然昏倒，不省人事等。

2）促进脾胃的运化：脾胃运化功能是否正常，取决于脾的升清和胃的降浊。中医学中以“脾升胃降”来概括机体的消化运动。肝主疏泄，调畅气机，是脾升胃降正常发挥的前提。此外，肝的疏泄功能有助于胆汁的分泌和排泄，而胆汁具有促进消化的作用。故《素问·宝命全形论》言：“土得木而达。”若肝的疏泄功能异常，气机失调，一可横逆犯脾，影响脾的升清功能，在上可出现眩晕，在下可出现飧泄；二可横逆犯胃，影响胃的降浊功能，在上可出现恶心呕吐、呃逆、嗳气，在中可出现脘腹胀满疼痛，在下可出现便秘等。以上两种病理变化，统称为“木旺乘土”或“木不疏土”。

3）调畅情志：情志活动由心所主，但分属五脏，是五脏精气功能活动的外在表现。人的情志活动以五脏功能活动为基础，而五脏的功能活动又有赖于气机的调畅，肝主疏泄能调畅气机，故情志活动亦与肝的疏泄功能密切相关。肝的疏泄功能正常，则气机调畅，气血和调，精神舒畅。若肝的疏泄功能失常，一可因肝疏泄不及，肝气郁结，引起情志活动的郁滞不畅，出现郁郁寡欢，善太息等；二可因肝疏泄太过，肝气上逆，引起情志活动的病理亢奋，常表现为急躁易怒等。同时，情志活动对肝和气机调畅亦有重要的影响。正常的情志活动有利于气机的调畅和肝的疏泄，异常的情志活动则可导致肝气郁结或肝气上逆等，故中医认为“肝喜条达而恶抑郁”“暴怒伤肝”等。

4）疏利三焦水道：人体正常的水液代谢是在肺、脾、肾等脏腑综合协同作用下，以三焦为通道进行的。三焦水道的通畅与否，是水液代谢能否正常进行的重要保障。但三焦水道的通畅，又是以气机的通畅为前提，气行则水行，气滞则水停。故肝的疏泄功能对人体的水液代谢具有重要的调节作用。换言之，肝通过疏泄调畅气机，以保障三焦水道的通畅，从而促进人体水液代谢的正常进行。若肝疏泄功能失常，气机不畅，则会导致三焦水道不利，水液代谢障碍，产生水、湿、痰、饮等病理产物。

5）促进男子排精、女子排卵、月经来潮：对于男子的排精，朱震亨在《格致余论》中载：“主闭藏者肾也，司疏泄者肝也。”其说明男子精液的正常排泄，有赖于肝肾两脏功能的协调作用。肝疏泄功能正常，则气机调畅，男子精液排泄有度。对于女子而言，气机调畅则任脉通，太冲脉盛，从而促进女子的月经来潮和排卵。若肝失疏泄，肝气郁结，常可出现妇女月经过少，或经闭，或无排卵，以及男子精少，或不能排精等症。

（2）肝主藏血：肝藏血是指肝具有贮藏血液和调节血量及防止出血的功能。肝藏血的功能是以肝的疏泄作为其贮藏与调节血量的动力。

肝的藏血功能，主要体现为肝内必须贮藏一定的血量，以制约肝气的升腾，勿使过亢，从而维护肝的疏泄功能，使之冲和条达，故肝有“血海”之称。同时，肝的藏血，亦有防止出血的重要作用。因此，肝不藏血，可出现肝血不足，肝气上逆的病变，而且还可导致出血。

肝的藏血功能，还包含着对人体各部分血量的调节分配，特别是对外周血量的调节起着主要作用。正常生理情况下，人体各部分血量相对恒定，但随着机体活动量的增减，情绪的变化，以及外界气候的变化等因素，人体各部分的血量亦随之而改变。《素问·五脏生成》曰：“故人卧血归于肝。”王冰注释为：“肝藏血，心行之，人动则血运于诸经，人静则血归于肝脏。何者？肝主血海故也。”

此说明当机体活动剧烈或情绪激动时，肝将其所贮藏的血液向机体外周输布，以供机体需要；当机体处于安静休息或情绪稳定时，外周血量的需求相对减少，部分血液就归藏于肝。由于肝有贮藏血液和调节血量的功能，所以机体各部分的生理活动，皆与肝有着密切关系。《素问·五脏生成》曰："肝受血而能视，足受血而能步，掌受血而能握，指受血而能摄。"

肝藏血不足，可引起机体血液濡养不足的病变，如血不养目，则可出现两目干涩，视物昏花模糊，夜盲等；血不濡筋，则可出现肢体拘急，肌肉跳动，肢体麻木；血海空虚，则女子可出现月经量少、闭经等。肝不藏血，还可发生出血倾向，如吐血、月经过多、崩漏等。此外，肝藏血与冲任二脉共同调节机体的生殖机能。肝疏泄、藏血功能正常，则冲任二脉充盈调畅，表现为月经正常，生殖机能健全；反之，则可导致多种妇科疾患。故古人又有"肝为女子先天"之说。

此外，魂是人体精神意识活动的一部分，其功能活动以肝血为基础，《灵枢·本神》曰："肝藏血，血舍魂。"肝血充足，则魂有所舍而不妄行游离；若肝血不足，则魂不随神而动，常表现为魂不守舍的惊骇多梦、卧寐不安、梦游、梦呓等症。《灵枢·本神》曰："肝悲哀动中则伤魂，魂伤则狂忘不精。"

肝主疏泄与肝藏血两者关系密切，生理状态下，藏血是疏泄的物质基础，血液充沛则疏泄正常；疏泄是藏血的必备条件和功能体现，疏泄条达则血脉调和，两者相互为用。病理状态下，两者相互影响，互为因果。

**2. 联属功能**

（1）肝在体合筋，其华在爪：筋即筋膜，其附着于骨而聚于关节，是联结肌肉、骨和关节的一种组织。《素问·五脏生成》曰："诸筋者，皆属于节。"除连接和约束骨节外，尚有协调运动、保护内脏等功能。在五脏当中，筋和肝的关系最为密切。《素问·宣明五气》曰："肝主筋。"筋与肝的关系主要体现为肝之阴血对筋的滋养。肝之阴血充盈，筋得其养，关节才能灵活有力。若年老体衰，肝血不足，筋膜失养，可见关节活动不利，动作迟缓。故《素问·上古天真论》曰："丈夫七八，肝气衰，筋不能动。"病理情况下所出现的肢体无力，动作失灵，抽搐拘挛，颈项强直，角弓反张，牙关紧闭等症状，大多与肝血不足，筋失所养有关。

爪，即爪甲，乃筋之延续，故称"爪为筋之余"。肝血的盛衰，可影响爪甲的荣枯。《素问·五脏生成》曰："肝之合筋也，其荣爪也。"肝血充足，则爪甲坚韧明亮，红润光泽。若肝血不足，则爪甲软薄，枯而色夭，甚至变形脆裂。

（2）肝在志为怒：怒，是人体精神情志活动之一，主要以肝之气血为基础，与肝的疏泄、升发密切相关。《素问·阴阳应象大论》曰："在脏为肝……在志为怒。"肝血充足，肝气平和，一般表现为怒而不过，有所节制；若肝血不足，或肝气升发太过，则急躁易怒。大怒、多怒也易伤肝，以致肝气上逆，所谓"怒伤肝"，《素问·举痛论》曰："怒则气上""怒则气逆，甚至呕血及飧泄，故气上矣"。

（3）肝开窍于目：目为肝之窍，说明了肝脏与目的主要联系。结构上，肝的经脉联系到目；生理功能上，肝藏血，目赖肝血濡养才能发挥视觉功能，故《素问·五脏生成》曰："肝受血而能视。"《灵枢·脉度》曰："肝气通于目，肝和则目能辨五色矣。"病理情况下，肝病往往反映于目，如肝之阴血不足，不能濡养于目，则两目干涩、视物不清；肝经风热，则目赤痒痛；肝火上炎，则目赤肿痛；肝阳上亢，则头晕目眩；肝风内动，则两目斜视等症。

（4）肝在液为泪：肝开窍于目，泪自目出，具有濡润、保护眼睛的功能。《素问·宣明五气》曰："肝为泪。"肝血充足，肝气冲和，泪液分泌正常，则目有所养。若肝血不足，则可致泪液分泌减少，出现两目干涩等；若肝经风热或湿热，则可致泪液分泌增加，出现迎风流泪、眵多等。

### （二）肝与胆相表里

**1. 胆的功能** 胆与肝相连，附于肝之短叶之间。胆是中空的囊状器官，胆内贮藏胆汁。由于胆的解剖形态与其他腑类相似，且胆的主要功能是贮存和排泄胆汁，以通为用，胆汁有助于饮食物的消化，故胆为六腑之一。但胆藏精汁，与五脏"藏精气"功能相似，胆本身并不接受水谷或糟粕，与胃、肠等腑有别，所以，胆又属于奇恒之腑。胆的主要生理功能是贮藏、排泄胆汁及主决断、勇怯。

（1）贮藏、排泄胆汁：胆有贮藏和排泄胆汁以助饮食消化的功能。胆汁色黄绿，味苦，由肝之精气所化生，汇聚于胆中，故胆又称为"中精之府"，胆汁又称为"精汁"。胆汁可从胆泄于小肠，以助饮食物的消化，是脾胃运化功能得以正常进行的重要条件。胆汁充足，排泄畅达，则脾胃运化功能健旺。若胆汁排泄不畅或胆汁不足，则可影响脾胃的运化功能，临床上常出现食欲减退，厌油腻，腹胀，便溏，或胁下胀满疼痛等症；若胆汁上逆，则可出现口苦，呕吐黄绿苦水；胆汁外溢，则可出现黄疸。

（2）主决断：决断，即决定判断，主要表现为对自我意识和言行的完全和准确的控制力，故《素问·灵兰秘典论》曰："胆者，中正之官，决断出焉。"胆主决断，说明人的决断能力与胆的功能有关。胆气足，功能正常，则人之决断力强；胆气虚，则不能决断，言行准确失度，处事优柔寡断。胆之决断，亦关系到人之勇怯。决断果敢、准确，是为有胆识、胆量，故其人勇；反之，犹豫不决，办事迟疑，是为无胆识、胆量，故其人怯。由于胆主决断、勇怯与人之精神情志活动有关，所以临床上对于惊悸不寐、虚怯等病症，常从胆论治。

**2. 肝与胆的表里关系** 肝为脏，属阴，主里；胆为腑，属阳，主表。肝与胆通过经脉的相互络属，构成了表里相合的关系。胆汁来源于肝之余气，胆汁的正常排泄及发挥作用，依赖于肝的疏泄功能。肝的疏泄功能异常会影响胆汁的分泌与排泄；反之，胆汁的分泌与排泄异常，亦会影响肝的疏泄功能。临床上，肝病常影响胆，胆病亦常波及于肝，最终肝胆同病。此外，肝主谋虑，胆主决断，两者相辅相成。胆之决断以肝之谋虑为前提，使决而无误；肝之谋虑又有赖于胆之决断，使谋而有决。

## 四、肺

肺位于胸腔之中，居横膈膜之上，与气道相连，以喉为门户。肺分为两叶，在五脏六腑中所居位置最高，覆盖着其他脏腑，故有"华盖"之称。《医贯·内经十二官》载："喉下为肺，两叶白莹，谓之华盖，以复诸脏，虚如蜂巢，下无透窍，故吸之则满，呼之则虚。"

### （一）肺的功能

肺主气，司呼吸，主宣发肃降，通调水道，朝百脉，主治节。肺与大肠相表里，开窍于鼻，在液为涕，在志为悲，在体合皮，其华在毛，五行属金，与自然界之秋收、燥气、白色、辛味相应，从而构成一个动态的、整体联系的肺系统。

**1. 主要生理功能**

（1）肺主气司呼吸：所谓肺主气，是指人身之气均为肺所主持，如《素问·五脏生成》曰："诸气者，皆属于肺。"故后人称"肺为气之主"，肺主气包括主呼吸之气和主一身之气两个方面。

1）肺主呼吸之气：指肺主持机体的呼吸活动，为体内外之气交换的场所，《素问·阴阳应象大论》曰："天气通于肺。"肺通过呼吸功能吸入自然界的清气，呼出体内的浊气，实现体内外气体的交换。正是由于不断地呼浊吸清，吐故纳新，促进了人体气的生成，调节着气的升降出入运动，从而保证了人体新陈代谢的正常进行。肺司呼吸的功能正常，表现为气道通畅，呼吸调匀。若肺的病变影响呼吸功能，则会出现胸闷、咳嗽、喘促、呼吸不利等症状。肺司呼吸，除本身的功能活动外，还依赖于肾的作用。因肾主纳气，吸引肺气之肃降下达，才能由吸而呼，一入一出，完成气之升降出入运动。

2）肺主一身之气：指肺有主持、调节全身脏腑经络之气的作用。肺主一身之气体现在两个方面：一是气的生成方面，特别是宗气的生成与肺的关系最密切。肺通过呼吸运动，将自然界的清气吸入，清气和经脾胃消化吸收而来的水谷精气相结合，就生成宗气。宗气生成以后，上出喉咙能促进肺的呼吸运动；贯通心脉能促进气血运行，以温养各脏腑组织和维持它们的正常功能活动。肺通过生成宗气这一环节起到肺主一身之气的作用。所以，肺呼吸功能健全与否，不仅影响到宗气的生成，也影响着全身之气的生成。二是对全身气机的调节作用。肺气通过呼吸运动，在宣发和肃降这一升降出入的过程中，对其他脏腑之气的运动变化起着促进和调节作用。例如，肺气的肃降与肝气的升发相反相成，从而保持气机升降平衡的生理状态。

肺主呼吸之气和主一身之气是互相联系、不可分割的功能活动过程，其中呼吸功能又起决定性作用。只有肺主呼吸之气正常，才能完成肺主一身之气的功能。如果肺的呼吸功能异常，势必影响宗气的生成和气的运动，肺主一身之气的作用也就减弱。当人身其他脏腑之气不足或运行失常，也会反过来影响肺的呼吸功能。如脾气不足，不能将精气上输于肺，致宗气的化源不足，就会出现呼吸气少等症状。

（2）肺主宣发肃降：宣发，即宣布、发散之意，指肺气向上和向外的宣升与发散。通过宣发，肺可排出体内的浊气，将津液、卫气宣散输布至皮毛，将代谢后的津液化为汗液排出体外。肃降，即清肃、下降之意，指肺气向下向内的通降运动。通过肃降，肺可吸入自然界的清气，将津液向下向内布散，促进尿液的生成，使全身的血液会聚于肺。

肺的生理功能与肺气的运动密切相关，肺的生理功能如肺司呼吸，通调水道，朝百脉，宣散卫气等，都是通过肺的宣降运动来完成的。肺的宣发和肃降，是相反相成的。生理情况下，两者既相互制约，又相互配合、相互协调，在不断的运动中维持相对平衡，从而使肺的各种生理功能得以正常发挥，表现为呼吸调匀和顺，水液输布升降有序。病理情况下，两者也常常相互影响，导致宣发和肃降运动失去平衡，发生“肺气失宣”或“肺气不降”的病变，出现鼻塞、流涕、咳嗽、胸闷、气喘等病症。

（3）肺主通调水道：通，即流通；调，即调节。水道，是指水液在人体中运行和排泄的道路。肺主通调水道，指肺的宣发和肃降对体内水液的输布、运行和排泄起着疏通和调节的作用。人体内的水液，来源于水谷饮食，经由脾胃等脏腑消化吸收后，上输于肺，再由肺的气化布散到全身，可见在水液的转输运化过程中肺起着疏通调节的作用。故《素问·经脉别论》曰：“饮入于胃，游溢精气，上输于脾，脾气散精，上归于肺，通调水道，下输膀胱，水精四布，五经并行。”通过肺气的宣发，可使水液和卫气一起渗透布散到全身脏腑组织和体表，发挥“熏肤、充身、泽毛”的生理功能，古人形象地称之为“若雾露之溉”，并通过主司腠理的开合，将代谢后的津液化为汗液，经汗孔排出体外。同时，由于肺气的肃降，可使水液通过三焦不断向下布散，供脏腑利用，然后输送到肾和膀胱，再经肾和膀胱的气化功能，将水液中的剩余部分变成尿液排出体外。水液在人体中不断布散渗透、循环运行，成为人体生命活动的重要物质基础之一。这个过程是从肺始发，并且靠肺气的疏通调节来完成的，所以有“肺主行水”和“肺为水之上源”的说法。如果肺失宣降，就会影响到其通调水道的功能。失于宣散，则水液不能外达皮毛或腠理闭塞，可出现无汗，甚或皮肤水肿等症状；失于肃降，则水液不能下输膀胱，就会出现小便不利、水肿等症状。水肿病从肺论治就是在这个理论指导下进行的。

（4）肺朝百脉，主治节：朝，有上奉、会聚之意。肺朝百脉，指百脉朝会于肺，也就是全身的血液，都通过经脉上奉、会聚于肺，通过肺的呼吸运动，进行体内外气体交换后，再输布全身。如马莳《素问注证发微》曰："肺为五脏之华盖，所谓脏真高于肺，以行营卫阴阳，故受百脉之朝会。"心主血脉，全身血脉均属于心。心脏的搏动是血液得以运行的基本动力，但血的运行亦有赖于肺气的推动。肺参与生成的宗气能贯通心脉，推动和调节血液循环运行。如果肺气虚衰，不能助心行血，就会影响心主血脉的功能，导致血行障碍而表现为胸闷心悸、唇舌青紫等症状。

对于肺的生理功能，《黄帝内经》曾以"治节出焉"加以概括。治节，即治理调节。肺主治节，是指人体各脏腑组织之所以能按照一定的规律活动，有赖于肺协助心对全身的治理调节。因此，肺主治节是对肺司呼吸、朝百脉、主行水等生理功能的概括。

**2. 肺的联属功能**

（1）在体合皮，其华在毛：皮毛，包括皮肤、汗腺、毫毛等组织，为一身之表，是抵御外邪侵袭的屏障。肺与皮毛的相合关系主要体现在下述两个方面：一是肺主气属卫，具有宣发卫气，输津于皮毛等生理功能，从而滋润、温养皮毛；二是皮毛与肺配合，协调肺的呼吸作用。皮毛、汗孔的开合，具有宣散肺气和调节呼吸的作用。因为肺与皮毛在生理方面具有相互配合的密切关系，所以在病理方面，也常相互影响。例如，外邪伤人，常先从皮毛而入，首先影响到肺的生理功能，出现恶寒、发热、鼻塞、咳嗽等症状；若肺气虚弱，宣发功能失职，卫气、津液的布散功能障碍，则肌肤苍白、憔悴、皮毛枯槁；或卫气机能虚弱，则自汗出，易感外邪；若肺气不宣，毛窍闭塞，则可出现无汗而喘等症状。

（2）在志为悲：《素问・阴阳应象大论》曰："在脏为肺……在志为忧。"《素问・宣明五气》曰："精气……并于肺则悲。"说明忧和悲的情志变化与肺的功能活动密切相关，同属肺志，悲和忧虽略有不同，但其对人体生理活动的影响是大致相同的，两者均属于对非良性刺激的情绪反应。正常的悲忧是肺气在情志方面的生理反应，而莫名的悲伤忧愁，则是肺功能异常的表现。而过度的悲忧，也会反过来损伤其所属之脏，导致肺气的消耗。《素问・举痛论》曰"悲则气消"，临床表现为情绪消沉、少气懒言、肢体乏力等症状。

（3）开窍于鼻：鼻是肺之门户，为气体出入之通道，其生理功能包括通气和嗅觉，而鼻的功能主要依赖肺气的作用。肺气调和，则鼻窍通畅，呼吸通利，嗅觉灵敏。若肺或者鼻发生病变时，常相互影响。例如，邪气犯肺，肺气失宣，则鼻的功能失常，可见鼻塞，流涕，不闻香臭，或鼻衄等。另外，外邪伤人，多从口鼻而入，可直接影响到肺，特别是温热邪气，多首先侵犯肺脏，从而出现发热、口渴、咳嗽、痰黄、鼻翼煽动等症状；而鼻的症状亦多从治肺入手。

（4）在液为涕：涕，是鼻黏膜的分泌液，为肺津所化，有润泽鼻窍的作用，从而保证鼻窍能行使正常的嗅觉和通气功能。《素问・宣明五气》曰："五脏化液……肺为涕。"肺的功能状况亦常能从涕的变化中得以反映，如在正常情况下，鼻涕润泽鼻窍而不外流；若肺寒，则鼻流清涕；肺热，则流黄浊涕；肺燥则无以化液上濡，而表现为鼻窍干燥。

### （二）肺与大肠相表里

**1. 大肠的功能**　大肠位于腹腔之中，是一管道器官，其上口在阑门处与小肠相连接，其下端称为广肠，紧接肛门。大肠的主要生理功能是传导、燥化糟粕。

（1）传导糟粕：《素问・灵兰秘典论》曰："大肠者，传导之官，变化出焉。"大肠接受由小肠下送的食物残渣，继续进行传送，经过燥化后使之变化为粪便而由肛门排出体外。大肠主传导糟粕的功能，表现为人体每天排出适量的条状粪便且排便次数正常。如果大肠传导功能失常，可出现粪便的质、量和排便次数的异常变化，如腹痛腹泻，或里急后重，大便黏液脓血等病症。

（2）主燥化：指大肠吸收由小肠下移的饮食残渣中的部分剩余水分，使糟粕干燥成形的过程，是大肠传导功能的一部分。燥化过程对于大便的正常排泄有重要影响，如果大肠燥化太过，则大便燥硬难出；如果大肠燥化不及，则大便稀溏或泻下。由于大肠具有燥化功能，所以大肠是参与人体水液代谢的脏腑之一，故《灵枢·经脉》称“大肠主津”。

**2. 肺与大肠的表里关系** 肺为脏，属阴；大肠属腑，为阳，手太阴之经脉下络大肠，手阳明之经脉上络于肺，通过经脉的属络关系构成了脏腑表里关系。

肺与大肠的表里关系主要表现为以下两个方面：一是传导方面。传导糟粕是大肠的本体功能，但是肺气的清肃下降则是其正常传导的重要条件之一。只有肺气清肃下降，大肠才能保持传导通畅。此外，肺主行水，通调水道，也为大肠的传导功能提供了条件。如果肺失肃降或水道不利，就可能导致传导功能的失常，或传导太过而泄泻，或传导不利而大便秘结。二是呼吸方面。肺司呼吸，其气清肃下降。由于肺气与大肠相通，所以受大肠传导功能的制约，也就是说，大肠的传导功能通畅，是维持肺气肃降、呼吸调匀的重要条件之一。如果大肠传导不利，可导致肺失肃降而出现呼吸气急、喘促等病症。

## 五、肾

肾位于腰部，脊柱两侧，左右各一。《素问·脉要精微论》曰：“腰者，肾之府也。”明·赵献可《医贯·内经十二官论》曰：“肾有二，精所舍也。生于脊膂十四椎下，两旁各一寸五分，形如豇豆，相并而曲附于脊。”从其所述形状和部位而言，和现代解剖学所描述的肾脏大致一样。

### （一）肾的功能

肾的主要功能有三：一是藏精，主生长、发育和主殖；二主水；三主纳气。由于“先天之精”贮藏于肾中，为脏腑阴阳之本，生命之源，故有肾为“先天之本”的说法。肾与膀胱相表里，在体合骨，其华在发，开窍于耳及二阴，在唾为液，在志为恐。肾在五行中属水，外与自然界之冬藏寒气、黑色、咸味相应，从而构成一个动态的、整体联系的肾系统。

**1. 肾的主要生理功能**

（1）肾藏精，主生长、发育和主殖：精，是构成人体和维持人体生命活动的基本物质，也是人体生长发育及各种功能活动的物质基础。肾藏精是指肾具有贮藏、封藏精气的生理功能。《素问·六节脏象论》曰：“肾者主蛰，封藏之本，精之处也。”精又有先天之精和后天之精的不同，先天之精是指禀受于父母的生殖之精，它与生俱来，是产生生命、构成人体的原始物质；后天之精是指人出生以后，来源于饮食水谷的脏腑之精，是维持人体生长发育及生命活动的物质基础。先天之精和后天之精的来源及作用特点虽然有异，但两者相互依存、相互为用。即先天之精有赖于后天之精的不断培育和充养，后天之精又有赖于先天之精活力的资助，才能不断化生。先后天之精的相辅相成，是精能充分发挥其生理功能的基础。

先后天之精贮藏于肾中，就成为肾精。肾精又可化为肾气，通过三焦布散到全身。肾中精气在人体中的主要生理作用，是促进机体的生长、发育和生殖。人出生以后，随着肾中精气的逐渐充盛，身体不断地生长、发育，直至14～16岁，肾中精气充盈到一定程度时，就会产生一种称为“天癸”的物质。天癸具有促进和维持人体生殖功能的作用，能使人体的生殖器官逐渐发育成熟，从而进入青春期。这时，女子出现“月事以时下”，男子出现“精气溢泻”的生理现象，说明性器官已经成熟，具备了生殖功能。在青壮年期，由于肾中精气旺盛，能不断产生天癸，故能维持正常的生殖功能。人至中年以后，肾中精气逐渐衰少，天癸亦随之衰减，直至消失。由于没有天癸的维持作用，人体的生殖机能开始逐渐衰退，生殖器官日趋萎缩，最后生殖功能丧失而进入老年期。《素问·上古天真论》明确地指出了肾中精气的盛衰是机体生、长、壮、老、已的根本。机体的牙齿、骨骼、头发的生长状态是观察肾中精气盛衰的外候，是判断机体生长发育状况和衰老程度的客观标志。肾中精气不足，在小儿会出现生长发育迟缓，如“五迟”“五软”；青年人可见生殖器官发育不良，性成熟迟缓；中年人可见性机能减退，或出现早衰；老年人则出现衰老加快。临床上称这种病理变化为“肾精亏虚”。

肾内寓真阴真阳，肾阴肾阳是肾中精气所化生，是肾中精气在生命活动中两大生理效应的概括。其中对人体脏腑组织起着滋润、濡养作用的称肾阴，肾阴是人体阴液的根本，故又称元阴、真阴、真水、命门之水；对人体脏腑组织起着温煦、推动作用的称肾阳，肾阳是人体阳气的根本，故又称元阳、真阳、真火、命门之火。

由于肾中阴阳是全身阴阳的根本，故肾中阴阳的协调平衡，是机体正常活动的保障。一旦肾中阴阳失调，则可导致各脏腑阴阳的偏盛偏衰；反之，各脏腑阴阳失调的病证，日久必累及根本而致肾的阴阳失调，所以说“久病及肾”。因此，一般对于各种慢性虚损性病证的治疗，常予以补肾的方法。

由于肾的病变以虚证为主，故肾阴与肾阳的失调，临床上主要表现为阴虚与阳虚，若肾阴不足，阴虚则热，而会出现低热，潮热，五心烦热，心烦，口干咽燥，舌红，脉细数等内热的一般症状，同时还会出现腰酸、腿软、阳强易举和遗精等症状；如果肾阳不足，阳虚则寒，则会出现面白，畏寒肢冷，精神委靡，反应迟钝，舌淡，脉迟无力等里寒之象，同时还会出现腰酸腿软，阴部清冷，生殖功能减退等症状。

（2）肾主水液：水液，亦即津液，肾主水液，是指肾中精气的气化作用对人体津液代谢起着主持和调节的作用。故肾又有“水脏”之称，如《素问·逆调论》曰：“肾者水脏，主津液。”肾对水液代谢的主持和调节作用，可以从两方面来认识：一是肾中阴阳对整个津液代谢过程相关参与脏腑的调节作用。在津液代谢过程中，首先是胃、小肠、大肠在脾的协助下，吸收水谷中的精微而产生津液；然后，通过脾、肺、肾和三焦，将津液输布于全身，发挥滋润和濡养作用；最后，代谢后的水液，通过尿、汗、粪和呼出的水气而排出体外。对于津液代谢中的每一个环节，都是在肾阴和肾阳的调节下进行的。因为肾阴肾阳是全身脏腑阴阳的根本，肾阳的温煦与推动作用是参与水液代谢各脏腑的功能动力；肾阴则由于与肾阳的相互制约与互根，从而协调肾阳的作用。因此必须保持肾中阴阳平衡，津液代谢才能正常地进行，这是肾主水液的一个重要方面。

二是肾阳的气化功能直接关乎尿液的生成及控制膀胱的气化与开合。具体而言，即肾阳对水液的气化蒸腾作用。即当人体水液经利用后下达于肾脏时，肾阳会将水液中大部分有用的成分（浊中之清者）蒸腾气化，再重新代谢利用；代谢后所产生的废液（浊中之浊）向下注入膀胱，成为尿液排出体外。若肾阳不足，蒸腾气化无力，则尿液增多。若肾阳虚不能控制膀胱开合而致膀胱开多合少时，则出现小便量多而清澈的现象；若肾阳虚不能控制膀胱开合而致膀胱开少合多时，则尿量减少而致水肿。

可见，肾中阴阳不平衡，开合失调，将导致人体尿量失常。只有肾阴肾阳平衡，水液的排出才能正常适量。故《素问·水热穴论》曰：“肾者，胃之关也，关门不利，故聚水而从其类也，上下溢于皮肤，故为胕肿。胕肿者，聚水而生病也。”

（3）肾主纳气：纳，有受纳和摄纳的意思。纳气，即吸气。肾主纳气，是指肾具有摄纳肺气以助肺完成呼吸，保持呼吸深度的作用。呼吸主要是肺的功能，由肺所主，但肺又必须依赖肾的摄纳作用协助，才能保证气的有效吸入，促进体内外气体的交换，完成整个呼吸过程。清·林珮琴在《类证治裁·喘证》中言：“肺为气之主，肾为气之根。肺主出气，肾主纳气，阴阳相交，呼吸乃和。若出纳升降失常，斯喘作矣。”也就是说，肺的吸气，一定要依靠肾的摄纳，才能维持其深度。若肾中精气不足，摄纳无力，不能帮助肺维持吸气的深度，则会出现呼吸浅表，或呼多吸少，动则气短等病理表现，称为“肾不纳气”。

**2. 肾的联属功能**

（1）在体合骨，其华在发：人体骨骼依赖骨髓的营养，而骨髓则为肾精所化生，于是形成了肾藏精，精生髓，髓养骨的生理关系。《素问·阴阳应象大论》曰：“肾生骨髓。”因此，骨骼的生长、发育、修复，均赖肾精的充养。若肾精充足，则骨髓充盈，骨骼健壮充实，肢体活动轻劲有力，行动敏捷。反之，肾精不足，骨髓空虚，则会出现骨骼发育不良等病变，如小儿囟门迟闭，牙齿生长迟缓；老年人由于肾气渐衰，骨失滋养，故骨质脆弱，易于骨折。

发的生长，全赖精与血，肾藏精，故有“其华在发”一说。青壮年时，由于精血充盈，则发黑而光泽；老年人精血日衰，则毛发变白而脱落，一般说来属正常规律。若未老先衰，头发枯萎，早脱早白者，与肾中精气不足或血虚有关。

（2）在志为恐：恐，是一种恐惧、害怕的情志活动，与肾的关系密切。《素问·阴阳应象大论》曰：“在脏为肾……在志为恐。”恐的情志活动主要以肾中精气为物质基础。肾精充足，蛰藏有度，则人在接受外界相应刺激时，一般表现为恐而不过，有所节制；倘若肾的精气不足，蛰藏失司，则往往稍有刺激，即易出现畏惧、惶恐不安等。反过来，大恐、多恐则能伤肾，导致肾气下陷等病变，如《素问·举痛论》曰：“恐则气下。”临床上常表现为二便失禁，或骨酸，或遗精等病症。

（3）开窍于耳及二阴：耳的听觉功能灵敏与否，与肾中精气的盈亏有密切关系。肾精充沛，上濡耳窍，则听觉灵敏；反之，若肾精亏损，髓海失养，则听力减退、耳鸣耳聋、头晕目眩、站立不稳等症。《灵枢·海论》曰：“髓海不足则脑转耳鸣。”人到老年，肾中精气渐衰，髓海空虚，故听力每多减退。

肾开窍于前阴，对生殖和排尿均有作用。肾主生殖，肾精充盈到一定程度，则产生天癸，以促进性成熟，维持生殖功能。若肾精亏虚，青年人则前阴发育不良，生殖机能不全；中年人则性机能减退，阳痿，男子不育，女子不孕，或出现早衰。膀胱是贮藏及排泄尿液的器官，但膀胱贮尿和排尿的功能是通过肾的气化作用来实现的。肾的气化功能正常，膀胱就能适时开合；若肾气化功能失常，气化失司，膀胱开合失职，就会出现小便异常。如肾气不足，失于固摄，膀胱约束无权，可出现尿频、遗尿、尿失禁、尿后余沥等症状；若肾气虚衰，不能蒸化，膀胱气化不利，可出现小便不利，甚则癃闭。

肛门亦为肾之窍。《素问·金匮真言论》曰：“肾，开窍于二阴。”肾与后阴的关系，主要是肾中阴阳均可影响大便的形成和排泄。如肾阴的盛衰，影响着肠道的润燥。肾阴不足，可致肠液枯涸而便秘；肾阳虚弱，可出现五更泄泻、虚寒下痢等。且肛门的启闭，亦有赖于肾气对下元的固摄作用。

（4）在液为唾：唾即口津，为唾液中较为稠厚的部分。唾为肾精所化，由舌下金津、玉液二穴分泌而出，能滋润口腔，帮助消化。《素问·宣明五气》曰：“五脏化液……肾为唾。”由于唾出于肾，所以古代导引家多主张以舌抵上腭，让舌下唾液缓缓泌出，待口中津满，而后咽下，有补养肾精的作用。倘若肾精不足，则唾液分泌减少。反之，多唾、久唾，则可耗损肾中精气。

### （二）肾与膀胱相表里

**1. 膀胱的功能**　膀胱位于小腹中央，上与肾相连，是一内盛津液（尿液）的囊状器官，下通尿道。膀胱的主要功能是贮尿和排尿。尿液为津液所化，在肾的气化作用下生成，下输膀胱。尿液在膀胱内贮留至一定程度时，即排出体外。《素问·灵兰秘典论》曰：“膀胱者，州都之官，津液藏焉，气化则能出矣。”如膀胱气化不利，可见尿痛，淋涩，排尿不畅，甚则尿闭。如膀胱不约，则可见遗尿，甚则小便失禁。《素问·宣明五气》曰：“膀胱不利为癃，不约为遗溺。”

**2. 肾与膀胱的表里关系** 肾与膀胱通过经脉互为络属，构成了脏腑阴阳、表里相合的关系。肾与膀胱的表里关系，主要体现在水液的输布和排泄上。膀胱的气化依赖于肾的气化，即水液是在肾的气化作用下化成尿液下输膀胱的，膀胱的排尿功能也需肾气的推动。肾气充足，则推动、固摄有权，膀胱开合有度，从而维持水液的正常代谢。若肾气不足，气化失常，固摄无权，膀胱开合失度，即可出现小便不利或失禁，或遗尿、尿频等病症。反过来，膀胱感受湿热病邪，气化不利，也可引起肾的气化失常。

## 附 三焦（腑）

三焦是上焦、中焦、下焦的合称，是六腑之一。三焦的名称，始见于《内经》，但关于其形态和位置，历代医家均有争论，至今未能统一。因其在脏腑关系中没有表里相配，故又称“孤府”，又由于其没有具体的形质可见，故又有“有名无形”的说法。简综诸说，三焦内涵有二：一是指六腑之一，意为脏腑间、脏腑内或体腔内组织的间隙互相沟通所形成的通道，作用是运行元气和津液，为气升降出入的场所，也是津液的输布与排泄的通道。二是位置概念，即膈以上为上焦，膈至脐为中焦，脐以下为下焦。现对这两种内涵分别论述。

### （一）三焦的主要功能

**1. 通行元气，总司全身的气化** 《难经·六十六难》曰：“三焦者，原气之别使也。”元气，是人体最根本最重要的气。元气是肾中精气所化生。故根于肾，其运行途径是通过三焦而运行于全身，布散至五脏六腑，起推动与激发作用。三焦能“主持诸气”（《难经·三十八难》）是由于三焦包容着五脏六腑，全身之气即脏腑之气，全身气化亦即脏腑气化。因此，各种功能活动，包括气化活动，均发生在三焦。

**2. 疏通水道，运行水液** 《素问·灵兰秘典论》曰：“三焦者，决渎之官，水道出焉。”决，疏通之意；渎，指沟渠。决渎，即疏通水道。也就是说三焦有疏通水道，运行水液的功能。全身的水液代谢，是在肺的宣发肃降、脾的运化、肾的蒸腾气化及胃、小肠、大肠、膀胱等脏腑的协同下共同完成的，但必须以三焦为通道，才能升降出入有常。这也与三焦总司全身气化的功能相关，因气行则水行。如果三焦的水道不够通利，或三焦气化不利，则肺、脾、肾等脏腑输布调节水液的功能难以实现，所以又把三焦作为通道及协调各脏腑在水液代谢中的作用，称作“三焦气化”。

三焦的上述两个功能，是相互关联的。因为水液的运行，全赖脏腑之气的升降出入，而气的运行又须依附于津液。因此，气化的场所、气升降出入的道路，必然是津液的通路；津液运行的通路，也必然是气升降出入的通道。

### （二）三焦部位的划分及各自生理功能特点

从位置的角度，膈之上为上焦，包括心肺与头目；膈至脐之间为中焦，包括脾、胃、肝、胆；脐以下为下焦，包括肾、膀胱、小肠和大肠。这三个部位的生理功能各有特点。

**1. 上焦** 一般将膈以上的胸部，包括心、肺两脏，以及头面部，称作上焦。也有人将上肢归属于上焦。上焦的功能主要是主气的升发和宣散，即宣发卫气，布散水谷精微以营养全身。《灵枢·营卫生会》将此功能概括为“上焦如雾”。主要是指心、肺的输布气血的作用。上焦划分在治疗上的意义诚如《温病条辨》所言“治上焦如羽，非轻不举”。意即治上焦病的药物必须质地或气味轻清，方能升达上焦而起作用。

**2. 中焦** 一般认为中焦是指膈以下、脐以上的上腹部。其所属脏腑，从解剖部位来说，应包括脾胃和肝胆。中焦的功能实际上是脾胃整个运化功能的概括，即具有消化、吸收并输布水谷精微和化生血液的功能。《灵枢·营卫生会》将中焦的功能概括为“中焦如沤”。因中焦属脾胃所居，是升降的枢纽。故用药须考虑这一特点，因而《温病条辨》提出了“治中焦如衡，非平不安”的用药原则。须注意的是，温病学将外感热病后期出现的一系列肝的病证，列入“下焦”的范围，这主要是指肝的功能作用于下焦，而温病后期，又往往是同时累及肝肾，中医学历来有重功能的倾向，故现在临床辨证中，仍多从之。这并不是说肝位于肚脐之下。

**3. 下焦** 一般以脐以下的部位为下焦，包括小肠、大肠、肾、膀胱等脏腑。下焦的功能即是肾、膀胱和小肠、大肠的功能，即主要是排泄糟粕和尿液，《灵枢·营卫生会》曰“下焦如渎”，把下焦看作下水道，即对上述功能的概括性描述。因此用药必须质地或性味沉重，才能达于下焦，所以《温病条辨》提出了“治下焦如权，非重不沉”的用药原则。

# 第三节 奇恒之腑

奇恒之腑是脑、髓、骨、脉、胆、女子胞等的合称。由于形态多中空有腔而似腑，但功能主要是贮藏精气而类脏，又不与饮食物直接接触，除胆以外与五脏均无表里配合，似脏非脏，似腑非腑，故称奇恒之腑。本节仅论述脑和女子胞。

## 一、脑

脑居于头颅内，由髓汇集而成，故名“髓海”。《素问·五脏生成》曰：“诸髓者，皆属于脑。”由于髓由肾精化生，所以有“肾通脑”之说。

### （一）脑为元神之府

脑是精髓汇聚之处，元神所居之府。《素问·脉要精微论》曰：“头者，精明之府。”《本草纲目》曰：“脑为元神之府。”故脑是指挥、协调全身脏腑功能活动的一个极为重要的器官，生命要害之所在。

### （二）司感觉、思维与言语

人的视、听、嗅觉及思维、记忆、语言等功能虽然产生于不同的脏器与官窍，但均与脑相关。《灵枢·海论》曰：“髓海不足，则脑转耳鸣，胫酸眩冒，目无所见，懈怠安卧。”把视觉、听觉与精神状态的病理变化与脑联系起来。清·汪昂《本草备要》曰“人之记性，皆在脑中”，清·王清任《医林改错》曰“灵机记性在脑”，更具体地把视、听、嗅觉及思维、记忆等归于脑所主。

由于髓为肾精所化生，故肾的精气充足，则脑髓充盈，脑指挥、协调全身脏腑功能活动正常，耳聪目明，嗅觉灵敏，思维敏捷，记忆力强。肾精不足，则脑髓空虚，难以协调全身脏腑功能，则会出现头晕耳鸣，健忘失眠，腰腿酸软，足痿无力等病症。

中医藏象学由于自身发展的历史缘由，实际上把脑的生理病理统归于心（神明之心）而分属于五脏。如思维异常，常心脑并治；视觉问题，多从肝论治；嗅觉异常，常从肺论治等。

## 二、女子胞

女子胞是女性特有器官，位于小腹正中，居膀胱之后，直肠之前，下口连接阴道。不受孕时，形态似一倒置的梨。女子胞的功能是主持月经和孕育胎儿，故又称“胞宫”“子宫”。女子胞的功能活动，是一个复杂的生理过程，与天癸、冲任二脉和心肝脾等脏有密切关系。

### （一）天癸的作用

天癸是肾中精气充盈到一定程度时产生的促进性器官发育成熟及维持生殖功能的一种精微物质。因此，肾精和天癸是维持正常月经、排卵和孕育胎儿的基本条件。在天癸的作用下，女子生殖器官才能发育成熟，月经来潮，按时排卵，从而为孕育胎儿准备条件。反之，由于肾中精气的衰少，而“天癸”也随之衰减，甚至衰竭，“形坏而无子”。如《素问·上古天真论》曰：“二七而天癸至，任脉通，太冲脉盛，月事以时下，故有子……七七，任脉虚，太冲脉衰少，天癸竭，地道不通，故形坏而无子也。”可见天癸的至与竭，影响到月经是否来潮。

#### （二）冲、任二脉的作用

冲脉与肾经并行，能调节十二经脉的气血，有“血海”之称；任脉在小腹部与足三阴经相会，能调节全身的阴经，有“阴脉之海”之称，又能“主胞胎”。且两者均起于胞中，当十二经脉气血充盈并进入冲、任二脉后，经过冲、任二脉的调节，注入胞宫，为月经的发生提供物质基础。冲、任二脉的盛衰，又受天癸的调节。二七之前，肾精未充，天癸未至，子宫没有发育成熟，任脉未通，冲脉未盛，所以没有月经，也不具备生殖能力。到二七前后，天癸至，任脉通，太冲脉盛，才有正常月事，开始具备生殖能力。七七左右，肾中精气渐衰，天癸渐竭，导致冲、任二脉气血渐少，月经停止来潮而进入绝经期。病理上，如果冲、任二脉失调，就会出现月经不调、崩漏、经闭及不孕等病症。

#### （三）心、肝、脾的作用

月经的周期来潮及孕育胎儿，均离不开气血的充盈和血液的正常调节。心主血，肝藏血，主疏泄，脾为气血生化之源而统血，心、肝、脾三脏对全身血液的化生和运行有调节作用。因此，女子胞的功能活动，与心、肝、脾三脏的生理功能密切相关。当心主血脉功能失常，血液不足，或血脉不宁，常会引起月经周期紊乱。肝藏血、脾统血功能减退，则可引起月经量多、月经先期、经期延长、崩漏等病症。反之，若脾化生气血不足，肝血亏虚，则出现月经量少色淡、经期缩短，甚至经闭、不孕等。

## 第四节　脏腑之间的关系

中医学认为，人是一个有机的整体。人体以五脏为中心、六腑相配合，以气血精津液为物质基础，通过经络的沟通和联络，使脏与脏、脏与腑、腑与腑密切联系，外连五官九窍、四肢百骸，构成一个有机整体。人体正常的生命活动，一方面要靠各脏腑发挥正常的生理功能，另一方面要依靠脏腑间相辅相成的协同作用和相反相成的制约作用才能维持协调与平衡。所以，须从整体的角度来研究脏腑之间的相互关系。

### 一、脏与脏之间的关系

脏与脏之间的关系，主要从生理上的相互配合和病理上的相互影响方面理解。在各脏的关系当中，尤其重视心、肾、脾对他脏的影响，因为心是五脏六腑之大主，肾中阴阳是五脏阴阳的根本，脾胃是脏腑气血生化之源。现将各脏之间的关系，分述于下。

#### （一）心与肺

心肺同居上焦。心主行血，肺主气而司呼吸。所以心与肺的关系，主要是气和血相互依存、相互为用的关系。

心主血脉，推动血液运行；肺朝百脉，参与生成宗气。宗气能贯注心脉，助心行血；正常的血液循行，是维持肺呼吸功能的重要基础，故有“呼出心与肺”之说。聚积于胸中的“宗气”是连接心之搏动和肺之呼吸的中心环节。因为宗气具有贯心脉而行气血，走息道而司呼吸的功能，从而加强了心主血脉与肺主呼吸之间的生理联系。心与肺相互配合，保证气血的正常运行。

心与肺病变时的相互影响，常常表现为气血失和。如心气亏虚，行血无力，心脉瘀阻时，会导致肺气壅滞，宣降失常，出现胸闷气短、咳嗽喘促等；肺气不足，宗气生成减少，也可致血行不畅，出现胸闷气短、心悸胸痛等。

### （二）心与脾

心主血，脾统血，脾又为气血生化之源，因此，心与脾的关系主要表现在血液的生成和运行方面。生理上，脾主运化水谷精微，化生营气与津液；心阳则化赤生血，两者配合，则化生血液的功能旺盛。心主血脉推动血行，脾主统摄血液以循脉运行，两者协调，则血行脉中而不逸出于脉外。在病理上，心脾两脏亦常互为影响，如思虑过度，不仅暗耗心血，且可影响脾的运化功能，进而影响其生血摄血之功；若脾气虚弱，运化失职，则气血生化无源，可导致血虚而心无所主；或脾不统血而致血液妄行，也会造成心血不足。以上种种，均可形成“心脾两虚”之病理变化，而见心悸、失眠、多梦、健忘、腹胀、纳呆、体倦、面色无华等症。

### （三）心与肝

心主血，藏神；肝藏血，主调畅情志。心与肝的关系主要表现在血液的运行和情志活动方面。人体的血液化生于脾，贮藏于肝，通过心肺的推动以运行全身。心之行血功能正常，则血运调畅，肝才有所藏；肝有所藏，通过对血量的调节，心才有所主。病理上若肝不藏血，则心无所主，血脉空虚，血液的运行必致失常。由于心和肝在血行方面密切相关，故在临床上，心血虚和肝血虚常常同时出现。

人的精神、意识和思维活动，虽由心所主，但与肝的疏泄调畅功能亦密切相关。心血充足，心神得养，则肝有所藏，疏泄正常，气机调畅；肝气调达，心神才能内守，神志活动正常。两者功能协调，则精神饱满，情志舒畅。临床上心神不宁与肝失疏泄往往相互影响，可形成心肝火旺证，表现为心烦失眠、急躁易怒等。

### （四）心与肾

心在五行属火，位居于上而属阳；肾在五行属水，位居于下而属于阴。心与肾的关系主要表现为上下、阴阳、水火之间平衡协调、互制互用的关系。从阴阳交感、水火升降理论来说，位于下者，以上升为顺；位于上者，以下降为和。所以，心火必须下降于肾，肾水必须上济于心，这样心肾之间的生理功能才能协调，心与肾的这种联系称为“心肾相交”，或称“水火既济”。反之，若心火不能下降于肾而上亢，肾水不能上济于心而下泄，心肾之间的生理功能就会失去协调，此即“心肾不交”，或称“水火未济”，在临床上常出现心烦、多梦、失眠、心悸、腰膝酸软，或见男子梦遗、女子梦交等症。

### （五）肺与脾

肺主气，通调水道；脾运化水谷精气与水液。肺与脾的关系，主要表现于气的生成和津液的输布代谢两个方面。人体气的生成，主要依赖于肺的呼吸功能和脾的运化功能，肺所吸入的清气和脾胃所运化的水谷精气，是组成气的主要物质基础。因此，肺的呼吸功能和脾的运化功能是否健旺，与气的盛衰密切相关。在津液的输布代谢方面，肺宣发肃降、通调水道；脾则运化输布水液。肺的通调水道，使脾所运化的水液得以宣降，从而防止内湿的产生；而脾的转输津液，散精于肺，则是肺宣降的前提。因此，两者在津液的输布代谢中存在着相互为用的关系。

肺脾二脏在病理上常相互影响。例如，脾气虚损时，常可导致肺气的不足，称为“土不生金”；脾失健运，水液停滞，聚而生痰成饮，多影响肺的宣发和肃降，出现咳喘、痰多等临床表现，所以说“脾为生痰之源，肺为贮痰之器”。肺失宣肃亦可波及脾而致湿浊内生，或致脾的运化功能失常，从而出现纳食不化、腹胀、便溏，甚则水肿等病理表现。

### （六）肺与肝

肺主肃降，肝主升发，肺与肝的关系，主要表现于气机的升降方面。肺主降而肝主升，两者相互协调，对于全身气机起着调畅作用。若肝升太过，或肺降不及，则多致气火上逆，可出现咳逆上气、胸胁灼痛，甚则咯血等病理表现，称之为“肝火犯肺”。反之，肺失清肃，亦可影响及肝，致肝失条达，疏泄不利。

### （七）肺与肾

肺主气，通调水道；肾主水，主纳气。肺与肾的关系，主要表现在水液的代谢和呼吸运动两个方面。肺为水之上源，肺的宣发肃降和通调水道有赖于肾阳的推动作用。反之，肾主水功能亦有赖于肺的肃降协助。因此，肺失宣肃，通调水道失职，常累及于肾，而出现尿少、水肿等症。肾阳不足，关门不利，则水泛为肿，甚则上犯于肺，出现咳逆倚息、不得平卧等症。

肺主呼气，肾主纳气，肺的呼吸深度需要肾的摄纳作用来维持。肾气充盛，则吸入之气经肺之肃降而下纳于肾，故有“肺为气之主，肾为气之根”之说。若肾的精气不足，摄纳无权，则气浮于上；或肺气久虚，久病及肾，均可导致肾不纳气，出现呼吸表浅、动则气喘等症。

此外，肺肾之间的阴液相互资生，因肺肃降水液于肾，肾阴则是全身阴液之根本，所以肺阴虚可损及肾阴。反之，肾阴虚亦不能上滋肺阴。故肺肾阴虚常同时并见，出现两颧嫩红、潮热盗汗、干咳声嘶、舌红、脉细数等症。

### （八）肝与脾

肝藏血、主疏泄；脾统血、主运化。肝与脾的关系，主要表现在水谷运化和血的贮藏、运行两个方面。脾的运化，有赖于肝的疏泄，肝升则脾升，肝的疏泄功能正常，则脾的运化功能健旺。若肝失疏泄，无以助脾之升清则脾失健运，此为“木不疏土”或称“肝脾不调”，临床可见精神抑郁、胸胁胀满、腹胀腹痛、泄泻便溏等症。

脾气健旺，生血有源，同时统血有权，血不逸出脉外，则肝有所藏。若脾虚气血生化无源，或脾不统血，失血过多，均可导致肝血不足。同时，肝藏血，脾统血，共同防止出血。若统藏失司，则可导致出血。

此外，如脾胃湿热郁蒸肝胆，可致肝失疏泄，胆汁外溢而形成黄疸。可见，在病理上肝病可以传脾，脾病也可以及肝，两脏的病变常互为影响。

### （九）肝与肾

肝藏血，肾藏精。肝肾之间的关系，首先体现在精和血之间相互滋生和相互转化方面。血的化生，有赖于肾中精气的气化；肾中精气的充盛，亦有赖于血液的滋养。精能生血，血能化精，所以有“肝肾同源”和“精血同源”之说。在病理上，精与血的病变亦常相互影响。如肾精亏损，可导致肝血不足；反之，肝血不足，也可引起肾精亏损。

肝主疏泄与肾主封藏之间亦存在着相互制约、相反相成的关系，主要表现在女子月经来潮、排卵和男子排精方面。若疏泄太过，封藏不及，则可出现女子月经先期、经量过多，男子遗精滑泄等症；若疏泄不及则见经少、闭经、女子不排卵、男子不排精等症。

由于肝肾同源，所以肝肾阴阳，息息相关，相互制约，协调平衡，病理上也常相互影响。如肾阴不足可引起肝阴不足，阴不制阳而导致肝阳上亢，称之为“水不涵木”；如肝阴不足，亦损及肾阴，而致相火偏亢。肝火太盛也可下劫肾阴，形成肾阴不足之证。

### （十）脾与肾

脾为后天之本，肾为先天之本。脾与肾的关系，主要表现在后天与先天相互资助、相互促进方面。脾气健运，化生精微，须借助于肾阳的温煦与推动，故有“脾阳根于肾阳”之说。肾中精气亦有赖于水谷精微的培育和补养，才能不断充盈和成熟。

脾运化水液，肾主水，在水液代谢方面也相互配合。病理上，脾与肾亦常相互影响，互为因果。如肾阳不足，不能温煦脾阳，可导致脾阳虚亏；或脾阳久虚，进而损及肾阳，渐成脾肾阳虚之病证，临床可见腹部冷痛、下利清谷，或五更泄泻、下肢水肿等症。

## 二、六腑之间的关系

六腑，即胃、胆、大肠、小肠、膀胱、三焦的总称，形态多为中空，其总体功能是“传化物”，六腑之间的相互关系，主要表现在饮食物的消化、吸收和排泄过程中的相互联系和密切配合。

饮食入胃，经胃的受纳和初步消化，下传于小肠，小肠受盛化物，进一步消化，泌别清浊，其清者为精微物质，经脾的转输，营养全身。其浊者包括废液和糟粕，废液渗入膀胱成为尿液，经气化作用后排出体外；糟粕下送大肠，经传导与燥化后成为粪便，排出体外。

在饮食物的消化、吸收和排泄过程中，还有赖于胆汁助饮食消化的作用。三焦是津液运行的道路，津液经三焦而分布全身。六腑是相互连接的，六腑传化水谷，要不断地受纳、消化、向下传导和排泄，虚实更替，每一个腑都须保持“泄而不藏”的特性，故六腑宜通而不宜滞。后世医家有“六腑以通为用”“六腑以降为顺”和“腑以通为补”的说法。

六腑之间在病理上，亦可相互影响。如胃有实热，消灼津液，则可导致大肠传导不利，出现大便秘结不通；大肠燥结，便闭不行，亦可影响胃的和降而使胃气上逆，出现恶心、呕吐等症。又如肝胆之火炽盛，常可犯胃，导致胃失和降而见呕吐苦水。脾胃湿热，熏蒸肝胆，可使胆汁外泄肌肤而发生黄疸病症。

# 第三章 气血津液

气、血、津液是构成人体和维持人体生命活动的基本物质。其中，气是人体内活力很强、运动不息的微细物质；血是运行于脉中的红色液态物质；津液是人体一切正常水液的总称。

气血津液学说是研究人体基本物质的生成、输布及其生理功能的学说。它从整体角度来探究构成人体和维持人体脏腑、经络、官窍、四肢等活动的物质基础。气血津液学说是脏腑学说的基础之一。

## 第一节 气

早在春秋战国时期，古人认为气是构成世界的最基本物质；宇宙间一切事物，都是由气的运动变化而产生的。中医学继承和发展了中国哲学的气一元论，并使之系统化，建立了中医学的气学说。中医学从气是构成宇宙的本原、化生万物这一基本观点演绎到人体，认为气是构成人体和维持人体生命活动的最基本物质。从人的生理、病理，到疾病的诊疗、康复，均可用气予以说明。因此，气的概念在中医学理论体系中占有重要地位。

生命的基本物质，除气之外，尚有精、血、津液等，但基于气化学说，精、血、津液等均是由气所化生的。因此，气是构成人体和维持人体生命活动的最基本物质。

### 一、气的基本概念

#### （一）气是构成人体的最基本物质

气是一种至精至微、构成自然界万物的原始物质。基于“通天下一气耳”，人生活在天地之间，和自然万物一样，都是由气构成的。同时，由于阴阳二气的运动变化，自然界有四季轮转，寒暑变迁，昼夜更替，而人生于斯长于斯，受着自然界变化的影响。所以说：“人以天地之气生，四时之法成”“天地合气，命之曰人”。

#### （二）气是维持人体生命活动的最基本物质

人是自然界的产物，必须摄取自然界的一定物质才能生存，即人类必须同自然界进行物质交换，才能维持生命活动。而自然界的一切物质均是由气组成，因此，气是维持人体生命活动的最基本物质。

当气以自然界的清气、水、食物等不同形式，经口鼻进入人体后，经过形气互化的气化过程，从而转化为机体各部分的生命物质，即气、血、津液、精等供人体利用。另一方面，在气化作用下，机体不断产生代谢废物，通过汗、尿、便等形式排出体外。

作为高级机能活动的神，即人的感觉、思维和情志等，也是气活动的产物。《素问·阴阳应象大论》说：“人有五脏化五气，以生喜、怒、悲、忧、恐。”可见脏腑功能正常及充盛的精气是人的感觉、思维和情志活动的物质基础。

此外，作为最微细的精微物质，气具有很强的活力，故能激发和推动脏腑经络的功能、血与津液的运行，生命才表现出生机勃勃。

因为构成人体所有的有形部分如脏腑、形体、官窍等，进而如气、血、津液等物质基础均是气；而人体生命活动也有赖于气的维持与充养，所以说气是构成人体和维持人体生命活动并具有很强活力的精微物质。

## 二、气的生成

### （一）气的主要来源

构成人体和维持人体生命活动的气，其主要来源有三：

**1. 先天精气** 即源于父母的生殖之精，是构成胚胎的原始物质。因其禀受于父母，故称之为先天之精气。“生之来，谓之精”（《灵枢·本神》）。先天之精藏于肾中，为气的最原始部分，是人体气的重要组成部分。

**2. 自然界清气** 自然界的清气通过肺吸入人体，人体不断地吸清呼浊、吐故纳新，使体内之气得以交换，从而参与人体气的生成。

**3. 水谷精气** 又称水谷精微，源于饮食物中的营养物质，人摄取饮食物后，经过胃之腐熟，脾之运化，饮食物中的营养成分化生为水谷精气，经脾之运输，肺之宣发肃降而输布于全身，充养脏腑，化生气血，成为人体之气生成的主要物质基础。

自然界的清气和水谷精气均可称为后天之精气，因为这类精气是人出生以后，从后天获得的。

### （二）气的生成与脏腑的关系

人体之气，从其本源看，是由先天之精气、水谷之精气和自然界的清气三者经肺、脾、肾作用而形成。其中肾有贮藏精气的作用；脾主运化，胃主受纳，两者纳运协调，将饮食水谷化生为水谷精气，再进一步化为气、血、津液，所以说脾胃为“气血生化之源”；肺为体内外之气交换的场所，通过肺的呼吸吸入自然界的清气，参与人体气的生成。

## 三、气的运动

### （一）气机的概念

气的运动称为气机。人体的气，是不断运动着的具有很强活力的精微物质。只有气处于不断地运动之中，它才能流行于全身，推动和激发脏腑、经络等组织器官的生理活动及血与津液的运行。气的运行顺畅，则称为气机调畅。

### （二）气的运动及运动形式

气运动的基本形式是升、降、出、入。可以说，没有升降出入就没有生命活动。而气运动的升降出入过程是通过脏腑的功能活动来体现的，即人体的脏腑、经络都是气升降出入的场所。如肺主呼吸，体现呼气是出，吸气是入；脾胃的消化功能，以脾主升清，胃主降浊来概括整个机体对饮食物的消化、吸收、输布和排泄全过程，脾胃居中，为气机升降的枢纽；肝主疏泄而升发，相对肝而言，则肺主肃降，两者共同调节气机的升降；心火宜降，而肾水宜升，两者配合，方为水火既济。可见，人体的生命活动，无一不是脏腑升降出入的体现。

在生理常态下，人体的脏腑之气升降出入运动在总体上是维持动态平衡状态的，此即“气机调畅”。

当气的运动失去了平衡协调，人的生命活动就会出现异常而表现为病理状态，即“气机失调”。由于气的运动形式是多种多样的，所以“气机失调”表现形式也很复杂。如“气滞”，即气的运行在某些局部发生阻滞不通；“气逆”，即气的上升太过或下降不及；“气陷”，即气的上升不及或下降太过；“气脱”，即气不能内守而外出太过；“气闭”，即气的外出受阻而闭阻于内。

## 四、气的生理功能

气，是构成人体和维持人体生命活动的最基本物质，其生理功能主要有以下几个方面。

### （一）推动作用

推动作用指气具有激发和推动作用。具体而言，一是指激发和促进人体的生长发育及各脏腑经络等组织器官的生理功能；二是指推动血液的生成、运行，以及津液的生成、输布和排泄等。当气的激发和推动作用减弱，则出现人体的生长、发育迟缓或早衰；脏腑、经络等组织器官的功能活动减退；血液和津液的生成不足、运行迟缓、输布和排泄障碍等。

### （二）温煦作用

温煦作用指气具有气化生热、温煦人体的作用，是人体热量的来源。即《难经·二十二难》所说的“气主煦之”。人体的体温，需要气的温煦作用来维持相对恒定；各脏腑、经络等组织器官的正常生理活动，血和津液等液态物质的正常循行，都有赖于气的温煦作用。若阳气不足，则温煦作用减退，出现恶寒、畏寒，各脏腑功能失调，寒凝血脉，痰饮水湿内停等。

### （三）固摄作用

固摄，即固护、统摄之意，指气对体内的液态物质具有固护、统摄、约束、防止其无故丢失的作用。具体表现在固摄血液、汗、尿、涕、唾及胃液、肠液、精液等，防止其无故流失。气的固摄作用正常，则体内的液态物质就不会无故丢失。气的固摄功能减弱，可导致体内液态物质的大量丢失，如各种出血、自汗、多尿、遗尿、流涎、泄泻、遗精、滑精等。此外，气虚而冲任不固，可出现小产、滑胎等。

### （四）防御作用

防御作用指气有卫护肌表，防御外邪入侵，或邪侵后祛邪外出的作用。其作用主要体现在两个方面，一是可抵御外邪的入侵，二是邪气入侵人体后可积极抗邪、甚至还可祛邪外出。因此，气足则防御功能正常，邪气不易侵入；或虽有邪气入侵，也不易发病，或病易速愈。气虚则防御功能减退，机体的御邪能力下降，机体则易感邪而发病，或病后难于治愈。故《素问·评热病论》说：“邪之所凑，其气必虚。”

### （五）气化作用

气化作用指在气的运动作用下而产生的各种变化。随着气的运动变化，气以不同的形式组合成精、血、津液等物质；由于气的运动变化，促进气、血、津液、精之间的相互转化，以及物质与功能（有形与无形）之间的相互转化。所以气化的实质是气的运动激发和推动人体脏腑组织的生理活动，引起精、气、血、津液等精微物质生成、转化并相互为用的过程，即新陈代谢活动及物质与能量转化的过程。如果气化作用失常，则影响整个物质代谢及能量代谢过程。如影响饮食物的消化吸收，进而影响精、气、血、津液的生成、输布，影响汗液、尿液的形成与排泄等，或由于物质代谢失常而致人体功能（能量代谢）的异常。

综上所述，气的五个功能虽各有不同，但在生命活动过程中密切配合，相互为用，共同维持着人体正常的生命活动。

## 五、气的分类

人体内的气是在肺、脾胃、肾的共同作用下，由先天精气、自然界清气、水谷精气相融而成。由于气的功能广泛，分布在不同部位，组成成分不同，常有不同功用，据此可分为元气、宗气、营气与卫气。

### （一）元气

**1. 含义** 元，有本原之意，故元气又名“原气”“真气”，是人体最根本、最重要的气，是人体生命活动的原动力。

**2. 生成** 元气由肾中精气化生，又赖于后天水谷之气的培育。由于“肾为先天之本”，故又名原气。所以元气的盛衰，除与先天禀赋有关外，也与脾胃功能强弱有关，脾气旺则水谷之气足，而后能滋养元气。

**3. 分布** 元气根于肾，通过三焦循行全身，内而脏腑经络，外而肌腠官窍，无处不到，从而发挥其生理效应。《难经・六十六难》说：“三焦者，原气之别使也。”

**4. 功能** 其功能有二：一是推动人体生长发育和生殖；二是激发和推动各个脏腑、经络及组织器官生理活动。两者相互关联，故为人体生命活动的原动力。

元气充沛，则脏腑、经络及组织器官生理功能正常，人体生长发育和生殖功能正常，人体健而少病。若先天禀赋不足，或后天失养，或久病损耗，以致元气不足时，在小儿可见生长发育迟缓，在成人可见各脏腑气虚或生殖功能减退。

### （二）宗气

**1. 含义** 宗气是聚于胸中之气，由肺吸入的清气与脾胃化生的水谷精气在胸中结合而成。宗气在胸中积聚之处，称为“上气海”，又名膻中。

**2. 生成** 宗气主要由水谷精微和自然界的清气所组成。因此，肺的呼吸功能和脾胃的运化功能直接影响着宗气的盛衰。

**3. 分布** 宗气积聚于胸中，贯注于心肺。其向上出于肺，循喉咙而走息道；向下注于丹田（下气海），并注入足阳明之气街（相当于腹股沟部位）而下行于足。

**4. 功能** 其功能有二：一是走息道而司呼吸，故凡言语、声音、呼吸的强弱，均与宗气的盛衰有关；二是贯心脉而行气血，所以气血的运行及心脏搏动的强弱与宗气盛衰有关。

宗气旺盛，则呼吸调匀，脉搏从容和缓，节律整齐；宗气不足，则呼吸浅表，或脉来无力，甚或脉微欲绝。

### （三）营气

**1. 含义** 营气，是行于脉中、具有营养作用之气。因其富于营养，故称为营气或荣气。由于营气行于脉中，化生为血，故常称“营血”。营气与卫气相对而言，营在脉中，卫在脉外，在外者属于阳，在内者属于阴，故又称“营阴”。

**2. 生成** 营气由水谷精气中的精专柔和、富有营养部分所化生。所以《素问・痹论》说：“荣者，水谷之精气也。”

**3. 分布** 营气运行于脉中，循脉上下，内入五脏六腑，外达肢节，营周不休。

**4. 功能** 营气的主要生理功能包括化生血液和营养全身两个方面：营气注入脉中，成为血液的组成成分之一；富有营养的营气，通过化生血液，循脉而流注全身，为脏腑、经络等生理活动提供营养物质。故《灵枢·邪客》曰：“营气者，泌其津液，注之于脉，化以为血，以荣四末，内注五脏六腑。”

营气充沛则机体得养；营气不足则化生血液不足，即为血虚，可见面色不华、头晕目眩、舌淡、脉细等症。

#### （四）卫气

**1. 含义** 卫气是行于脉外之气。卫，有“卫护”“保卫”之义，卫气与行于脉内的营气相对而言，属于阳，故又称“卫阳”。

**2. 生成** 卫气由水谷精微中慓疾滑利部分所化生。因其性慓疾滑利，活动力强，流动迅速，故《素问·痹论》称“卫者，水谷之悍气也”。

**3. 分布** 卫气运行于脉外，因其具有很强活力，故不受脉道约束，运行于皮肤、分肉之间，熏于肓膜，散于胸腹。

**4. 功能** 卫气的主要功能有三：即《灵枢·本藏》所说“卫气者，所以温分肉，充皮肤，肥腠理，司开合者也”，一是护卫肌表，防御外邪；二是温养脏腑、肌腠、皮毛；三是调节腠理，控制汗孔开合。

卫气充沛则能抵抗外邪，使之不能侵入机体，或邪侵后祛邪外出；温养机体；司汗孔之开合，调节汗液的排泄，进而调节体温。若卫气功能失常，卫气虚则腠理开合失司，汗液排泄失常，或为无汗而发热，或为自汗、多汗而恶风。

除以上诸气外，中医学中“气”在不同环境或语境下具有多种含义。如六淫邪气、机体正气、中药的四气等，这些“气”与本章所论述的气是有区别的。

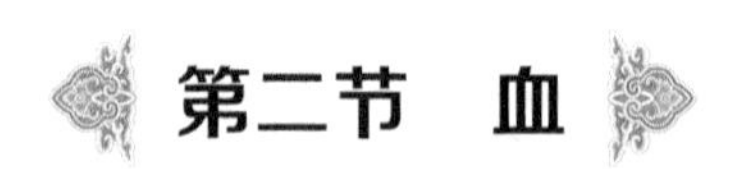

## 第二节 血

### 一、血的基本概念

血是运行于脉中而富有营养和滋润作用的红色液体，也是构成人体和维持人体生命活动的基本物质。

### 二、血的生成

血主要由营气和津液组成。营气和津液，都源于脾胃腐熟运化而生成的水谷精微，所以脾胃为“气血生化之源”。此外，由于精血可互生，因此，肾中精气也是血的化源之一。当脾肾功能正常时，血液化生有源；当营养不良或脾胃运化功能失常，或肾中精气不足时，均可导致血液生成不足而形成血虚的病理变化。

### 三、血的循行

脉是血液循行的通道，一个相对密闭的管道系统，故称“脉为血之府”。营气与津液相合而成血，在脉道中运行不息，输布于全身，环周不休，以营养人体脏腑组织、形体官窍、四肢百骸。

血液正常循行必须具备以下条件：一是血液充盈；二是脉道完整而通利；三是与血行相关的心、脾、肝、肺等脏的功能正常。其中心主血脉，心气为血行的动力；肺主一身之气而司呼吸，调节着全身的气机，气行则血行，且肺朝百脉，从而辅助心脏，推动和调节血液的运行；脾统血，又为气血生化之源；肝具有贮藏血液，调节血量，防止出血功能，同时，肝能调畅气机，气行则血行，从而对血液循行起着推动作用。

在人体血液的正常运行中有两种相辅相成的力量：推动力和固摄力。气的推动是血液运行的动力，具体体现在心主血脉，肺主气而朝百脉，从而助心行血，肝的疏泄等方面。而气的固摄则是保障血液不致外溢的因素，具体体现在脾统血与肝藏血方面。这两种因素的协调平衡维持着血液的正常循行。若推动不及，则可出现血行迟缓而瘀滞；若固摄不足，则可出现血液外溢，导致出血。

### 四、血的生理功能

#### （一）营养和滋润

在心、肺、脾、肝的共同作用下，血沿着脉道运行全身，为全身各脏腑组织器官的功能活动提供营养，又因血中含有津液，故同时也起滋润作用。《难经·二十二难》曰“血主濡之”。《素问·五脏生成》亦云：“肝受血而能视，足受血而能步，掌受血而能握，指受血而能摄。”

血的盛衰可以从面色、肌肉、皮肤、肢体动作、毛发、脉搏等方面反映出来。血液充盈，营养及滋润功能正常，则表现为面色红润，肌肉丰满壮实，肌肤毛发光滑，脉搏和缓有力等；当血虚而营养及滋润作用减弱时，机体除脏腑功能低下外，还可见到面色不华或萎黄，心悸，肌肤干燥，肢体或肢端麻木、运动不灵活，脉细等病理表现。

#### （二）神志活动的主要物质基础

神志活动为心所主，而心又主血脉，血具有濡养心神的作用，故为神志活动的物质基础。所以《灵枢·营卫生会》说“血者，神气也”，指出了血以养神这一基本功能。当血液充足，心神得养，神志活动才能正常，表现为精力充沛，神志清晰，感觉灵敏；如果血液不足可出现不同程度的神志方面异常，如惊悸、失眠、多梦、健忘等表现。

## 第三节　津　液

### 一、津液的基本概念

津液是机体一切正常水液的总称，包括各脏腑组织的内在体液及其正常的分泌液，如胃液、肠液、涕、泪、唾等。津液遍布全身，在脉内的津液，成为血液的组成成分，即化生血液的物质基础之一；在脉外的津液，广泛存在于脏腑、形体、官窍等器官及组织间隙，起着滋润濡养作用。所以，津液亦是构成人体和维持人体生命活动的基本物质。

津与液虽同属水液，但在性状、功能及其分布部位等方面有一定的区别（表 3-1）。

**表 3-1　津液的区别要点**

| | 性状 | 分布 | 功用 |
|---|---|---|---|
| 津 | 性较清稀，流动性较大 | 皮肤、肌肉、孔窍、血脉 | 滋润 |
| 液 | 性较稠厚，流动性较小 | 骨节、脏腑、脑、髓 | 濡养 |

两者性状分布虽有别，但津和液本属一体，同源于饮食水谷，均赖脾胃的运化而生成。两者在运行、代谢过程中又可相互为用、相互补充、相互转化。故生理上津液常并称，一般不予严格区别。但在病理上却有“伤津”和“脱液”之别，一般“伤津”较轻，而“脱液”较重。

## 二、津液的代谢

津液的代谢即津液的生成、输布和排泄的过程，是多脏腑功能相互配合、协调统一的结果。《素问·经脉别论》中“饮入于胃，游溢精气，上输于脾，脾气散精，上归于肺，通调水道，下输膀胱，水精四布，五经并行”，正是对津液代谢过程的简要概括。

### （一）津液的生成

津液来源于饮食水谷，其生成的具体过程是水谷入胃，胃主受纳腐熟，游溢部分津液至脾；部分精微降于小肠，小肠泌别清浊，吸收饮食物中大部分的营养物质和水分，即“小肠主液”；小肠下送至大肠的食物残渣中仍含水分，大肠吸收小肠下注的饮食物中剩余部分水液，即“大肠主津”；这样，胃、小肠、大肠所吸收的津液，一起上输于脾，脾主运化，赖脾气之升清，将胃肠吸收的谷气与津液上输于肺，而后输布全身。即通过“脾气散精”作用而布散全身。

因此，津液的生成主要依赖于两个方面：一是充足的水谷摄入，二是脾、胃、小肠、大肠功能的正常。

### （二）津液的输布

津液的输布主要依靠脾、肺、肾、肝和三焦等脏腑生理功能的综合作用而完成的。

**1. 脾主运化** 即通过其转输作用，一方面，直接将部分津液运输至全身，也就是脾“灌溉四旁”，即《素问·厥论》所说的“脾主为胃行其津液”的作用；另一方面，部分津液上输于肺，随肺的宣发和肃降而向上向外、向下向内布散。

**2. 肺通调水道** 通调水道，即肺主行水，为水之上源。肺接受从脾转输来的津液之后，一方面通过宣发作用将津液向上向外输布至人体上部和体表；另一方面通过肃降作用，将津液向下向内输布至脏腑及人体下部，经代谢后再下达肾与膀胱。

**3. 肾主水** 肾对津液输布起着主宰作用。主要表现在两个方面：一是由肺下输经脏腑利用后的水液，在肾阳的气化作用下，清者蒸腾上升，复归于脾、肺，再重新布散于全身，剩余之浊者化为尿液，注入膀胱。二是肾中阳气是脾运化水液、肺通调水道等作用的动力。

**4. 肝主疏泄** 使气机调畅，气行则水行，从而推动津液的输布环流。

**5. 三焦气化** 三焦为“决渎之官”，有疏通水道、运行水液的功能。

### （三）津液的排泄

体内多余的水分和津液代谢后产物的排泄，主要依赖于肺、脾、肾及大肠等脏腑的综合作用。

其具体排泄过程为肺气宣发，将津液输布体表皮毛，在阳气蒸腾作用下形成汗液，由汗孔排出体外；同时，肺主呼吸，肺在呼气时也带走部分水分。大肠传化糟粕，在排出粪便时也带走一些水分。尿液为津液代谢的最终产物，肾司开合，肾之气化作用使津液之浊者化为尿液，下注膀胱，由膀胱气化而排出体外。

简而言之，津液的排泄是在肺、肾、大肠、膀胱等脏腑的共同作用下，以呼出水气、汗、尿、粪四种形式排出体外。

综上所述，津液代谢的生理过程，需要多个脏腑的综合调节，其中尤以肺、脾、肾三脏为要。

## 三、津液的生理功能

### （一）滋润濡养

津液广泛地渗灌于人体的五脏六腑、形体官窍、四肢百骸及器官组织间隙之间，本身是液态物质，富含营养，所以既起滋润作用，又起濡养作用。

### （二）化生血液

《灵枢·痈疽》曰："中焦出气如露，上注溪谷，而渗孙脉，津液和调，变化而赤为血。"津液渗入血脉之中成为血液的基本成分之一，并起着滋润与滑利血脉的作用。

### （三）调节阴阳

津液性质属阴，存于体内，有协调机体寒热、平衡体温从而调节阴阳的作用。具体而言，阴液可制约阳热之过亢，使阴阳趋于平衡。当病理时津液不足则易阴虚或阳亢；相反，当体内水分贮留过多，则容易损伤人体的阳气。

### （四）运载作用

津液作为载体，不仅能运载气，使气之运行不至无所依附而流散，同时也能运载各种人体代谢后形态微小的产物，在肺、肾等脏腑的作用下，借助汗、尿等津液排泄的途径，及时地将之排出体外，以保证人体内环境的相对洁净，从而维持人体的生命活动。当汗、吐、下而丢失大量津液时，气也会随之脱失，故有"吐下之余，定无完气"之说。

# 第四节　气血津液的关系

气、血、津液虽然性状与功能不同，但同是构成人体和维持人体生命活动的基本物质，三者之间可相互协调，相互转化，相互制约和相互为用，在病理上则可相互影响。

## 一、气与血的关系

气属阳，主动，主温煦；血属阴，主静，主濡润。气与血的关系可概括为"气为血之帅"，"血为气之母"。气为血帅包含三方面的意义：气能生血，气能行血，气能摄血；血为气母则指血对气的滋养与运载作用。

### （一）气能生血

气能生血指气参与并促进血的生成。具体体现在两个方面：一是营气直接参与了血的生成，是血液的主要组成成分；二是气的气化作用是血液生成的动力。

生理上气旺则血旺；病理上气虚则血少，故临床治疗血虚疾患时，常常配合补气药，就是补气以生血之意。

### （二）气能行血

气能行血指气是推动血液在脉道内循行的动力。由于气是活动力很强的精微物质，属阳而主动，血属阴而主静，血不能自行，故而血行需要气的推动，气行则血行。

病理情况下，气滞则血行不畅而瘀滞，气机逆乱则血行随之异常运行。所以临床上治疗血行失常，常配以理气药。

#### （三）气能摄血

气能摄血指气具有统摄血液循行于脉管之中而不逸于脉外的作用。是气固摄作用的体现，实际上是脾气统摄血液的作用。

若脾气虚不能统血，则血无所主，会导致诸如便血、尿血、崩漏等各种出血。故治疗时，常用补气以摄血的方法。

#### （四）血为气母

血为气母是血有养气、载气、宁气的作用。气存血中，气属阳而血属阴，根据阴阳互根原理，气的生成需要血不断地充养，故血充则气旺，血衰则气少；而气是活动力很强的精微物质，易于逸脱，所以在脉内的气必须依附于血，在血的运载及宁静作用下，才能运行全身。如血不载气、宁气，则气将易于流散，无以所归。所以临床上大出血之时，气亦随之散逸，形成气随血脱之候。

### 二、气与津液的关系

气属阳而主动，津液属阴而主静，故气与津液之间亦体现出阴阳互根互用的关系。两者的关系与气与血的关系相仿，主要有气能生津、气能行津、气能摄津、津能载气等方面。

### 三、血与津液的关系

血与津液均是液态的物质，都以滋润和濡养为其主要作用，两者均属于阴，在生理上可相互滋生和补充，病理上亦可相互影响。

血和津液的关系可概括为“津血同源”，其内涵有二：一是津液和血液同源于脾胃化生的水谷精微。二是两者可互相转化。汗为津液所化，汗出过多则耗津，津耗则血少；反过来，血少则汗源不足。故又有“血汗同源”之说。

病理上，失血过多时，脉外之津液，渗入脉中以补偿血液，可导致脉外的津液不足，而出现口渴、尿少、皮肤干燥等症状。所以，历来有“夺血者无汗”“衄家不可发汗”“亡血家，不可发汗”之说，即失血者应慎用发汗药。

如果由于汗、吐、下等原因导致津液大量损耗，以致脉内血液中的液态部分也要渗出于脉外补充津液的不足，则易造成血脉空虚、津枯血燥的病变。所以，对于多汗夺津或津液大量丢失者，应慎用耗血、动血之品。故《灵枢·营卫生会》有“夺汗者无血”之说。

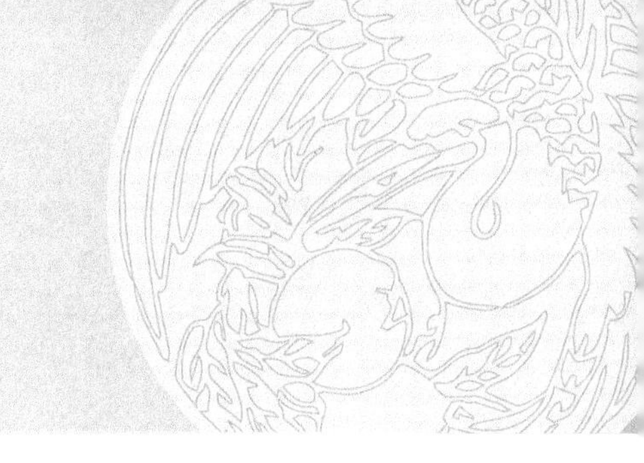

# 第四章　经　　络

经络学说是我国古代人民在施用砭刺、导引、推拿、气功等方法进行保健或治疗时，以患者的感传现象为基础，依据当时的解剖生理知识和古代哲学思想，综合归纳而形成。经络学说与气血津液学说、藏象学说等均自成体系，又彼此有机结合，成为中医学阐释人体生命活动规律的基本学说。它不仅是针灸、推拿、气功等学科的理论基础，同时对指导中医临床各科，也有着重要意义。

## 第一节　经络的概念和经络系统

### 一、经络的概念

经络是人体运行气血、联络脏腑官窍肢节、沟通上下内外的通道。经络，是经脉和络脉的总称。《医学入门》曰："经者，径也；经之支脉旁出者为络。"经，即路径之意。经脉是主干，多纵行而有固定的路径；络，即网络之意。络脉是分支，呈纵横交错状，网罗全身。经脉和络脉，相互沟通联系，将人体所有的脏腑、肢节、官窍等部分紧密地联结成一个统一的有机整体。

### 二、经络系统

人体经络系统主要由经脉、络脉组成。而经筋、皮部则是十二经脉与体表的连属部分，经脉尚连属脏腑。如《灵枢・海论》所说"内属于腑脏，外络于肢节"。故经脉和络脉贯穿于脏腑器官、肢节官窍等一切组织，遍布全身。

#### （一）经脉与络脉

经脉包括十二正经、奇经八脉与十二经别。

正经包括手、足三阴经和手、足三阳经，合称为"十二经脉"。每一经脉均左右对称分布，十二经脉有一定的起止、循行部位和流注次序，在肢体的分布和走向有一定的规律，与脏腑有直接的络属关系。

奇经有八条，即督脉、任脉、冲脉、带脉、阴跷脉、阳跷脉、阴维脉、阳维脉，合称为"奇经八脉"，除督、任、带三脉外，其他五脉均左右对称分布。奇经具有统率、联络和调节十二经脉的作用。

十二经别，就是别行的正经，即从十二经脉分出的较大的分支，分别从四肢别出，循行进入体腔脏腑深部，上出于颈项浅部。其中，阴经之经别从本经别出后循行于体内，与相为表里的阳经相合，起到加强十二经脉中互为表里两经之间的联系，并能通达某些正经未循行到的部位和器官，以补正经之不足。

络脉是经脉的分支，络脉有别络、浮络和孙络之分。多数纵横交错，无一定的循行路径。浮络是循行于人体浅表部位而常浮现的络脉；孙络即是最细小的络脉；而别络却是经脉较大的分支，从十二经脉与督脉、任脉各分出一支别络，再加上脾之大络，合为"十五别络"。别络的主要功能是加强互为表里的两条经脉之间在体表的联系（图 4-1）。

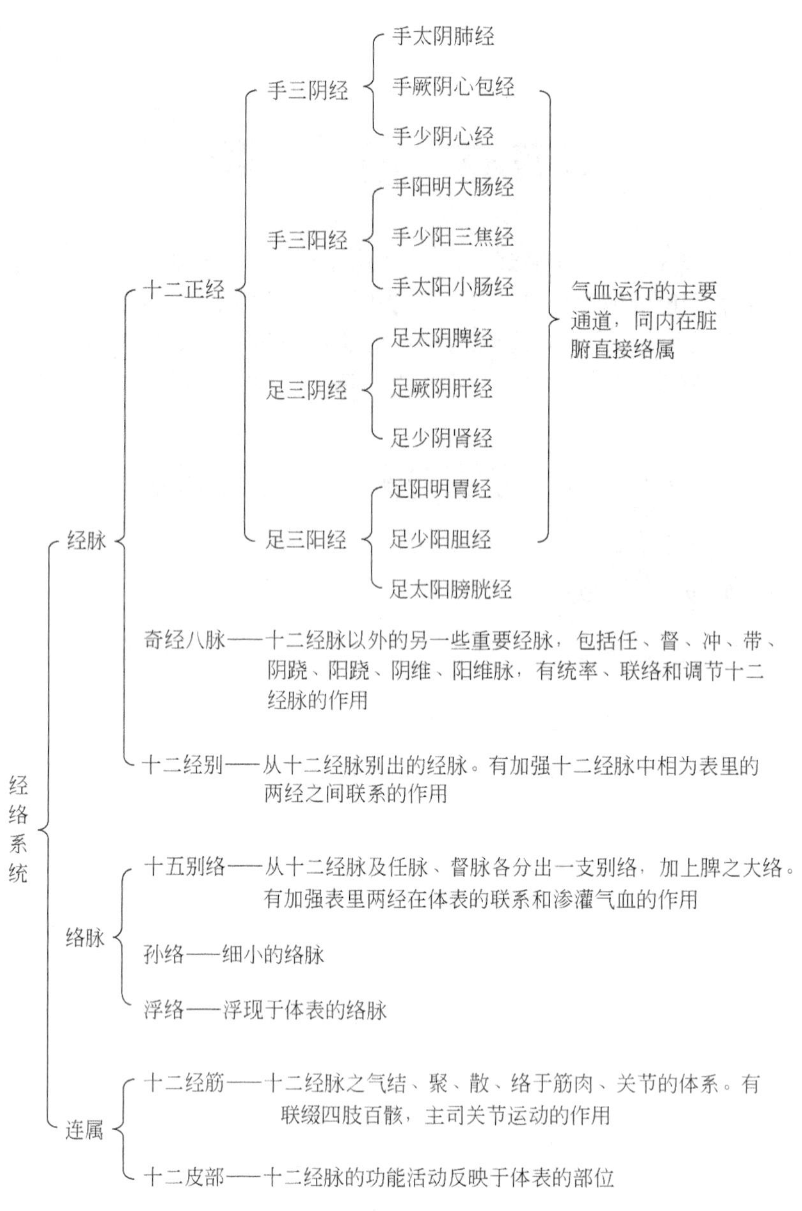


图 4-1　经络系统组成简图

### （二）外连经筋与皮部

经筋和皮部，是十二经脉与筋肉和皮肤的连属部分。其中，经筋是十二经脉之气“结、聚、散、络”于筋肉、关节的体系，是十二经脉的连属部分，故称之为“十二经筋”，具有联缀四肢百骸、主司关节运动的作用。而“十二皮部”则是把全身皮肤划分为十二个部分，分属于十二经脉。十二经脉的功能活动均可反映于体表皮肤，即十二经脉之气散布于皮肤。

### （三）内属脏腑

经络除循行于体表及组织各处外，亦深入体内络属各个脏腑，而起到联系全身组织、器官的作用。这里，十二经脉起着主要作用，而经别、奇经、络脉都与脏腑有一定的联系。

十二经脉各与其经脉名相同的脏腑直接相连，称之为“属”。如手太阴经内属肺，手厥阴经内属心包等。十二经脉各与其经脉名互为表里的脏腑相联系，称之为“络”。阴经皆属脏而络腑，阳经皆属腑而络脏。如手少阴心经，属心而络小肠；手太阳小肠经，属小肠而络心。余皆依此类推。

十二经脉中的阴经和阳经分别络属于相应的脏或腑，构成了阴经阳经与脏腑表里相合的关系。即阳明与太阴，少阳与厥阴，太阳与少阴均相为表里，加强了两者之间的联系。此外，还通过经络的流注、奇经的统率联络、经别、络脉的作用，而构成了经络与脏腑之间广泛复杂的联系。

# 第二节　十二经脉

十二经脉是经络系统中最重要的组成部分，称为十二正经。

## 一、名称

十二经脉对称地分布于人体的左右两侧，分别循行于上肢或下肢的内侧或外侧，每一条经脉分别属于一脏或一腑，这里以阴阳分之，则内侧为阴、外侧为阳；脏为阴、腑为阳；阴分太阴、厥阴、少阴，阳分阳明、少阳、太阳。各经脉按其循行于上下肢的内外侧与所属脏腑而确定其名称。因此，每一条经脉的名称，包括手或足、阴或阳、脏或腑三个方面（表 4-1）。

**表 4-1　十二经脉名称分类表**

| | 阴经（属脏） | 阳经（属腑） | 循行部位（阴经行于内侧，阳经行于外侧） | |
|---|---|---|---|---|
| 手 | 太阴肺经 | 阳明大肠经 | 上肢 | 前缘 |
| | 厥阴心包经 | 少阳三焦经 | | 中线 |
| | 少阴心经 | 太阳小肠经 | | 后缘 |
| 足 | 太阴脾经 | 阳明胃经 | 下肢 | 前缘 |
| | 厥阴肝经 | 少阳胆经 | | 中线 |
| | 少阴肾经 | 太阳膀胱经 | | 后缘 |

说明：阴经属脏，循行于四肢内侧；阳经属腑，循行于四肢外侧。手经循行于上肢；足经循行于下肢。分布于上下肢内侧前缘的分别称为手、足太阴经；分布于上下肢内侧中线的分别称为手、足厥阴经；分布于上下肢内侧后缘的分别称为手、足少阴经；分布于上下肢外侧前缘的分别称为手、足阳明经；分布于上下肢外侧中线的分别称为手、足少阳经；分布于上下肢外侧后缘的分别称为手、足太阳经。十二经脉据此规律分别命名，如手太阴肺经、手厥阴心包经、手少阴心经等。

## 二、分布、交接规律及流注次序

### （一）分布规律

十二经脉在体表的分布，有一定的规律。

四肢部：三阴经分布在内侧，三阳经分布在外侧。大体上，太阴、阳明在前缘，少阴、太阳在后缘，厥阴、少阳在中线。上肢内侧经脉分布：太阴在前，厥阴居中，少阴在后。上肢外侧经脉分布：阳明在前，少阳居中，太阳在后。下肢内侧经脉分布：内踝上八寸以下，厥阴在前，太阴居中，少阴在后；内踝上八寸以上，太阴在前，厥阴在中，少阴在后。下肢外侧经脉分布：阳明在前，少阳居中，太阳在后。

头面部：阳明经行于面部、额部；太阳经行于面颊、头顶及枕项部；少阳经行于头侧部。此外，足厥阴经也循行至巅顶部。

躯干部：手三阳经行于肩胛部。手三阴经均从腋下走出；足三阳经则阳明经行于前（胸、腹面），太阳经行于后（背面），少阳经行于侧面；足三阴经均行腹面。循行于腹面的经脉，自内向外的顺序为足少阴、足阳明、足太阴、足厥阴。

### （二）走向、交接规律

《灵枢·逆顺肥瘦》说："手之三阴，从脏走手；手之三阳，从手走头；足之三阳，从头走足；足之三阴，从足走腹。"即手三阴经均起于胸中，从胸循上肢内侧走向手指，在手指末端各与其相表里的手三阳经交会；手三阳经均起于手指末端，从手沿上肢外侧走向头，在头面各与其同名的足三阳经交会；足三阳经均起于头面部，从头经躯干走向足，在足趾末端各与其相表里的足三阴经交会；足三阴经均起于足趾末端，从足走向腹腔、胸腔，在胸部各与手三阴经交会。这样十二经脉就构成了"阴阳相贯，如环无端"的循行路径。

### （三）流注次序

流注，是人身气血流动不息，向各处灌注之意。十二经脉是气血运行的主要通道。十二经脉分布于人体各部，经脉中气血的运行是依次循环贯注的，自手太阴肺经开始，逐经依次相传至足厥阴肝经，再复注于手太阴肺经，首尾相贯，如环无端，构成十二经循环（图 4-2）。

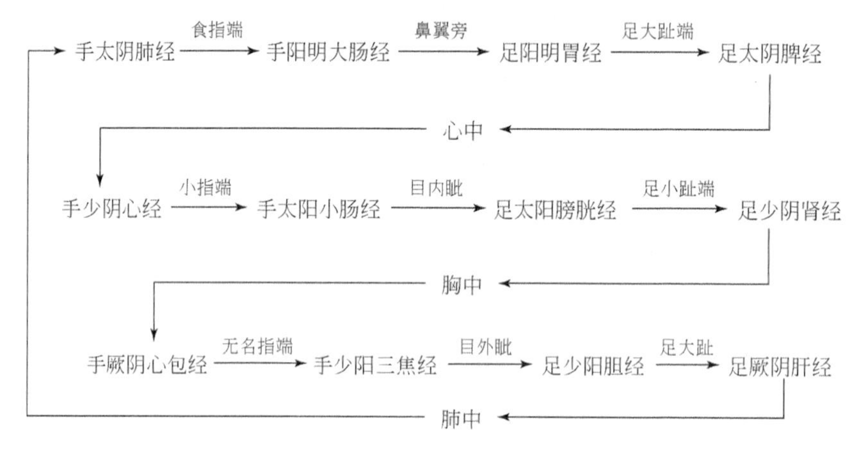


图 4-2　十二经脉流注图

## 三、表里关系

十二经脉中的手足三阴经、三阳经，通过经别和别络互相沟通，组成六对"表里相合"关系（表 4-2）。《素问·血气形志》说："足太阳与少阴为表里，少阳与厥阴为表里，阳明与太阴为表里，是为足阴阳也。手太阳与少阴为表里，少阳与心主（手厥阴心包经）为表里，阳明与太阴为表里，是为手之阴阳也。"

表 4-2　十二经脉表里关系

| 表 | 手阳明经 | 手少阳经 | 手太阳经 | 足阳明经 | 足少阳经 | 足太阳经 |
|---|---|---|---|---|---|---|
| 里 | 手太阴经 | 手厥阴经 | 手少阴经 | 足太阴经 | 足厥阴经 | 足少阴经 |

十二经脉在体表的联系体现在相为表里的两条经脉都在四肢末端相交接，都分别循行于四肢内外两个侧面的相对应的位置，同时，还各有络脉互相联络；在体内，分别属络相为表里的脏腑，如足阳明经属胃络脾，足太阴经属脾络胃，从而构成了脏腑阴阳表里相合关系。

十二经脉的表里关系，不仅由于相为表里的两条经脉的衔接而加强了联系，而且由于相互络属于同一脏腑，从而使相为表里的脏腑在生理功能上互相配合，在病理上也可相互影响。治疗上，相为表里的两条经脉的腧穴可交叉使用，如肝经的穴位可用以治疗胆或胆经的疾病。

## 第三节　奇经八脉

### 一、奇经八脉的概念及主要作用

#### （一）奇经八脉的概念

奇经八脉是督脉、任脉、冲脉、带脉、阴跷脉、阳跷脉、阴维脉、阳维脉的总称。奇，即奇异，其与十二正经不同之处在于：奇经八脉的分布不像十二经脉规则，同脏腑没有直接的相互络属关系，但与奇恒之腑关系密切，相互之间也没有表里关系，故称“奇经”。正如《圣济总录》所说：“脉有奇常，十二经者常脉也，奇经八脉则不拘于常，故谓之奇经。盖言人之气血常行于十二经脉，其诸经满溢则流入奇经焉。”

#### （二）奇经八脉的主要作用

奇经八脉纵横交叉于十二经脉之间，主要具有三个方面的作用。

**1. 进一步加强十二经脉之间的联系**　奇经八脉在循行过程中，与其他各经交叉相接，加强了各条经脉之间的相互联系。如督脉总督一身之阳经；任脉总任一身之阴经；冲脉通行上下，渗灌三阴、三阳；“阳维维于阳”，组合所有的阳经；“阴维维于阴”，组合所有的阴经；带脉“约束诸经”等。奇经八脉从而起到统摄气血，协调阴阳的作用。

**2. 调节十二经脉的气血**　奇经八脉错综分布，循行于十二经脉之间，当十二经脉气血旺盛有余时，部分气血可流注于奇经八脉，蓄以备用，当人体生理活动需要或十二经脉气血不足时，可由奇经“溢出”，以补充十二正经气血。故对十二经脉的气血起着蓄积和渗灌的调节作用。

**3. 与肝、肾等脏及奇恒之腑关系密切**　奇经与肝、肾等脏及女子胞、脑、髓等奇恒之腑的关系较为密切，在生理、病理上相互之间均有一定的联系。如冲、任、督三脉同起于胞中，称为“一源三歧”，与女子胞密切联系，其中督脉属肾、入脑髓；带脉环腰一周。这些经脉与女子的经、带、胎、产等都有密切的关系。

### 二、督脉、任脉、冲脉、带脉的循行及各自功能

#### （一）督脉

**1. 循行部位**　起于胞中，下出会阴，沿脊柱后上行，至项后风府穴处进入颅内、络脑，并由项沿头部正中线，经头顶、额部、鼻部、上唇，到上唇系带（龈交穴）处。分支：从脊柱里面出，属肾。

**2. 生理功能**　督，有总管、统率的含义。由于督脉行于背部正中，与六条阳经在大椎穴相交会，

且与阳维脉交会，对全身阳经起到调节作用，故有“总督一身阳经之说”，又称之为“阳脉之海”。又因督脉循行于脊柱后，上行入颅络脑，并从脊柱后分出属肾。肾生髓，脑为髓海。督脉能反映和调节脑、脊、肾的功能活动。

### （二）任脉

**1. 循行部位** 起于胞中，下出会阴，经阴阜，沿腹部和胸部正中线上行，至咽喉，上行至下颌部，环绕口唇，沿面颊，分行至目眶下。分支：从胞中出，向后行于背内。

**2. 生理功能** 任，有任受、妊养的含义。由于任脉行于腹面正中线，多次与足三阴经及阴维脉交会，手三阴经亦借助足三阴经与任脉相通，故总任各阴经之间的相互联系，调节各阴经的气血，故有“总任诸阴”之说，又称之为“阴脉之海”。同时任脉起于胞中，任，含妊养之义。任脉能调节月经，促进女子生殖机能，与女子妊娠有关，故称“任主胞胎”。

### （三）冲脉

**1. 循行部位** 起于胞中，下出会阴后，从气街起与足少阴经相并，夹脐上行，散布于胸中，再向上行，经喉，环绕口唇，到目眶下。分支：从气街穴分出，沿大腿内侧进入腘窝，再沿胫骨内缘，下行到足底；又有支脉从内踝后分出，向前斜入足背，进入大足趾。分支：从胞中出，向后与督脉通，上行于脊柱内。

**2. 生理功能** 冲，有要冲的含义。冲脉上行于头，下至于足，贯穿全身，沟通十二经，为总领诸经气血之要冲。当脏腑经络气血有余或不足之时，冲脉可予以相应调节，故称之为“十二经脉之海”，具有调节十二经气血的功用。又由于冲脉起于胞中，与妇女的月经及生殖功能有着密切的关系，又称“血海”。

### （四）带脉

**1. 循行部位** 起于季胁，斜向下行到带脉穴，绕身一周。在腹面的带脉下垂到少腹。

**2. 生理功能** 约束诸经。带脉围腰一周，状如束带，可约束纵行诸脉，使纵行诸脉之脉气不至下陷，又主司妇女带下。

# 第四节 经络的生理功能

运行于经脉之气，称为“经气”。经络遍布全身，将人体的五脏六腑、五官九窍、四肢百骸等联结成一个有机的整体，经络的主要生理功能表现如下。

## 一、联络脏腑肢节，沟通上下内外

人体是由五脏六腑、五官九窍、四肢百骸等组成的有机整体，各部分虽有不同的生理功能，但又共同参与有机的整体活动。这种相互联系、有机协调主要是依靠经络系统的联络、沟通作用实现的。由于十二经脉及其分支的纵横交错、入里出表、通上达下，相互络属脏腑，联络肢节；奇经八脉联系沟通于十二正经，调节盈虚；十二经筋、十二皮部联络筋脉皮肉，从而使人体各脏腑，以及体表各组织器官之间有机地联结起来，构成一个内外、表里、左右、上下彼此之间紧密联系、协调的有机整体。

经络联络沟通全身脏腑组织器官，主要表现有四方面：一是脏腑与外周肢节的联系，主要是通过十二经脉实现的。二是眼、舌、口、鼻、耳、前阴和后阴等五官九窍，都是经脉循行所过的部位，而经脉内属于脏腑，因而脏腑与官窍之间，即可通过经脉的沟通而相互联系。三是脏腑与脏腑的联系，是通过经络来实现的。人体的十二经脉，各自分别络属一脏一腑，从而建立了相为表里的脏腑之间联系的基础。一些经脉还联系多个脏腑，部分脏腑则有多条经脉到达。四是经脉之间的联系依赖经络本身。十二经脉之间表里阴阳相接，形成一定的衔接和流注次序，并与任、督二脉构成首尾相连的整体循行系统。十二经脉之间还有多处相互交叉、交会，十二经脉还与奇经八脉之间纵横交错，而且奇经八脉之间亦彼此相互联系。

## 二、运行全身气血，营养脏腑组织

气血是人体生命活动的动力和物质基础。人体各个组织器官均需气血的营养，才能维持正常的生理活动。《灵枢·本脏》曰："经脉者，所以行血气而营阴阳，濡筋骨，利关节者也。"人体的气血必须通过经络的循环传注，才能通达全身各处，以"内溉脏腑，外濡腠理"（《灵枢·脉度》），维持机体的生命活动。

## 三、感应传导

感应传导，是指经络系统对于针灸或其他刺激的感觉传递和通导作用。经络系统作为人体的信息传导网络，感受着来自人体内外环境中的各种信息，并传递至相应的脏腑组织、五官九窍、四肢百骸。针刺患者的有关穴位所产生的"得气"和"行气"，就是经络感应传导作用的表现。经络系统凭借上下内外、四通八达的信息传导途径，既能把整体的信息传导于某一局部，又能把局部的信息感传至全身。当运用针灸、推拿、导引等方法，通过对适当的穴位施以适量的刺激时，就可通过经脉传导至体内的有关脏腑，使该脏腑的功能发生变化。

## 四、调节机能平衡

人体是一个具有自动调控功能的系统，各组成部分可相互交换信息以相互影响，此过程主要是通过经络系统而实现的。经络系统通过对各种信息的传递作用，调节气血的运行，协调脏腑的关系，以维持人体内外环境的相对平衡，从而发挥人体内在的、自发的健康调控作用。

当人体发生疾病时，出现气血不和或阴阳失调时，可运用针灸的治法以激发经络的调节作用以泻其有余，补其不足，从而为疾病的治疗提供依据。实验和临床实践证明，按照"循经取穴"原则，针刺患者的有关穴位，在产生"得气"和"行气"等经络感传反应基础上，可对各有关脏腑机能发挥良好的调整作用，使亢奋者得到平抑，抑制者转为兴奋。

# 第五章　病因与发病

病因，即导致疾病发生的原因。人体各脏腑组织之间，以及人体与外界环境之间，既对立又统一，维持着相对的动态平衡，从而保持着人体正常的生理活动。当这种动态平衡因某种原因而遭到破坏，又不能立即自行调节得以恢复时，人体就会发生疾病。破坏人体相对平衡状态而引起疾病的原因就是病因。

致病因素是多种多样的，诸如气候的异常、疫疠的传染、饮食劳倦、持重努伤、跌仆金刃外伤，以及虫兽所伤等，均可导致疾病的发生。此外，在疾病过程中，原因和结果是相互作用的，在某一病理阶段中的结果，在另一病理阶段中则可能成为原因，如痰饮、瘀血和结石等。

中医认识病因，除直接询问发病的经过及有关情况以推断病因外，主要是以病证的临床表现为依据，通过分析疾病的症状、体征来推求病因，为治疗用药提供依据，这种方法称为“辨证求因”。

中医学认为，疾病的发生和变化，虽然错综复杂，但总其大要，不外乎关系到人体本身的正气和邪气两个方面，因而中医学常从正邪相搏与邪正盛衰的角度来认识发病的原理。

## 第一节　病　　因

### 一、六淫

六淫，即风、寒、暑、湿、燥、火六种外感病邪的总称。风、寒、暑、湿、燥、火在正常情况下，称为“六气”，是自然界六种不同的气候变化，它是万物生长变化的自然条件，也是人类赖以生存的自然条件。

只有当气候变化异常，超过了一定限度，表现为六气太过（如夏天热极与冬天寒极）、六气不及（如暑天不热或冬天不冷）、非其时而有其气（如春应温而反寒）、气候变化过于急骤（如骤冷与骤热）等，超过人体的适应能力，从而使人发病，这时六气就变成六淫。因此，六气与六淫的界定，关键在于机体是否发病。

六淫致病，一般具有以下共同特点。

（1）外感性：是指六淫病邪多从肌表、口鼻侵犯人体，自外而来，故初起多见表证，以恶寒，发热，舌苔薄白，脉浮为主要临床特征。

（2）季节性：六淫之邪，本为六气太过或不及所致，六气变化有一定的季节性，所以外感病常表现有一定的季节性，如冬天多寒病，长夏多湿病等。

（3）地区性：六淫致病常与居住地区和环境密切相关。在不同的地区，随气候不同而患病亦异。如西北高原地区常多寒邪、燥邪为病；东南沿海地带常多热邪、湿邪为病。如久处潮湿环境中，则多湿病。

（4）相兼性：是指六淫邪气既可单独侵袭人体发病，又可两种或两种以上的邪气相兼而侵袭人体致病，如临床中的外感风热、风寒、寒湿等。

（5）转化性：是指六淫致病在一定条件下，其证候性质可以发生转化。如寒邪入里可化热，这主要是邪侵人体后因人的体质不同或治疗而发生相应的转化。

从临床上来看，六淫致病除气候因素外，还包括了生物（细菌与病毒）、物理、化学等因素作用于人体所引起的病理变化，这些因素致病如表现出具有六淫致病之症状，则也属六淫范畴。

### （一）风

风邪，是自然界中使人致病而产生具有开泄、善动、升发等特性病状的外邪。风为春季的主气，但四季皆有风，故风邪引起的疾病虽以春季为多，但不限于春季。风邪的性质及致病特点如下。

**1. 风为阳邪，其性开泄，易袭阳位** 风为自然界气的流动，且风之流动多从草木树梢之动而显，故风邪具有善动而不居，升发、向上、向外的特性。由于善动而易犯于上，故属于阳邪；其性开泄，是指风邪无孔不入，易使腠理开张，卫外不固。风邪侵袭，易袭阳位，常伤及人体的上部（头面）、阳经和肌表，使皮毛腠理开泄，常出现头痛、眩晕、鼻塞、流涕、喷嚏、咽痒、肩背上肢疼痛、汗出、恶风、皮肤瘙痒等症状，故《素问·太阴阳明论》说：“伤于风者，上先受之。”

**2. 风性善行而数变** “善行”是指风邪致病具有病位游移，行无定处的特性。如风寒湿三气杂至引起的“痹证”，若见游走性关节疼痛，痛无定处，即属于风气偏盛的表现，故又称为“行痹”或“风痹”。“数变”是指风邪致病具有变幻无常和发病迅速的特性而言，如风疹就有皮肤瘙痒、发无定处、此起彼伏的特点。同时，由风邪为先导的外感疾病，一般发病多急，传变也较快。故《素问·风论》说“风者，善行而数变”，即概括了风邪为病的这一特性。

**3. 风为百病之长** 风邪为六淫病邪的主要致病因素，凡寒、湿、燥、热诸邪多依附于风而侵犯人体，如外感风寒、风热、风湿等。所以风邪常为外邪致病的先导。故《素问·骨空论》说：“风者，百病之始也。”

**4. 风性主动** 风邪具有使物体摇动的特性，如风吹则草动、树摇，故其致病具有类似摇动的症状。临床上见到的眩晕、抽搐等均可归属在风性主动的范围。所以，《素问·阴阳应象大论》说：“风胜则动。”

### （二）寒

寒邪，是自然界中使人致病而产生具有寒冷、凝滞、收引特性病状的外邪。寒即为阴气胜，其为冬季主气。此外，淋雨涉水，或汗出当风，亦常为感受寒邪之重要原因。寒邪的性质及致病特点如下。

**1. 寒为阴邪，易伤阳气** 寒为阴气盛的表现，故其性属阴，即所谓“阴盛则寒”。寒邪致病的首要特征是出现肢冷、畏寒、喜暖等清冷证候；“阴盛则阳病”，感受寒邪最易损伤人体阳气，使其失去正常的温煦，则可出现阳虚阴盛的寒证；若寒邪伤阳而致阳虚不能温运、固摄津液，便可产生大量清稀的分泌物和排泄物，如痰、涎、涕、泪、呕吐物、大小便及妇女白带等。《素问·至真要大论》曰：“诸病水液，澄澈清冷，皆属于寒。”

**2. 寒性凝滞** “凝滞”，即凝结、阻滞不通之意。人身气血津液之所以能运行不息，通畅无阻，全赖一身阳和之气的温煦推动。一旦阴寒之邪偏盛，阳气受损，则经脉气血失于温煦推动而阻滞不通。气血阻滞不通，不通则痛，故寒邪伤人多见疼痛症状。因此又说寒性凝滞而主痛。这类疼痛的特点是遇寒加重，得热减轻。如痹证中的痛痹，就是寒邪偏胜引起的以关节冷痛为主要特点。

**3. 寒性收引** “收引”，即收缩牵引之意。寒邪侵袭人体，可使气机收敛，腠理、经络、筋脉收缩而挛急，如《素问·举痛论》说：“寒则腠理闭，气不行，故气收矣。”如寒邪侵袭肌表，毛窍腠理闭塞，卫阳被郁不得宣泄，则可见恶寒发热、无汗等症状；寒客血脉，则气血凝滞，血脉挛缩，可见头身疼痛、脉紧；寒客经络关节，经脉拘急收引，则可使肢体屈伸不利，或冷厥不仁。

### （三）暑

暑为夏季的火热之邪，是夏季的主气，乃火热所化。暑邪致病具有明显的季节性，如《素问·热论》曰“先夏至日者为病温，后夏至日者为病暑”，其主要发生于夏至以后，立秋以前。暑邪纯属外邪，无内暑之说。暑邪的性质及致病特点如下。

**1. 暑为阳邪，其性炎热** 暑为夏日火热之气所化，火热属阳，故暑为阳邪。暑邪伤人，多出现一系列阳热症状，如壮热、心烦、面赤、舌红、脉象洪大等。

**2. 暑性升散，耗气伤津** 暑为阳邪，阳性升发，故暑邪侵犯人体，可致腠理开泄，加之暑热在内蒸迫津液外泄，故见大汗不止。汗出过多，则耗伤津液，津液亏损，即可出现口渴喜饮、尿赤短少等症。暑热之邪，扰动心神，则心烦闷乱而不宁。在大量汗出的同时，往往气随津泄，而致气虚，如《素问·举痛论》说：“炅则腠理开，荣卫通，汗大泄，故气泄也。”所以伤于暑者，往往可见气短乏力、神疲、脉虚等症。严重者甚至出现气随津脱，而见突然昏倒、不省人事等危重证候。

**3. 暑多夹湿** 暑季除气候炎热外，常多雨而潮湿，热蒸湿动，故暑邪为病，常兼夹湿邪而侵犯人体。其临床特征，除发热、烦渴等暑热症见外，常兼见四肢困倦、胸闷呕恶、大便溏泄不爽等湿阻症状。

### （四）湿

湿邪，是指自然界中使人致病而产生具有水湿之重浊、黏滞、趋下特性病状的外邪。湿为长夏主气。湿邪的性质及致病特点如下。

**1. 湿为阴邪，易阻遏气机，损伤阳气** 湿性类水，故为阴邪。湿邪侵及人体，最易阻遏气机，如湿邪留滞于脏腑经络，从而使气机升降失常，经络阻滞不畅，常出现胸闷脘痞、关节肿胀疼痛、小便短涩、大便不爽等症；由于湿为阴邪，阴胜则阳病，故其侵犯人体，最易损伤阳气。因脾为阴土，乃运化水湿的主要之脏，性喜燥而恶湿，故湿邪外感，留滞体内，常先困脾，而使脾阳不振，运化无权，水湿停聚，发为腹泻、尿少、水肿、腹水等病症。

**2. 湿性重浊** “重”，即沉重或重着之意，是指感受湿邪，常可见头重如裹、周身困重、四肢酸懒沉重等症状。如湿邪留滞经络关节，则阳气布达受碍，故可见肌肤不仁、关节疼痛重着等症，又称之为“湿痹”或“着痹”。“浊”，即秽浊，多指分泌物或排泄物秽浊不清而言。湿邪致病可出现多种秽浊症状，如面垢眵多、大便溏泄、下痢黏液脓血、小便浑浊、妇女白带过多、湿疮浸淫流水等。

**3. 湿性黏滞** “黏”，即黏腻；“滞”即停滞。湿邪的性质黏腻停滞，主要体现在两个方面：一是指湿病症状多黏滞而不爽，如排出物及分泌物多黏腻滞涩而不畅，如湿滞胃肠，见脘腹胀闷，大便后重不爽；湿滞膀胱，见小便淋沥不畅。二是指湿邪为病多缠绵难愈，病程较长或反复发作，如湿痹、湿疮、湿温病等。

**4. 湿性趋下，易袭阴位** 湿邪为病最易侵犯人体的下部。因湿与水同类，火炎上而水流下，故湿邪有下趋、下注特点。湿邪为患，多见下部的症状，如水肿多以下肢较为明显。此外，淋浊、带下、泄痢等病证，多由湿邪下注所致。

### （五）燥

燥邪，是指自然界具有干燥、收敛清肃特性的外邪。燥为秋季主气。燥邪为病又有温燥、凉燥之分，初秋有夏热之余气，燥与温热结合而侵犯人体，则多见温燥病证；深秋又有近冬之寒气，燥与寒邪结合侵犯人体，故有时亦见凉燥病证。燥邪的性质及致病特点如下。

**1. 燥性干涩，易伤津液** 干，干燥；涩，涩滞。燥邪为干涩之病邪，故外感燥邪，一方面，最易耗伤人体的津液，造成阴津亏虚的病变，可见口鼻干燥，咽干口渴，皮肤干涩，甚则皲裂，毛发不荣，小便短少，大便干结等症；另一方面，燥性涩滞，故外感燥邪，津亏不能载气敷布，脏腑组织失去滑泽，表现涩滞不利的症状，如皮肤粗糙不滑利，痰少而黏、不易咯出等。

**2. 燥易伤肺** 肺为娇脏，喜润而恶燥。肺主气而司呼吸，与外界大气相通；肺又外合皮毛，开窍于鼻，故燥邪伤人，多从口鼻或皮毛而入，最易耗伤肺津，影响肺的宣发肃降功能，从而出现干咳少痰，或痰液胶黏难咳，或痰中带血，以及喘息胸痛等症。

#### （六）火（热）

火邪，是自然界中使人致病产生炎上、伤津耗气、生风动血等特性病状的外邪。

火与温热，同中有异，热为温之渐、火为热之极。此外，热多属于外淫，如风热、暑热、湿热之类的病邪，而火则常由内生，如心火上炎、肝火亢盛、胆火横逆等病变；热多属病邪，火则有正邪之分，《素问·阴阳应象大论》说“壮火食气”“少火生气”，壮火是指阳盛的病理邪火，少火则是指对人体起温煦作用的正常阳气。

此外，火可由风、寒、暑、湿、燥邪转化而来，称“五气化火”“六气皆从火化”；也可因七情太过在一定条件下转化而来，称“五志化火”。火热邪气的性质及致病特点如下。

**1. 火热为阳邪，其性炎上** “阳胜则热”，阳主躁动而向上，火热之性，燔灼焚焰，亦升腾上炎，故属于阳邪。因此，火热伤人，多见阳热症状，如见高热、烦渴、汗出、脉洪数等症。因其炎上，故火热阳邪，常可侵犯人体上部，如风热上壅，见头痛、耳鸣、咽喉红肿疼痛等。此外，火热与心相应，心主血脉而藏神，火邪上炎，尚可见火邪扰心的神志不安、烦躁、谵妄发狂、昏迷等症。

**2. 火易耗气伤津** 火热之邪，易伤津液，一方面热邪有发散之性，易致腠理开张，迫津外泄；另一方面，热邪能消灼煎熬阴津，使人体阴津耗伤，故火邪致病，除有热象外，往往伴有口渴喜饮，咽干舌燥、小便短赤、大便秘结等津伤液耗之症。此外，火热迫津外泄，则气随液耗，以及“壮火食气”，过亢之热消耗元气，均可导致少气懒言、肢倦乏力等气虚之症。

**3. 火易生风动血** 火热之邪侵袭人体，往往燔灼肝经，劫耗阴液，使筋脉失其滋养濡润，而致肝风内动，称为“热极生风”，表现为高热、神昏谵语、四肢抽搐、目睛上视、颈项强直、角弓反张等症。同时，血得寒则凝，得温则行，故火热之邪入血分，可以加速血行，灼伤脉络，甚则迫血妄行，而致各种出血病证，如吐血、衄血、便血、尿血、皮肤发斑及妇女月经过多、崩漏等。其出血的特点为血色鲜红、黏稠、量多。

**4. 火易致肿疡** 火热之邪入于血分，可聚于局部，阻碍气血的运行，腐蚀血肉发为痈肿疮疡，临床表现以局部红肿热痛的阳性疮疡为主。

## 二、疠气

疠气，是一类具有强烈传染性和致病性的病邪。在中医文献记载中，又有“瘟疫”“疫毒”“戾气”“异气”“毒气”“乖戾之气”等名称。

疠气的致病特点具有以下特点。

**1. 一气一病，症状相似** 疠气致病具有特异性，是“一气自成一病”。故同一疠气致病，往往症状相似，每种疠气病都有区别于其他疠气病的一些特征；而不同疠气致病，其临床表现与病变规律也各不相同。

**2. 发病急骤，病情危重** 疠气致病力强，发病急骤，其潜伏期短，常“触之者即病”，具有来势迅猛、病情危重、死亡率高的临床特点。

**3. 传染性强，易于流行** 疠气具有强烈的传染性和流行性。人体感受疠气，可以从自然界直接感受或从患者传染而来，通过口鼻等多种途径侵犯人体而在人群传播。疠气致病，可以散在发生，也可以形成瘟疫流行。

疫疠的发生和流行主要与气候、环境、饮食、社会等因素相关。

## 三、内伤七情

七情，即喜、怒、忧、思、悲、恐、惊七种情志变化，是人体对客观事物的不同反映，是人体的生理本能。在正常的情况下，七情一般不会使人致病。只有突然、强烈或长期持久的情志刺激，超过了人体本身的正常生理活动范围，使人体气机紊乱，脏腑阴阳气血失调，才会导致疾病的发生。由于它是造成内伤病的主要致病因素之一，故又称“内伤七情”。

此外，七情致病与否还与机体的心理承受、调节能力、脏腑气血阴阳及身体素质密切相关。

### （一）七情与脏腑气血的关系

客观事物的刺激只有通过脏腑功能活动才能反映出七情的变化，人体的情志活动是以脏腑的气血阴阳精津等为物质基础的，必须依赖于这些物质的充足及脏腑功能正常，故七情又是脏腑气血盛衰及功能活动在精神情志方面的外在表现。故《素问·阴阳应象大论》曰：“人有五脏化五气，以生喜怒悲忧恐。”

脏腑气血失调，又可继发产生异常情志。如肝疏泄功能失职，患者常可出现情绪抑郁不乐，多疑善虑，或心烦易怒；心藏神功能失职，患者常可出现心悸不安，哭笑无常等症。反之，七情太过，也会损伤相应的内脏。

### （二）七情的致病特点

**1. 直接伤及内脏** 七情过激、过久，可以直接损伤内脏。情志伤脏，可表现为伤及“本脏”，呈现出相应脏腑气机紊乱的病变规律。

情志活动必须以五脏精气作为物质基础，外界的刺激产生的过强或过久的七情活动作用于相应的内脏，可表现出特定的病理变化，故说七情分属于五脏。其基本规律是怒为肝之志，喜为心之志，悲（忧）为肺之志，思为脾之志，恐（惊）为肾之志。七情过激过久，可以损伤相应的内脏。其伤及“本脏”的基本规律是“怒伤肝”“喜伤心”“思伤脾”“悲伤肺”“恐伤肾”。

**2. 影响脏腑气机** 七情致病伤及内脏，主要是影响脏腑的气机，使脏腑气机升降失常，气血运行紊乱。不同的情志刺激，对气机的影响也有所不同。《素问·举痛论》概括为：“怒则气上，喜则气缓，悲则气消，恐则气下……惊则气乱……思则气结。”

（1）怒则气上：是指过度愤怒可使肝气逆而上冲，血随气逆，并走于上。临床可见气逆、面红目赤、呕血，甚则昏厥卒倒等。

（2）喜则气缓：气缓包括缓解紧张情绪和心气涣散两个方面。在正常情况下，喜能缓和紧张情绪，使营卫通利，心情舒畅。《素问》说：“喜则气和志达，营卫通利，故气缓矣。”但暴喜过度，又可使心气涣散，神不守舍，出现精神不能集中，甚则失神狂乱等症。故《灵枢·本神》说：“喜乐者，神惮散而不藏。”

（3）悲则气消：是指过度悲忧，可使肺气抑郁，意志消沉，肺气耗伤。临床见心情沉重、闷闷不乐、胸闷气短等症。

（4）恐则气下：是指恐惧过度，可使肾气不固，气泄于下，临床可见二便失禁；或恐惧不解则伤精，发生男子骨酸痿厥、遗精或妇女滑胎等症。

（5）惊则气乱：是指突然受惊，以致心无所倚，神无所归，虑无所定，而见惊慌失措、心悸等症。

（6）思则气结：是指思虑劳神过度，伤神损脾，可导致脾气郁结，而见纳呆、脘腹胀满、便溏、神疲乏力、消瘦等症。

**3. 情志异常波动，可使病情加重，或迅速恶化** 根据临床观察，在许多疾病的过程中，若患者有较剧烈的情志波动，往往会使病情加重，或急剧恶化。如有高血压病史的眩晕患者，若遇事恼怒，肝阳暴张，可发生眩晕加重，甚至突然昏厥，或昏仆不语，半身不遂，口眼㖞斜。心病患者，亦常因情志波动而使病情加重或迅速恶化。

**4. 多发为情志病** 七情致病常可导致癫狂、惊悸等表现出精神异常为主的病证，这是因为心为五脏六腑之大主，主宰人体精神意识思维活动。而七情致病最易损伤心神，影响心藏神的功能，从而导致人体精神意识思维活动紊乱，出现不寐、脏躁、癫狂等神志病证。

## 四、水湿痰饮、瘀血

水湿痰饮和瘀血是人体受某些致病因素作用后，在疾病过程中所形成的病理产物；在其形成后，又可作用于人体而产生疾病，故又属致病因素。

### （一）水湿痰饮

水湿痰饮是机体水液代谢障碍所形成的病理产物，属继发性病因。

**1. 水湿痰饮的区别**

（1）相同点：四者皆为阴邪，都是津液代谢障碍停留于体内的病理产物。

（2）不同点：水湿痰饮同源而异流，分之为四，一般认为湿聚为水，积水成饮，饮凝成痰。

湿：多呈弥散状态布散全身，其性黏滞、重着，以分泌物、排泄物量多、秽浊，头重如裹，病程缠绵为其特点。

水：质地清稀，多溢于体表肌肤，以头面、四肢或全身水肿为其特点。

饮：质地较清稀，即水液停留于人体局部者，因其所停留的部位及症状不同而有不同的名称。如《金匮要略》有“痰饮”“悬饮”“溢饮”“支饮”等区分。

痰：质地较稠浊，可随气流行，外而皮肉筋骨，内而经络脏腑，故致病范围广泛，症状变化多端。故其不仅是指咳吐出来有形可见的痰液，还包括瘰疬、痰核和停滞在脏腑经络等组织中的痰液，临床上可通过其所表现的证候，或通过治疗反证来确定，此种痰称为“无形之痰”。

**2. 水湿痰饮的形成** 水湿痰饮的形成多由外感六淫，或饮食所伤及七情内伤等，使肺、脾、肾及三焦等脏腑气化功能失常，津液代谢障碍，以致水液停滞而成。

**3. 水湿痰饮的致病特点**

（1）阻滞气机，阻碍气血：水湿痰饮为有形之邪，易阻滞于经脉，可影响气血运行和经络的生理功能。痰在经络筋骨，则可致瘰疬痰核，肢体麻木，或半身不遂等症；停滞于脏腑，则可影响脏腑的功能和气机升降。如痰滞在肺，可见咳喘咯痰、胸闷；痰阻于心，心血不畅，而见胸闷、心悸；痰停于胃，胃失和降，可见恶心、呕吐、胃脘痞满；痰浊上犯于头，阻滞清阳，可见眩晕、昏冒、头重头胀；痰气凝结咽喉，则可出现咽中梗阻，吞之不下，吐之不出之梅核气。

（2）致病广泛、变化多端：水湿痰饮停留于体内，可以产生多种多样的病证，尤其是痰造成的病证更为广泛，主要是由于痰可随气升降，无处不到，影响多个脏腑组织，症状表现各异，故云“百病多由痰作祟”。此外，痰饮致病不仅病证广泛，而且变化多端，如痫证，因痰而发，平时如常人，发作时突然晕倒，四肢抽搐，牙关紧闭，口吐涎沫，故古人又云“怪病多痰”。

（3）病势缠绵，病程较长：水湿痰饮作为有形之阴邪，易阻滞气机，具有黏滞重着的特性，因而表现为病势缠绵，病程较长，如湿温病、湿疮、阴疽流注、癫痫等，多反复发作，缠绵难愈，治疗困难。

（4）易扰乱神明：痰浊之邪易上扰神明，影响心藏神的功能，出现一系列心神失常的病症，如痰迷心窍，则可见神昏、痴呆，或癫证、痫证；痰火扰心，则发为狂证；痰蒙清窍，可见头昏头重、精神不振。

（5）舌苔滑腻：中医认识痰饮病证，除根据临床病证特点外，还常结合舌苔滑腻，脉滑或弦等综合判断、分析。

### （二）瘀血

瘀血是指体内有血液停滞，包括积存体内的离经之血，或血行不畅，阻滞于经脉或脏腑之内的血液。

**1. 瘀血的形成** 感受外邪，如寒邪，寒性凝滞，可使气血凝滞而成瘀；情志内伤，如郁怒刺激，肝气郁结，致气滞血瘀；饮食起居失宜，气血运行紊乱，可导致血瘀；外伤亦可致瘀。除了外伤可直接致瘀外，瘀血形成机理主要有四个方面。

（1）气虚血瘀：因气虚无力推动血行，血行迟缓可致瘀；或气虚统摄无力，血液离经，停滞于体内成瘀。

（2）气滞血瘀：气机郁滞，无法正常推动血液运行而成瘀。

（3）血寒致瘀：寒邪凝滞，血液凝闭不通则成瘀。

（4）血热成瘀：热入营血，热邪伤津，血液黏滞不行可成瘀；或热灼伤脉络，迫血妄行，血液溢出脉外，积而成瘀。

**2. 瘀血的致病特点**

（1）疼痛：多为刺痛，痛处固定不移，拒按，夜间痛甚。

（2）肿块：外伤肌肤局部，见青紫肿胀；瘀积于体内，久聚不散，则可形成癥积，按之有痞块，固定不移。

（3）出血：其血色多呈紫暗色，并伴有血块。

（4）望诊：久瘀则面色黧黑，肌肤甲错，唇、甲青紫，舌质暗紫，或有瘀点、瘀斑，舌下络脉曲张等征象。

（5）脉象：脉多见细涩或结代。

## 五、其他病因

### （一）饮食失宜

通过合理饮食，可以获取维持人体生命活动所不可缺少的营养物质。饮食要有规律和节制，而饮食失宜常为导致疾病发生的原因，具体包括以下三个方面。

**1. 饥饱失常** 过饥则气血生化之源缺乏，气血得不到足够的补充，久之则气血衰少而为病；过饱则致饮食物阻滞，脾胃损伤，出现脘腹胀满、嗳腐泛酸、厌食、吐泻等食伤脾胃病证。

**2. 饮食不洁** 饮食不洁主要引起胃肠紊乱，可引发多种胃肠道疾病，出现腹痛、吐泻、痢疾等；或引起蛔虫、蛲虫等寄生虫病；若进食腐败变质、有毒食物，则可出现剧烈腹痛，吐泻等中毒症状，重者可出现昏迷或死亡。

**3. 饮食偏嗜** 饮食寒热有偏则易寒热内生，导致阴阳失调；饮食五味偏嗜则因五味与五脏各有其亲和性，会使脏腑机能失调；偏嗜饮酒或肥甘可损伤脾胃，内生湿热或痰热，引发多种病证。

### （二）劳逸失度

劳逸要适度，过劳或过逸均可导致疾病的发生。

**1. 过劳** 包括劳力过度、劳神过度和房劳过度三个方面：劳力过度则伤气，久之则气少力衰，故《素问·举痛论》说“劳则气耗”；劳神过度则耗伤心血，损伤脾气，可出现心脾两虚；房劳过度则肾精耗伤，阴阳失调而出现多种病证。

**2. 过逸** 过逸，一可因活动不足致气血运行不畅而聚湿生痰，或成气滞血瘀之证；二可使脾胃功能减弱，气血化生不足，出现气血不足之证，也即《素问·宣明五气论》所说“久卧伤气”。由于人体气血不足，正气减弱还可继发他病。

### （三）外伤

外伤是指外力或其他外在因素作用人体引起的损伤，包括枪弹、金刃、跌打损伤、持重努伤，烧烫伤，冻伤和虫兽伤等损伤。

致病特点：一是导致局部的病变，即任何外伤均可致局部的皮肤或肌肉的红、肿、疼痛、出血、瘀血，甚或筋骨折断，或损伤局部又受外邪侵袭，溃烂成疮；二是严重的外伤还可引起全身的病变。

### （四）寄生虫

常见的寄生虫有蛔虫、钩虫、蛲虫、绦虫、血吸虫、丝虫等。多因饮食不洁或接触污染所致。一般来讲，凡蛔虫、钩虫、蛲虫、绦虫、血吸虫等致病都有腹痛、面黄肌瘦等症。而各自的特征则为蛔虫病易见寐时磨牙；钩虫病嗜食异物突出；蛲虫病以肛门奇痒为特点；绦虫病以腹痛伴见食欲亢进，消瘦为主；血吸虫病以腹胀、腹水、胁下痞块为特点。

### （五）先天因素

先天因素，是指人出生前已经潜伏着的可以致病的因素。它包括源于父母的遗传性内因和在胎儿孕育期及分娩时所形成的病因。例如，父母身体虚弱，或疾病缠身，或饮食不调、七情内伤、劳逸过度，致精血不充，胎元失养，故胎儿体弱，生长发育迟缓。此外，父母的某些病邪或病理性体质也可遗传给胎儿。

# 第二节 发病原理

发病，即疾病的发生过程，是机体处于病邪的损害和正气抗损害之间的矛盾斗争过程。因而中医学常从正邪相搏与邪正盛衰的角度来认识发病的原理。

## 一、邪正与发病

正气，是指人体的生理机能和对外界环境的适应能力、抗邪能力及康复能力。邪气，是泛指各种致病因素。疾病的发生与发展即是在一定条件下邪正斗争的反映。

### （一）正气不足是疾病发生的内部因素

中医发病学非常重视人体的正气，认为正气强弱是决定疾病发生与否的内部因素。正气能抵御外邪，防止病邪侵入，并具有祛邪外出的功能，所以正气旺盛时，卫外固密，病邪难于侵入，疾病无从发生。《素问·刺法论》说："正气存内，邪不可干。"

只有在人体正气相对虚弱，卫外不固，抗邪无力的情况下，邪气方能乘虚而入，使人体阴阳失调，脏腑经络功能紊乱，从而导致疾病的发生。《素问·评热病论》说："邪之所凑，其气必虚。"所以，人体是否受邪，受邪后是否发病，以及发病的轻浅深重、病变反应，在一定程度上是由正气的盛衰所决定。

### （二）邪气是发病的重要条件

中医学既重视正气，强调正气在发病中的重要作用，同时也不排除邪气在发病中的重要作用。尤其是在某些特殊情况下，邪气对疾病的发生常常起着决定性作用，如人受到高温、高压、电流、化学毒剂、枪弹、冻伤、虫兽或疠气的侵入，即使正气强盛，也难免被损伤而发病。

### （三）正邪相搏，决定疾病发生与否

正邪斗争贯穿了整个疾病的全过程，反映了疾病发生、发展变化过程中，正气抗邪和邪气损正的矛盾关系。正气抗邪的作用，主要体现于抵御外邪入侵、祛邪外出、疾病的不药而愈及影响证候类型等方面。邪气对机体正气的损害，主要体现在直接造成形质的损害、扰乱人体的机能活动、改变个体的体质特点等方面。所以，发病与否与正邪相搏的胜负有关：正能胜邪则不发病，反之，邪胜正负则发病。

## 二、影响发病的主要因素

影响发病的因素很多，除正气与邪气外，自然与社会环境、体质因素、情志因素等均与发病有着密切关系。

### （一）外界环境与发病

机体的外界环境是指自然与社会环境而言，主要包括气候因素、地域因素、生活环境与工作环境等。

**1. 气候因素**　外感类发病具有一定的季节倾向，如六淫致病表现出一定的季节性。气候反常与发病有密切的关系，一年中因某种气候的太过或不及，也会使人体容易发生某种相应的疾病。同时，异常的气候变化还常常诱发或加重旧疾。

**2. 地域因素**　不同的地域，以及不同地域人们的生活饮食习惯的差异，可以产生不同的疾病。一般来说，我国东南地势低下，气候炎热潮湿，人之腠理疏松，故多湿邪或湿热病；西北地势高峻，气候干燥，寒凉多风，人之腠理致密，故多风寒或燥邪为病。此外，某些地域水土地质成分中某些物质的不足或缺乏，也是诱发地方病的主要因素，如瘿病的发生与地域有密切的关系。

**3. 生活环境与工作环境**　人们的居住条件及居住地的水质、大气、噪声等生活环境与发病的关系也是很密切的。生活居住条件的阴暗潮湿或干燥闷热，都给疾病的发生提供了条件。此外，长期工作在充满粉尘或有毒物质，或放射性物质的环境中，也可使人发生职业病。

### （二）体质因素与发病

体质，是指人群中的个体在先天构成的基础上，在后天生长、发育和衰老过程中形成的代谢、机能与结构上的特殊性。体质与机体正气的关系密切，若体质强壮，则脏腑功能活动旺盛，精、气、血、津液充足，其正气充足；若体质虚弱，则脏腑功能减退，精、气、血、津液不足，其正气也减弱。因此，体质往往影响人体对某种致病因素的易感性，产生病变的类型及对疾病的反应性。

**1. 体质决定对某种病邪的易感性** 不同体质的个体，对某些致病因素有着不同的易感性，而形成对某些疾病不同的易发性。如阳盛阴虚体质，对暑、燥、热邪易感性较强；而阴盛阳虚体质，则易感受寒邪和湿邪；脾虚则易伤食、易感湿邪；肝旺者易怒；肾虚者善恐等。

**2. 体质影响证候类型** 同病异证的基础是同病异质，感受相同的致病因素，因个体体质因素不同，可表现出不同的证型。如同是外感风寒，体质壮实者，则出现恶寒发热、头项强痛、无汗、脉浮紧的表实证；而体虚气弱者，则见头痛、发热、汗出、恶风、脉浮缓的表虚证。同样，异病同证的基础是异病同质，若病因不同，而体质因素相同时，也可表现为相同或相似的证型，如阳热体质者，感受暑热之邪而出现热证，然而若感受风寒邪气，亦可郁而化热，表现为热性证候。因而体质因素在一定程度上可以决定某些疾病的证型。

# 第六章 病 机

病机，即疾病发生、发展与变化的机理。正如《类经·疾病类》所说："机者，要也、变也，病变所由出也。"当病因作用于人体，正气奋起抗邪，邪正相争过程可使机体某一部位或层次的生理状态遭到破坏，使人体阴阳失去平衡，脏腑、经络功能失常，产生形态、功能或代谢等方面的失调、障碍或损害，形成各种病理变化。病机，是疾病的临床表现、发展转归和诊断治疗的内在根据与理论基础。

## 第一节 基本病机

临床上疾病多种多样，不同的疾病和不同的证候，均有其特殊的病理机制，同时却又存在着某些共性的病理发展过程，总体来说离不开邪正盛衰、阴阳失调、气血失常、津液代谢失常等病机变化的一般规律。

### 一、邪正盛衰

邪正盛衰，就是指在疾病发生、发展、变化过程中，机体正气与致病邪气之间相互斗争所发生的盛衰变化。邪正的盛衰变化不仅关系着疾病的发生发展与转归，而且也决定着病证的虚实变化。因此，疾病的发生、发展过程，同时也是邪正的斗争及其盛衰变化的过程。

#### （一）邪正盛衰与虚实变化

在疾病发展过程中，邪气和正气双方力量不是固定不变的，而是不断地发生着消长盛衰的变化。一般来说，邪气盛则必然会损伤正气，使正气消减不足；正气充盛则能制伏邪气，使邪气消退减弱。邪正的消长盛衰变化，使得疾病出现虚实的病机变化。因而，《素问·通评虚实论》中有"邪气盛则实，精气夺则虚"之说。

**1. 实性病机** 实，指的是以邪气盛为矛盾主要方面的病理状态。实性病机，是因邪气亢盛有余而正气未衰，与致病邪气相抗争，正邪相搏，斗争剧烈，反应明显，因而表现出一系列亢盛有余的证候。因此，实证，即指邪气亢盛，邪正相争剧烈，临床表现为剧烈有余的证候。

实证的形成，多因外邪侵袭，六淫为病，或是痰、食、血、水等滞留于体内所引起。故多见于外感六淫初、中期，或痰、食、血、水滞留体内的内伤病。其临床表现多为精神亢奋，或狂躁易怒，或烦躁不宁，声高气粗，局部疼痛拒按，二便不通，舌质苍老，脉实有力等症状。

**2. 虚性病机** 虚，指的是以正气虚损为矛盾主要方面的病理状态。虚性病机，是机体精、气、血、津液亏乏，脏腑经络的生理功能减退，正气不足，抗病能力低下，机体反应较弱，而表现出一系列虚弱、衰退和不足的表现。因此，虚证，即是因正气虚损而出现的虚弱不足的证候。

虚证形成的基础是正气虚，邪气亦不盛，或纯虚无邪。虚证的形成原因多由邪气侵害机体，损伤正气而致；或大汗、吐泻、大出血等耗伤人体阴阳气血津液；或先天禀赋不足，或机体功能低下，脏腑气血津液功能衰退所致；或年老体弱，劳逸不当等均可发生虚证。虚有阴、阳、气、血、精、津的不足，因而其临床表现亦各异。常见为身体瘦弱，面容憔悴，声低气微，神疲乏力，四肢懈怠，自汗、盗汗，二便失禁，疼痛隐隐而喜按，五心烦热，或畏寒肢冷，舌嫩、脉虚无力等症。

**3. 虚实变化病机** 邪正的消长盛衰，除可产生单纯的虚证或实证的病机变化外，在某些长期的、复杂的疾病发展过程中，还会出现虚实之间多种变化，主要有虚实错杂、虚实转化及虚实真假等方面。

（1）虚实错杂：是指在疾病过程中，正邪相争，邪盛和正衰并存的病理状态。当邪盛的实性病变失治或治疗不当，则病邪久留，损伤人体正气，而邪气仍存，就可形成邪实正虚的虚实错杂病变；若人体正气不足，无力祛邪外出，邪气羁留而伤正；或机体正虚，功能低下，而形成宿食、水湿痰饮、瘀血等病理产物阻滞于内，则形成正虚邪实的虚实错杂病变。

（2）虚实转化：指在疾病过程中，邪正双方相互斗争，力量对比不断变化，实邪久留则会损伤正气，正气不足则会导致实邪积聚，因而形成虚实病理的转化。主要有由实转虚和因虚致实两种情况。

（3）虚实真假：指在疾病的某些特殊情况下，出现疾病的表现与病机不完全一致的假的病理状态。由于表现的假象与病机的实质相反，而有真虚假实和真实假虚的病机病证。真虚假实，是指病机变化属虚，但外在症状却有“实”的表现。“虚”为病机的本质，而其“实”象则是表现在外的假象，古称之“至虚有盛候”。真实假虚，是指实性的病机变化中，却表现出“虚”性的症状。“实”是病机的本质，而“虚”象则是其表现在外的假象，古称之“大实有羸状”。

因此，分析病机的虚与实，必须透过现象看本质，了解邪正盛衰所反映的真正虚实的病机变化，切不可被假象所惑，才能把握住病变发展过程的本质。

### （二）邪正盛衰与疾病转归

在疾病的发生、发展过程中，邪正双方的力量也是在不断变化和消长。这种变化，决定着疾病发展的趋势与转归。其具体形式常见以下几种。

**1. 正胜邪退** 是疾病向好转或痊愈方向发展的一种转归。因正气奋起抗邪，正邪相争，正气日趋强盛或战胜邪气，邪气日益衰减或被祛除，是许多疾病最常见的一种结局。如外感六淫，邪气由肌表侵入机体，因邪尚在表，机体正气强盛，可以抗邪，则不日而愈；或虽正气不甚强盛，但治疗得法，及时用药，亦很快会祛邪外出，邪去而正安。

**2. 邪去正虚** 是指正邪相争过程中，邪气虽被祛除，病邪对机体的病理损害虽已停止，但正气在疾病过程中已被耗伤而处在虚弱的病理状态。

**3. 邪盛正虚** 是指邪气亢盛，正气虚弱，机体抗邪无力，病势迅猛发展的病理过程。多向恶化或危重发展，甚至导致患者死亡。

**4. 邪正相持** 指在疾病发展过程中，机体正气不甚虚弱，而邪气也不太盛，则邪正双方势均力敌，相持不下，致使病势处于迁延状态的一种病理过程。此时，正气不能完全祛邪外出，或化邪于内，而邪气也无力进一步深入或扩展，则邪气可羁留于一定部位，病邪既不能从表而解，亦不能深入传化，此时称之为“邪留”或“邪结”。

**5. 正虚邪恋** 指正气大虚而余邪未尽，致使正气一时难复而又无力祛邪，从而使疾病处于缠绵难愈的病理过程。往往多见于由急性转为慢性的疾病后期，或慢性病经久不愈，也是遗留后遗病症的原因之一。

## 二、阴阳失调

当整体或局部的阴阳之间失去平衡协调，即为阴阳失调，此时阴阳之间相互为用又相互制约的功能失去协调，从而引发疾病。

疾病的发生、发展始终处于邪正相争的过程中，基于阴阳的分类，正气可分为阳气与阴气，而邪气同样可据其致病特性分为阳邪和阴邪。那么，在邪正相争中，正气与邪气的阴阳就会相互作用，由此导致机体阴阳两方面失去相对的协调与平衡，形成了阴阳或偏盛，或偏衰，或互损，或格拒，或亡失等病理状态。

### （一）阴阳偏盛

阴阳偏性即阴或阳的偏盛，主要见于阴邪或阳邪侵袭机体所导致的以邪气盛为主的实证，即属“邪气盛则实”的实证。

不同阴阳属性的病邪侵入人体，产生病理变化的阴阳性质多与病邪的阴阳属性一致，即阳邪侵袭人体可形成机体阳偏盛；阴邪侵袭人体可形成机体阴偏盛。诚如《素问·阴阳应象大论》所说：“阳胜则热，阴胜则寒。”

由于阴阳两者是相互制约，此长则彼消的，故阳偏盛必然会制约阴，而导致阴偏衰；阴偏盛也必然会制约阳，而导致阳偏衰。故《素问·阴阳应象大论》中的“阴胜则阳病，阳胜则阴病”，指出了阴阳偏盛病机发展的可能趋势与结果。

**1. 阳偏盛**　即是阳盛，是指机体在疾病过程中所出现的一种阳盛有余，脏腑机能亢奋，代谢亢进，阳热过剩的病理状态。多因感受六淫之温热阳邪；或感阴邪而从阳化热；或内伤七情，五志过极而化火；或气滞、血瘀、痰浊、食积等郁久而化热。其病机特点为阳盛而阴未虚的实热证。

“阳胜则热”，是指阳盛病机易于出现化热、化火等病理变化，表现为实热证。由于阳以热、动、燥为其特点，故临床上常表现出热象，如壮热或恶热、面红、目赤、烦渴、舌红、脉数有力等；动象则主要表现为躁动不安，甚则抽搐等；燥象则有尿黄短、便干、口渴欲饮等表现。

“阳胜则阴病”，即在实热病机中的阳盛伤阴，其病变矛盾一般仍以阳盛为主。若此过程久不得解，可导致人体津液大伤，阴液亏损，则会转化成实热兼阴亏病证或虚热病证。

**2. 阴偏盛**　即是阴盛，是指在疾病过程中机体所出现的一种阴气过盛，机能障碍或减退，热量不足，以及阴寒性病理代谢产物积聚的病理状态。多因感受寒湿阴邪；或过食生冷，寒滞脾胃而成。其病机特点为阴盛而阳未虚的实寒证。

“阴胜则寒”，是指阴气过盛可抑制脏腑组织机能或产生机能障碍，温煦气化功能减退，表现为实寒证。由于阴是以寒、湿、静为其特点，故临床上表现为寒象，如形寒肢冷、舌淡、苔白、脉迟；阴盛则损伤阳气，气化不足，则有泄泻、水肿、水液清冷等寒湿之象；阴性主静，则少动多静。

“阴胜则阳病”，阴寒内盛，久必损阳气，故阴盛实寒病证常伴有机体生理功能减退、阳热不足等阳虚表现。但其病机表现仍以阴偏盛的实寒为主，当阳气受损较重时，也可出现实寒与虚寒并存的病理状态。

### （二）阴阳偏衰

阴阳偏衰，是指人体阴精或阳气亏虚不足所引起的以正气亏损为主的病理变化。主要见于“精气夺则虚”的病证。

机体内之“精气”，按其属性及功能可区分为阴、阳两类。当阴或阳某一方面的物质减少或功能减退时，因不能制约对方而引起对方的相对亢盛，而形成了“阳虚则阴盛”“阳虚则寒”或“阴虚则阳亢”“阴虚则热”等病理现象。

**1. 阳偏衰**　阳偏衰，即是阳虚，是指机体阳气虚损，机能减退或衰弱，代谢活动减退，热量不足的病理状态。多因先天禀赋不足，或后天饮食失养，或劳倦内伤，或久病耗损阳气而成。其病机特点为阳气不足，阳不制阴，阴相对偏盛的虚寒证。

“阳虚则寒”，即指人体阳气虚衰，温煦作用减弱，热量不足时，会出现寒象，如畏寒喜暖、全身清冷、四肢逆冷，或局部冷感或冷痛而喜按、舌淡、脉迟无力等症；阳虚气化功能的减弱可使津液停聚而成水湿痰饮；加上寒性凝滞、收引，血行不畅或脉络挛缩则可成瘀；兴奋作用减弱，则精神不振，喜静。

阳气不足，以脾肾阳虚为多见，其中尤以肾阳虚衰最为重要，因肾阳为一身阳气之根本、生命活动之源，肾阳不足则诸脏阳气皆不足。

须注意阳虚则寒与阴盛则寒在病机上的区别，阳虚则寒是虚而有寒，病势缓；阴盛则寒则是以寒为主，虚象不甚明显，病势较急。

**2. 阴偏衰**　即是阴虚，是指机体精、血、津液的亏损，阴气不足，其滋润、宁静、成形和制约阳热的功能减退，以及阴不制阳，阳气相对偏亢的病理状态。多因阳邪伤阴；或五志过极，化火伤阴；或久病伤阴而成。其病机特点为滋养、内守、宁静功能减退，阴不制阳，阳相对偏亢的虚热证。

“阴虚则热”，即指人体阴液不足，不能制约阳气，致使阳气相对亢盛，可出现五心烦热、骨蒸潮热、盗汗；宁静功能减退则见烦躁不安；阴液不足，滋养功能减退则见口干、消瘦、舌红少津、脉细数等。

五脏虽皆可发生阴虚，但仍以肺、肝、肾之阴虚为主，临床上以肺肾阴虚或肝肾阴虚为多见。其中肾阴不足在阴虚的病机中又占有极其重要的地位，皆因肾阴为诸阴之本。

须注意阴虚则热与阳盛则热在病机上的区别，阴虚则热是虚而有热，病势缓；阳盛则热则是以热为主，虚象不甚明显，病势较急。

### （三）阴阳互损

阴阳互损指阴或阳任何一方虚损到一定程度时，病变发展影响到相对的一方，从而形成阴阳两虚的病理状态。

生理上，阴阳互为根本，相互为用。病理上，基于互根原理，一方的不足就会导致另一方的虚损；另外，肾中精气是肾阴肾阳的根本，而肾阴肾阳则是全身阴阳的根本，当病变累及肾阴或肾阳时，就会引起其共同的物质基础肾中精气的亏损，继而导致“阴损及阳”或“阳损及阴”。

**1. 阴损及阳**　即阴虚到一定程度，阴液、精血等物质的亏耗影响及阳气的化生，形成以阴虚为主的阴阳两虚病理状态。如热性病伤津，可见口干舌红、皮肤干燥、肌肉消瘦等阴液亏伤的证候；病至后期，累及阳气的化生不足，又可出现畏寒肢冷、神疲乏力、少气懒言、脉弱无力等阳虚症状，即为阴损及阳之证。

**2. 阳损及阴**　即阳气虚衰太过，阳虚则阴化生不足，从而导致阴虚，形成阳虚为主的阴阳两虚的病理状态。如肾阳亏虚之证，可因温煦不足而见形寒肢冷、腰膝酸冷；或气化功能减弱而见小便短少、水肿；由于阳不能化生阴精，则阴精日渐亏耗，而形成阳损及阴证，在原症基础上又见皮肤干燥、烦热、口干、脉细弱等阴液亏损的症状。

### （四）阴阳格拒

阴阳格拒是指由于某些原因使阴和阳中的一方偏盛至极，或一方极端虚弱，双方盛衰悬殊，盛者踞于内，将另一方格拒于外，阴阳之间不相维系，阴阳之气不能顺接，从而出现真寒假热、真热假寒等复杂的病理现象。

**1. 阴盛格阳**　又称格阳，是指阳气极端虚弱，阳不制阴，而偏盛之阴壅盛于内，逼迫虚阳浮越于外，使阴阳不相维系，相互格拒的一种病理状态。其病机特点为阴盛于内而阳浮于外的真寒假热证，本质为危重之虚寒证。见于极度虚寒的患者，原本表现为面色苍白、精神委靡、四肢逆冷、畏寒喜静、脉微细欲绝等症状，当病变发展至阳气被格，浮越于外时，突然出现面色泛红如妆、多语、烦热、口渴、脉大而无根等假热之象。其内寒之象是真，而浮阳被格于外之象则假，是阴阳离决的危证。

**2. 阳盛格阴**　又称格阴，是指邪热极盛，深伏于里，阳气郁结于内，不能外达四肢，而格阴于外的一种病理状态。其病机特点为邪热深伏，阳郁不能外达的真热假寒证，本质上是危重之实热证。如外感热病，邪热炽盛，本来表现为壮热、面红、目赤、烦躁、气粗、舌红、脉数大有力等，当热越盛而阳越郁时，会出现四肢不温、脉象沉伏等格阴的“寒象”。这就是阳盛于内，格阴于外的真热假寒证。

### （五）阴阳转化

阴阳转化，是指阴阳失调病变，在一定条件下，其病理性质向相反方向转化的病理过程，包括由阴转阳和由阳转阴。

**1. 由阳转阴**　由阳转阴，指在一定的条件下，原本属阳的病变性质向属阴的性质转化的病理过程。多因正气耗伤太过，机能、代谢活动急剧下降所致。如某些急性温热病，由于热毒亢盛，耗伤元气，持续高热后，因热量损耗，阳气骤虚，或汗出过多而亡阳，可突然出现面色苍白、四肢厥冷等阳气暴脱之危象。这是病情向危重方向发展。故《素问·阴阳应象大论》有“重阳必阴”“重热则寒”之说。

**2. 由阴转阳**　由阴转阳，指在一定的条件下，原本属阴的病变性质向属阳的性质转化的病理过程。多见于偏于阳盛之体，感寒或中寒后，寒郁而从阳化热；或失治误治，病从温热药性而化，由阴转阳。如寒饮内停于阳盛体质，其病机本质为阴盛而见头身困重、痰白清稀、咳喘、舌淡、苔白滑，但因失治误治，或寒饮郁久则从阳化热，阴寒之气亦随之衰落，见口干、痰黄、舌红、脉数等阳热之证。其病变即由阴而转阳，由寒转热。此即《素问·阴阳应象大论》所说的“重阴必阳”“重寒则热”。

### （六）阴阳亡失

阴阳的亡失，是指机体内的阴液或阳气突然大量亡失而导致全身机能严重衰竭，生命垂危的病理状态，包括亡阴、亡阳两类，是阴阳失调中较为严重的病机变化。

**1. 亡阳**　指机体的阳气突然亡失，导致全身属阳的功能严重衰竭，生命垂危的一种病理状态。多由于邪气过盛，正不敌邪；或大量汗出，或吐泻过剧，或失血过多，或过用汗、吐、下法等，导致阳随津泄，骤然外脱；或素体阳虚发展而来。亡阳时，机体凡属于阳的功能都会衰竭，尤以温煦、推动、兴奋、固摄等功能的衰竭最为突出。故亡阳患者临床表现出冷汗淋漓、面色苍白、精神委靡、四肢逆冷、畏寒静卧、呼吸微弱、脉微欲绝等严重虚寒的危象。

**2. 亡阴**　指机体精血津液等阴液突然大量亡失，阴气衰竭，导致全身属阴的功能严重衰竭，生命垂危的一种病理状态。多因邪热炽盛，或邪热久留，严重耗伤阴液；或大量出血不止，血失而亡阴；或剧烈吐泻，体内阴液瞬时大量丢失；或长期慢性消耗，使阴液逐渐耗竭，日久形成亡阴。亡阴时，机体宁静、滋润、内守与制约阳热等功能均会衰竭，患者出现烦躁不安、口渴欲饮、气喘、手足虽温但大汗欲脱、脉数疾等危证。

亡阳与亡阴的关系：由于阴阳之间存在互根互用的关系，阴亡，则阳无以生，阳气无所依附而耗散；阳亡，则阴无以化，阴液无以生化而衰竭。所以亡阴可迅速导致亡阳；亡阳也会很快引起亡阴，终因“阴阳离决”而死亡。

## 三、气血失常

气血失常，是指气或血亏损不足，或代谢、运动失常，生理功能异常，以及气血互根互用功能失调等病理变化。

由于脏腑经络等组织器官进行功能活动，主要依靠后天所化生的气血津液，通过经脉输布于全身，而起营养和推动作用，故而人体的气血是脏腑经络等组织器官功能活动的物质基础。病理上，气血的失常，必然会影响脏腑经络等组织器官生理功能，从而导致疾病的发生。同时，气与血又是脏腑气化活动的产物，故脏腑发生病变，亦会引起气血失常。所以，气血失常同邪正盛衰、阴阳失调一样，也是病机发展的一般规律。

### （一）气的失常

气的失常主要包括两方面：一是气虚，即气的生化不足或耗损过多形成的病理状态。二是气机失调，即气的运动失常或紊乱，而表现为气滞、气逆、气陷、气闭或气脱等病理状态。

**1. 气虚**　即气之不足。是指气的生化不足或耗散太过，导致脏腑组织功能低下或衰退，抗病能力下降的病理状态。多因先天禀赋不足、脾胃虚弱或肺虚而致气的化生不足；或劳倦过度、热病耗气、久病耗气而致气消耗过多而成。病机特点为气虚推动无力，防御功能减退，固摄失职，气化不足。临床表现为神疲乏力、声低懒言、易感邪、自汗、心悸、舌淡、脉弱等。

**2. 气机失调**　即气的升降出入运动功能失去平衡协调的病理变化。气机失调病机，可概括为气滞、气逆、气陷、气闭、气脱等方面。

（1）气滞：即气的运行不畅而阻滞，导致某些脏腑、经络功能障碍的病理状态。多因情志内伤而抑郁不舒；痰、湿、食积、瘀血等有形之邪阻碍气机；外邪侵犯抑遏气机；脏腑功能失调引起气机郁滞；气虚运行无力而滞。病机特点为气的运行不流畅而郁滞。闷、胀、痛，气行则舒是气滞病变共同的临床表现。

（2）气逆：即气机升降失常，上升太过或下降不及的病理状态。多因情志内伤，饮食不节，外邪侵犯，痰浊壅滞等所致。病机特点为气的上升太过或下降不及。

气逆以肺、肝、胃等脏腑病变为多见。若肺气上逆，则见咳嗽、气喘；胃气上逆，则见恶心、呕吐、呃逆、嗳气；肝气上逆，则见头胀痛、面红目赤、易怒；肝气暴张，血随气逆，则见咯血、吐血、昏厥等表现。

（3）气陷：即在气虚病变的基础上，气的升清功能不足或无力升举为主要特征的病理状态。脾胃位居中焦，脾升而胃降，为全身气机升降之枢纽。因而气陷病机与脾气虚的关系最为密切。多因素体虚弱，久病耗气，劳倦气虚，致脾气不升。病机特点为气虚清气不升，升举无力。

脾气虚亏，升清无力，水谷精微不能上输头目，可致头目失养，而见头晕、眼花、耳鸣、疲倦乏力等症；脾气虚亏，升举脏腑之力减弱，而导致脏腑组织器官下垂，形成胃下垂、肾下垂、子宫下垂、脱肛等病症。

由于气陷病变大多是在气虚病证基础上发展而来，故又多兼见气虚表现，如疲乏无力、气短声低、面色不华、脉弱无力等症状。

（4）气闭：属气之出入异常，主要是指气阻于内，上壅心胸，清窍受阻；或浊邪闭塞气道，肺气郁闭的病理状态。可因触感秽浊之气而致闭厥；因强烈的精神创伤而至气厥；因剧痛引起的昏厥；或痰浊内阻而致痰闭。病机特点为气的外出与纳入障碍，气闭于内。

气机不利，阻郁于心胸，蒙闭清窍，可见昏厥、不省人事；阳气郁于内，不能外达，则见四肢冰冷、重则拘急；若为外邪侵入，痰浊内阻，肺失肃降，气道受阻，则见呼吸困难、鼻翼煽动、面唇青紫等症。

（5）气脱：指气不内守而大量向外脱逸，致气的功能严重衰竭的病理状态。多因正邪相争，正不敌邪，正气骤伤；久病耗伤，正气衰竭；大出血、大汗出、频繁吐下等，致气随血脱或气随津泄。

病机特点为气的大量外散脱失而使气的功能突然衰竭。

气脱则推动功能衰竭，而见昏厥、面色苍白、目闭口开、呼吸微弱、全身软瘫、手撒、脉微欲绝；固摄功能衰竭，则见汗出不止、二便失禁；温煦功能衰竭，则见四肢厥冷。

### （二）血的失常

血的失常，主要有两种情况：其一，血的生成不足或因出血，久病耗伤血液，或血的濡养功能减退，而形成的血虚；其二，血的运行失常，表现为血行或迟缓，或加速，或逆乱，或为血液妄行等病理变化。

**1. 血虚** 指血液不足，血的营养和滋润功能减退，以致脏腑经络、形体器官等失养的病理状态。其成因，一是血的生成不足，如气虚不能生血，脾失健运，难以化生成血液，或来源不足，则血液生化乏源；二是失血过多过快，新生之血来不及补充；三是久病不愈，慢性消耗，或劳神太过，耗伤精血。其病机特点为血液不足，或血的营养和滋润功能减退，机体失养。

血虚不荣肌肤、唇舌，则表现为面色淡白或萎黄，皮肤粗糙，毛发不泽，唇、舌淡白；血不上荣则头晕。由于心主血脉而肝藏血，故血虚病变，与此两脏关系密切，影响到肝系统，如血虚不能养目，则视物昏花、夜盲；不能养筋，则手足麻木、运动无力、肢节屈伸不利、抽搐；血不荣爪，则爪甲淡白、脆薄易裂；影响到心系统，血虚不能养心则心悸怔忡；神失所养，则思维活动衰退或紊乱，心烦、多梦、失眠、健忘、注意力难以集中、不耐长时间脑力劳动；甚则精神恍惚、惊悸不安，痴呆等。

**2. 血瘀** 指血液运行迟缓，循行不畅，或离经之血积于体内，以至于血液瘀结停滞的病理状态。多因气机郁滞，气滞血停成瘀；或气虚推动无力，血行不畅而成瘀；或痰浊、结石等阻滞脉道，血行受阻而成瘀；或寒邪入血，寒性凝滞，血寒凝滞而成瘀；或邪热入血，煎熬血液而致瘀，或迫血妄行，积于体内而成瘀；或用力不慎挫伤脉络，气血阻滞局部而成瘀。病机特点为血行不畅而留滞。

瘀阻于局部，不通则痛，而见疼痛，痛有定处，拒按，固定不移，夜属阴，入夜则血行减慢，其瘀更甚，故其痛夜间加剧；瘀留局部，可形成肿块；血液瘀滞，机体失养可见面色黧黑，肌肤甲错，唇舌紫暗及瘀斑等。此外，血停则气阻，则可见局部胀闷，肢体麻木；血瘀则津停，又可见局部组织肿胀等症。

**3. 血热** 指血分有热，使血液运行加速，或血液妄行而出血的病理状态。多因邪热入于血分所致。外感温热病邪入血，或寒邪入里化热，伤及血分；情志抑郁，五志过极，久而化热化火伤及血分。病机特点为血分有热，血行加速，血液妄行。

血热病变，临床以既有热象，又有动血、出血等为其特征。热象多见身热，以夜间为甚，舌质红绛，心烦或躁扰发狂，谵语，甚则昏迷；血液妄行则见各类出血，如吐血、尿血、月经提前量多等症；血行加速则见脉细数。

### （三）气血关系失调

气为血之帅，血为气之母，气与血之间存在着相互资生，相互依存，相互为用的关系。故生理上气血两者相互为用，病理上亦相互影响。临床上气血失调，主要表现于气滞血瘀、气虚血瘀、气不摄血、气随血脱及气血两虚等几方面。

**1. 气滞血瘀** 指由于气的运行郁滞不畅，导致血液运行障碍而出现血瘀的病理状态。病机特点为气滞与血瘀的病理状态同时存在。

肝主疏泄而藏血，故气滞血瘀病变与肝的功能失调密切相关。肝脉布于两胁，如肝气郁结，可见少腹、乳房、胸胁胀满疼痛；气滞继而血瘀，可见肝经循行部位的刺痛、积聚，舌见瘀斑，脉涩等表现。因心主血脉而行血，气滞血瘀与心的关系亦较为密切，当血行不畅时，可见心前区憋闷疼痛，或为胀痛，或为刺痛。

**2. 气虚血瘀** 指气虚推动、温煦血液功能减弱，致血行滞涩不畅而出现血瘀的病理状态。病机特点为气虚与血瘀的病理状态同时存在。

如心肺气虚，行血无力，除神疲乏力，少气懒言等气虚的见症外，还可见心前区刺痛，唇舌青紫，脉涩等瘀血之象；又如年老而气虚者，因气虚推动无力，则血滞于经络，肢体失养，可见肢体疼痛，或半身不遂。

**3. 气不摄血** 指由于气虚统摄无权，致血不循经，逸出于脉外而出血的病理状态。病机特点为气虚统血无权而致出血。

该证与脾的关系密切。气不摄血亦即脾不统血，气不摄血而出血者，多发生在气虚的基础上，多在面色不华、疲乏倦怠、脉无力、舌淡等气虚表现的基础上而见各种出血。

**4. 气随血脱** 指大量出血时，气随血液的快速流失而脱散，从而形成气血两虚或气血并脱的病理状态。病机特点为大出血致气无所附载而暴脱亡失。

血能载气，血液脱失则气无所依附而随之暴脱散亡。阳气脱失，不能温煦肌体，可见四肢厥冷；阳气脱失，不能固摄，则冷汗淋漓；气虚衰而不能荣养头目，清窍失养，则见昏厥；血脱不能充盈血脉，故脉芤，或微欲绝。

**5. 气血两虚** 是指气虚和血虚并存，而致人体机能衰退的病理状态。病机特点为气虚和血虚并存。

临床可见面色淡白或萎黄，少气懒言，神疲乏力，形体瘦弱，心悸失眠，肌肤干燥，肢体麻木等气血不足的表现。

## 四、津液代谢失常

津液代谢，包括津液的生成、输布与排泄过程，是由多个脏腑相互配合协调来共同完成的一个复杂的生理过程，其中肺、脾、肾、膀胱、三焦及肝等脏腑起着重要的作用。同时，津液的生成、输布和排泄过程，也离不开气的气化功能和升降出入运动。正常的津液输布必须畅通，生成与排泄保持相对的平衡，只有这样，才能维持机体新陈代谢的正常进行。

津液代谢失常，即是指全身或某一环节的津液代谢发生异常，导致津液的生成、输布或排泄功能紊乱的病理过程。主要表现在津液的亏损不足或输布、排泄障碍等方面。

### （一）津液不足

津液不足，是指机体津液亏少，致使脏腑、形体、皮毛、官窍等得不到充分的濡润、滋养而产生一系列的干燥枯涩的病理状态。其成因有三：一是热盛伤津，如燥热之邪、五志化火，灼伤津液；或因内热，郁久化热化火，或阴虚内热，耗伤津液；二是津液丢失过多，如大吐、大泻、大汗，以及大面积的烧伤等，耗损津液；三是慢性疾病耗损津液，或久病体弱，津液生成不足。病机特点为津液亏少，机体失润。由于津与液在性状、分布部位和功能等方面不尽相同，临床可有伤津与（脱）液之分。

引起伤津的最常见原因是吐泻、实热或燥邪。实热灼津，或汗出津伤，可见口干喜冷饮，大便干燥秘结，小便短少而黄；气候干燥，则肌表官窍之津易于干涩，而见皮肤干裂，毛发不泽，鼻燥咽干、干咳等证；若吐泻损失大量津液，则可出现目眶内陷，小便减少，口干舌燥，皮肤失去弹性、粗糙等症状；严重者，则可见目眶深陷，啼哭无泪，小便全无，甚至血中津液亦渗出脉外，血液亏少而见面色苍白，脉微欲绝等危候。

伤（脱）液常见原因是严重热病的后期，或慢性消耗性疾病，如恶性肿瘤的晚期，以及大面积烧伤，严重灼损阴液。可见形体削瘦，大肉尽脱，皮肤干燥，毛发枯槁，舌光红无苔或少苔，甚至龟裂。若液不养筋，可出现手足震颤、蠕动，或肌肉颤动等症状。

伤津与脱液之间，有区别亦有关联。伤津主要是水分的丧失，其他精微物质损失不多，所以伤津者不一定有脱液，其证较轻；而脱液，则在大量丢失水分的同时，亦丢失体内许多精微物质，所以脱液者多伴有伤津，其证较重。

### （二）津液的输布、排泄障碍

津液的输布与排泄障碍，主要与脾、肺、肾、三焦的功能失常有关，同时肝失疏泄亦对其有一定的影响。

津液的输布障碍，是指津液不能正常的转输和布散，在体内环流迟缓。其病机主要责之于肺失宣降；脾失健运；肝失疏泄，气滞而水停；三焦水道不利，津液环流障碍等。其中最主要的还是脾的运化功能障碍。故《素问·至真要大论》有“诸湿肿满，皆属于脾”之说。

津液的排泄障碍，主要是指津液宣发或气化不利，转化成汗液或尿液的功能减退，导致水液贮留的病理状态。主要与肺肾两脏有关，其中肾的蒸腾气化在津液排泄过程中起着重要作用。

津液的输布与排泄障碍，主要可产生湿浊困阻、痰饮凝聚及水液贮留等病理改变。

**1. 湿浊困阻**　脾虚失于健运，不能运化水液，津液不能转输布散，久之聚积而成湿浊，形成湿浊内困病变。湿性重着黏滞，易于阻遏气机，临床可见头身困重如裹、胸闷呕恶、脘腹痞满、口腻不渴、腹泻便溏、苔腻等症。

**2. 痰饮凝聚**　痰与饮，均是水湿停聚凝结于机体某些部位而成的病理产物。痰较稠厚，分有形与无形，有形为咯呕而出可见者，无形者主要依辨证求因或临床反证而得。痰之为患，致病广泛，变化多端，可随气升降遍及不同的脏腑经络或滞留于机体的某些部位形成不同病变：如痰阻于肺，则见咳喘、胸闷、咯痰；痰迷心窍，则见胸闷心悸，神昏，或发为癫、狂、痫；痰停于胃，则见恶心呕吐痰涎、胃脘痞满；痰留经络筋骨，或著于局部，可见痰核、瘰疬、瘿瘤、阴疽、流注等。

饮较清稀，饮之为病，随其停聚部位之不同而有不同的名称，饮停胸胁，则为“悬饮”；饮停胸膈，则为“支饮”；饮留胃肠，则为狭义的“痰饮”；饮溢四肢，则为“溢饮”。

**3. 水液贮留**　多由肺、脾、肾等脏腑功能失调，水液输布、排泄障碍，贮留体内，发为水肿等病变。若水邪泛滥于肌肤，则发为头面、眼睑、四肢等部位水肿，甚则遍及全身；若水贮留于腹腔，则脘腹胀大，形成水臌。

### （三）津液与气血的关系失调

津液与气血之间有着密切的联系，三者功能的协调是保证人体生理活动正常的重要方面。任何一方失常，都会对另外两者发生影响，导致其功能失去协调，临床常见者，主要为津停气阻、气随液脱、津枯血燥及津亏血瘀等几方面。

**1. 津停气阻**　是指津液代谢障碍，停贮体内，导致气机阻滞的病理状态。

若水饮阻肺，肺气壅滞，宣降失常，则见胸部满闷、咳喘气促不能平卧、痰多等症；水饮凌心，心阳气被遏，可见心悸、心前区憋闷疼痛；水停中焦，湿浊困脾，脾胃气机壅滞，清气不升，浊气不降，可见脘腹痞满、恶心呕吐、不思饮食等症；水停四肢，经脉气血的流通受碍，可见肢体沉重或胀痛、四肢浮肿。

**2. 气随液脱**　是指由于津液丢失太过，气无所依附而随津液外泄，从而导致阳气暴脱亡失的病理状态。

临床表现：在严重的汗、下、吐后，出现冷汗淋漓，呼吸微弱，四肢厥冷，口开目合，手撒，脉微欲绝等气脱的症状。

**3. 津枯血燥** 主要指津液亏乏枯竭，导致血燥虚热内生，或血燥生风的病理状态。

临床可见心烦躁扰，鼻燥咽干，口渴喜饮，肌肉消瘦，小便短少，舌上少津，脉细等津血不足，机体失润的表现；若津亏血燥不能制约阳气，则虚热内生，可见五心烦热，低热等症；若津枯血燥，肌肤失养，则表现为皮肤干燥，瘙痒落屑，甚则肌肤甲错等。

**4. 津亏血瘀** 主要指津液不足致血液运行涩滞不畅的病理状态。

其表现往往在原有津亏表现如口干，小便黄短，舌上少津的基础上，出现舌质紫暗，或见瘀点、瘀斑等症。

## 第二节 内 生 五 邪

内生五邪，是指在疾病的发展过程中，机体内气血津液和脏腑经络等的生理功能发生异常，而产生类似于风、寒、湿、燥、火六淫外邪致病的病理现象。因病起于内，故分别称为“内风”“内寒”“内湿”“内燥”“内火”（无内暑），统称“五邪”。

### 一、风气内动

风气内动，即是“内风”，多是体内阳气亢逆变动或筋失所养而形成的一种病理状态。以眩晕、抽搐、震颤、麻木等不自主的动作为主要临床表现，符合“风性主动”之象，故以风命名；又因肝主筋，主司运动，故出现不自主的动作，当责之肝主筋功能失调，且五行中肝与风同属“木”，故又称肝风内动或肝风。

体内阳气变动或筋失所养有多种原因：主要有肝阳化风、热极生风、阴虚风动、血虚生风与血燥生风等。

#### （一）肝阳化风

肝阳化风，是指机体肝肾阴虚，水不涵木，肝之阳气亢逆变动而成风的病理状态。

临床表现：轻者可见头昏目眩，肢体麻木，头重足飘，手足颤动，眩晕欲仆；重则血随气逆而卒然仆倒，或为闭厥，或为脱厥等危急证候。及时抢救醒后仍有口眼㖞斜，或半身不遂等症。

#### （二）热极生风

热极生风，是指邪热炽盛，燔灼肝经，使筋脉挛缩或阳热亢盛而成风的病理状态。

临床表现：多见于热病之极期，在高热的情况下出现痉厥、抽搐、鼻翼煽动、目睛上吊甚则角弓反张等风动的表现；常伴有神昏、谵语等热扰心神症状。

#### （三）阴虚风动

阴虚风动，是指肝肾阴虚，筋脉失养，虚风内动的病理状态。

临床表现：以手足蠕动，震颤为主症。多伴有阴虚的一般症状，如口干，消瘦，低热，五心烦热，舌上少津，脉细数。

#### （四）血虚生风

血虚生风，是指肝血不足，筋脉失养，或血不荣络，虚风内动的病理状态。

临床表现：肢体麻木不仁，肌肉跳动，甚则手足拘挛不伸等症，同时伴有血虚的一般表现如面色不华、眩晕、舌淡、脉细。

### （五）血燥生风

血燥生风是指由于津枯血少，失于滋润，肌肤失养而化燥生风的病理状态。

临床表现：皮肤干燥或肌肤甲错，并有皮肤瘙痒或落屑，舌上少津，脉细等。

## 二、寒从中生

寒从中生，是指因机体阳气虚弱，温煦功能减退，虚寒内生，或阴寒之邪弥漫的病理状态，又称“内寒”。

临床表现：阳虚产热不足，温煦失职，虚寒内生，则形寒肢冷，面色苍白，舌淡，脉迟无力；寒主收引而致的血脉收缩、血行减慢等“收引”，则或筋脉拘挛，肢节痹痛；阳虚气化功能减退，阴寒性病理产物产生，则见分泌物、排泄物清稀或水湿、痰饮之类。

寒从中生与脾肾阳虚关系密切。其中尤以肾阳虚衰为关键。《素问·至真要大论》有“诸寒收引，皆属于肾”之说。

## 三、湿浊内生

湿浊内生，是指由于脾的运化功能和输布津液的功能障碍，从而引起水湿痰浊蓄积停滞的病理状态，又称“内湿”，因内生之湿多责因于脾虚，故又称之为脾虚生湿。

临床表现：湿为阴邪，其性重浊黏滞，多阻遏气机，其临床表现随湿阻部位的不同而各异：湿侵肌表，可见头闷重如裹，身重；湿留关节，可见关节重着或屈伸不利；湿困上焦，可见胸闷咳嗽，痰多黏腻；湿阻中焦，可见脘腹痞满，不思饮食，口腻或口甜，舌苔厚腻；湿滞下焦，可见腹部胀满，大便溏薄，小便不利等症。湿浊为患以困阻中焦脾胃为主，因此脾虚湿困较为常见。

## 四、津伤化燥

津伤化燥，是指机体津液不足，不能濡养人体各组织器官和孔窍，从而出现干燥枯涩的病理状态，又称“内燥”。

临床表现：多表现为津液枯涸之阴虚内热证同时伴见干燥失润的症状，如肌肤干燥无泽，脱屑，甚则皲裂，咽干、口燥、唇焦或开裂，舌上无津，甚或光红有裂纹，鼻干目涩，爪甲脆折，大便燥结，小便短赤等燥热之象。若肺燥者，兼见干咳无痰，或痰不易咯出，甚则咯血；以胃燥为主时，则胃阴虚，可伴见舌光红无苔；以肠燥为主，则兼见大便干结。

## 五、火热内生

火热内生，是指因气血或病邪内结郁滞而致的阳盛有余，或阴虚阳亢而产生的火热内扰，机能亢奋的病理状态，又称“内火”或“内热”。

### （一）实热（火）

实热可因邪郁化火与五志过极化火而成。邪郁化火主要是因六淫、瘀血、痰湿等病邪郁阻，阳气不行，郁滞结聚，变生为内热（火）；“五志之火”多指情志内伤，精神刺激，机体气血和脏腑生理功能失调，以致气机郁结，郁久从阳化热，火热内生。可见发热，面红目赤，口干，小便黄，大便干，舌红苔黄，脉数有力等实热表现。

### （二）虚热（火）

虚火，即阴虚火旺，多由于精血亏少，阴液耗伤，阴虚阳亢，则虚热（火）内生。可见全身性的虚热证象，如骨蒸潮热、五心烦热、盗汗等症。亦可见火热证象集中于机体的某一部位，如虚火上炎所致的牙痛、咽痛、口干唇燥、颧红等。

## 第三节　疾病传变

传变，是指疾病在机体脏腑、经络等组织之间的传递和变化。疾病是一个发展变化的过程，在这个过程中某一时段的病理变化总体概括起来不外两个方面：一是精、气、血、津液等物质不同程度的虚实变化；二是人体脏腑经络等机能的各种异常改变，当这两类病变各部分之间的发生转化或移递时，就是疾病的传变。

疾病的传变，可概括为病位传变、病性转化两个方面。

## 第四节　疾病转归

疾病转归，指疾病发展的后期状态及最终结局。疾病的转归如何，主要决定于邪正盛衰的变化。正邪相争，从而产生邪正盛衰的病理变化，这种病理变化不仅关系到虚实证候，而且直接影响到疾病的转归。通常情况下，正盛邪退，则疾病趋向于好转而痊愈；邪盛正衰，则疾病趋向恶化甚至死亡。但在疾病趋向痊愈和死亡的过程中存在着一些过渡状态，如疾病的缠绵、后遗或伤残等。

### 一、痊愈

痊愈，是指患者经过治疗或未经治疗而病理状态完全消失，患者逐渐恢复健康的过程或状态。痊愈是在邪正斗争及其盛衰变化的过程中，形成正盛邪退，使疾病逐渐好转而导致的一种好的结局，也是在许多疾病中最常见的一种转归。表现为患者的症状、体征全部消失，脏腑经络等组织器官的功能恢复正常，疾病即告痊愈。

获得痊愈的原因是多方面的。疾病能否痊愈与痊愈的快慢，除依靠患者的一般健康情况，如体质、抗病能力外，及时、正确、积极的治疗与护理也是十分重要的。例如，风寒感冒，邪气从皮毛或口鼻侵入人体，若机体正气充盛，抗邪的能力亦较强，不仅能防止病情的进一步发展，使病变局限在肌表，而且正气可以祛邪外出，使疾病痊愈。若用发汗解表法治疗，使邪去而正气恢复，可对疾病的痊愈过程起促进作用。

### 二、死亡

死亡，是机体生命活动和新陈代谢的终止，可分为生理性死亡和病理性死亡。生理性死亡，指的是享尽天年，无病而终，为自然衰老的结果。病理性死亡除意外死亡外，是指因各种疾病，使机体气血阴阳衰极而无法医治造成的死亡。病理死亡占死亡人数的绝大多数。病理死亡是在邪正斗争及其盛衰变化的过程中，邪气过盛，而正气渐衰，形成邪盛正衰，使疾病逐渐恶化并导致死亡的一种不良结局。病理死亡也与没有及时和正确有效的治疗有关，此外有些疾病迄今尚无治愈和有效控制的方法。

## 三、迁延

迁延，是指邪正双方的力量对比势均力敌，处于邪正相持或正虚邪恋，久病不愈的状态。多见于疾病的后期，是病变转为慢性或迁延性的表现。

疾病之所以陷入迁延状态，是由于在邪正斗争过程中，正气虽未至衰败，但因抗御邪气而削弱，而邪气由于经过正气的奋力抗争，亦有一定程度的衰退。因此，邪正双方势均力敌，处于非激烈性抗争的一种相持不下的正虚邪恋状态，使病变局限并处于相对稳定状态，其临床表现往往不甚剧烈，但疾病则持久难愈。由于其具有一定的病理稳定性，故也可视作疾病的一种结局。

迁延状态也存有演变的可能：一是在积极的治疗下，使正气增强，余邪散尽，疾病则好转或痊愈；二是治疗不当或失治，病情逐渐加重；三是病邪缠绵，正气难复，则为慢性迁延性疾病或继发其他病证，甚则留下后遗症。

## 四、后遗

后遗，又称“后遗症”，是在疾病的病理过程结束，或病因的致病作用终止后，遗留下来的某种组织器官的缺损或功能上的障碍。

后遗症属病机演变的终结，是疾病后对机体造成的一种附加损害。如小儿麻痹症后的肢体瘫痪、中风后遗留的半身不遂等。后遗症主要表现为机体形态或功能的异常，如身体畸形、偏瘫、痴呆等。

# 第七章 诊　法

诊法指望、闻、问、切四种诊察疾病的基本方法，简称为“四诊”。

人体是一个有机的整体，局部的病变可以影响到全身，内脏的病变可以从五官、四肢、体表等各个方面反映出来。正如《丹溪心法》所说：“欲知其内者，当以观乎外；诊于外者，斯以知其内。盖有诸内者必形诸外。”因此，通过四诊等手段诊察疾病显现于外的症状和体征，就可以了解到机体的整体状况，求得疾病的病因、性质及其内在联系，为辨证论治提供必要的前提条件。

望、闻、问、切是医生调查了解疾病的四种方法，是从不同的角度来诊察疾病，不能互相取代。因此，医生在临床运用四诊时，必须将它们有机地结合起来，即所谓“四诊合参”，才能全面、系统地了解病情，避免片面地诊断和治疗疾病。

## 第一节 望　诊

望诊是医生运用视觉对人体全身或局部的基本情况及排出物等进行有目的的观察，以了解健康或疾病状况的一种诊法。人的精神状态、形体强弱、面部色泽、舌象变化等重要的生命信息，主要通过视觉来获取，是其他方法无法代替的。进行望诊时应该有步骤、有重点地细心观察，一般先进行全身望诊，再进行局部望诊。即从全身到局部，由头面部到躯体四肢等。

### 一、望神

神是人体生命活动的总称，有广义、狭义之分。神成于先天之精气，且得后天水谷精微之滋养。精与神，互为依存，精能生神，即精是物质基础；神能御精，即神是功能表现。精神健旺是人体健康的标志。同时，神藏于形体之中，有形才能有神，形健则神旺，形衰则神疲。望神主要是指医生通过观察人体生命活动，如面部的气色、目光、表情和动态等，从总体上诊察患者的全身情况，以判断脏腑机能、气血阴阳的盛衰、病情的轻重及预后的方法。《素问·移精变气论》曰：“得神者昌，失神者亡。”诊断疾病应先观其神态，一般分为得神、失神、假神、少神、神志异常等。

**1. 得神**　又称有神。主要表现为面色明润含蓄，神志清楚，语言清晰，表情自然，目光炯炯有神，眼睛转动灵活，形体壮实，肌肉结实丰满，体态自如，反应灵敏，呼吸平顺。表明正气未伤，脏腑功能未衰，虽病亦轻浅，预后良好。

**2. 失神**　又称无神。主要表现为面色晦暗或太鲜明暴露，精神委靡，或神昏烦躁，言语失常，目光晦暗呆滞，眼睛转动迟缓或上翻、直视，形体瘦削，或严重浮肿，呼吸气息低弱，或气粗喘促，甚至撮空理线，循衣摸床等。表明正气严重衰败，病情严重，预后不良。

**3. 假神**　是指危重患者出现精神暂时“好转”的假象，是临终前的预兆。如面色本晦暗无华，突见两颧嫩红如妆；精神本委靡不振，突然精神转佳；本懒言不语，突然语言不休，欲见亲人；本目无光彩，突然转亮；或本不欲饮食，突然食欲增强，思食、索食等。假神是脏腑精气极度衰竭，阴不敛阳，虚阳外越，阴阳将要离决的危候，俗称“回光返照”“残灯复明”。

**4. 少神**　又称神气不足。主要表现为精神不振，健忘，倦怠嗜卧，面色少华，声低懒言，两目乏神，动作迟缓等。少神是精气衰少，正气不足的表现。

**5. 神志异常** 亦称神乱，精神错乱，为狭义之神的异常表现。表现为焦虑恐惧、烦躁不安、神昏谵语、淡漠痴呆或卒然昏倒等症，多见于癫、狂、痫等患者。

（1）癫病：表现为淡漠寡言，精神呆滞，喃喃自语，哭笑无常，多由痰气郁结，痰迷心窍，蒙蔽神明，或心脾两虚，心神失养所致。

（2）狂病：表现为狂妄怒骂，打人毁物，不避亲疏，或登高而歌，弃衣而走，妄行乱动等，多由气郁化火，痰火扰心，或阳明热盛，邪热扰乱神明，或蓄血瘀阻，蒙蔽心窍而致。

（3）痫病：表现为突然昏倒，两眼上翻，口吐涎沫，四肢抽搐，醒后如常，多由肝风夹痰浊，上窜蒙蔽清窍，或因痰火扰心，肝风内动。

## 二、望色

望色是指望皮肤的颜色和光泽。人体皮肤的色泽也是脏腑气血的外荣，其变化可以反映人体内部精气的盛衰、疾病的不同性质、不同脏腑的病证，判断疾病的轻重顺逆及预后转归。望色包括望色、望泽两个方面，色有青、赤、黄、白、黑五色，古人称为“五色诊”；泽指皮肤是否荣润有华。临床一般以望面部色泽变化为主，因面部血脉分布丰富，人身“十二经脉，三百六十五络，其血气皆上于面而走空窍”（《素问•邪气脏腑病形》）；而且面部皮肤薄嫩，体内气血盛衰变化，最易通过面部色泽变化显露出来；此外，患者面部也方便医生观察。

**1. 常色** 即正常的面色，是人在生理状态下的面部色泽。它标志着人体气血充足，精神旺盛和脏腑机能活动正常。中国人的正常色泽应为微黄红润而有光泽，即黄红隐隐、明润含蓄。常色有主色、客色之分。

（1）主色：个体一生基本不变的色泽称为主色，属个体素质。人类因种族、地域、遗传等不同而肤色各有差异。《医宗金鉴・四诊心法要诀》曰“五脏之色，随五形之人而见，百岁不变，故为主色”，说明因个体不同，各人色泽可略有差异。

（2）客色：是随生活条件、外界环境和气候等因素的变化，面部色泽也相应地出现改变。常受气候、环境、运动、情绪、工种等因素影响。例如，受四季气候不同的影响，面色也随之略有变化，春稍青，夏稍红，长夏稍黄，秋稍白，冬稍黑。再如受到恐吓时脸色青白，高兴时见面赤。室外工作者面色多红黑，室内工作者多白皙等。

**2. 病色** 即因病而发生异常改变的面色。病色包括色与泽的变化，其特点是晦暗或暴露。晦暗是脏腑精气已衰，胃气不能上荣的表现；而暴露则是病色外现或真藏色外露的表现。病色又有善恶之分。色泽明润含蓄，为有华色，称为善色，是吉兆，表示预后较佳。色泽晦暗枯槁，为无华色，称为恶色、夭色，是凶兆，表示预后欠佳。根据患者面部青、赤、黄、白、黑五色变化进行诊察疾病的方法，称为“五色诊”或“五色主病”。

（1）青色：主寒证、痛证、瘀血和惊风。青色为经脉瘀阻，气血运行不畅之色。

青主寒，面色苍白淡青，多属寒邪外袭或阳虚生寒；青主痛，疼痛时常见面色青中带白，或面色青灰，口唇青紫；青主瘀血，外伤时局部皮肤呈青紫色；心血瘀阻致胸痹痛时口唇青紫，手足青至节；青主惊风，小儿惊风或欲作惊风时，常于眉间、鼻梁、口唇四周呈青灰色。

（2）赤色：主热证。赤甚为实热，微赤为虚热。赤色是火热较盛，鼓动气血充盈脉络之色。

热有虚实之分：外感发热或脏腑阳盛之实热证常满面通红，目赤，唇舌红赤；阴虚阳亢之虚热证常见两颧潮红娇嫩；久病重病患者面苍白，却时时泛红如妆，嫩红带白，游移不定，为虚阳浮越的戴阳证，属真寒假热之危候。

（3）黄色：主脾虚、湿证。黄色为脾虚失运，气血不足，水湿内蕴所致。

面色淡黄，枯槁无光，称为“萎黄”，常见于脾胃气虚，气血不足；面黄虚浮，称为“黄胖”，常见于脾虚湿盛；若肝胆受邪，胆汁不循常道而外溢，致面目一身俱黄，称为“黄疸”。黄而鲜明如橘皮色者是“阳黄”，为湿热熏蒸，胆汁外溢肌肤而发；黄而晦暗如烟熏者，是“阴黄”，为寒湿阻遏，胆汁外溢肌肤所致。

（4）白色：主虚证、寒证、失血、阳气暴脱。白色是气血不荣之候，凡阳虚、寒凝，或耗气失血，气血不足，均可致面色发白。

阳虚则阴寒内盛，水饮内停，可见面色㿠白而虚浮；寒凝经脉，面色白而暗淡，伴疼痛剧烈或战栗；气血不荣，面色淡白而稍瘦；若血脱，气血失充，则呈苍白；若阳气暴脱，面色为苍白或灰白不泽，肢冷，冷汗淋漓，脉微欲绝。

（5）黑色：主肾虚、水饮、瘀血、痛证。黑为阴寒水盛或气血凝滞之色。

肾阴虚内热灼津，则面色、唇色黑而干焦；肾阳虚机体失于温煦，则面色黧黑晦暗或兼见口唇紫暗；若阳虚气不化水，气血受困，可见目眶色黑；瘀则气血凝阻，不通则痛，其色可见紫黑。

## 三、望形态

望形态即通过观察患者的形体与姿态来诊察疾病。人体是个有机的整体，皮毛、肌肉、血脉、筋骨等内合五脏，望形态可以测知脏腑气血的盛衰，阴阳邪正的消长，以及病势的顺逆和邪气之所在。

**1. 望形体** 主要观察患者形体的强弱胖瘦、体型特征、躯干四肢、皮肉筋骨等。

形体强壮者骨骼粗大，肌肉强盛，皮肤光滑润泽，其内在脏腑坚实，气血旺盛，抗病力强；形体瘦弱者肌肉瘦削，骨骼细小，皮肤毛发干枯不泽，其脏腑虚衰，气血不足，抗病力弱。形体肥胖而食少，肉松皮缓，神疲乏力者，多属形盛气虚，阳气不足，脾虚有痰湿，即“肥人多痰”。体瘦而食多者，属中焦有火；体瘦而食少者，属中气虚弱；形瘦颧红，皮肤干焦者，多属阴血不足、内有虚火的表现，易患肺痨等病，即“瘦人多火”；若骨瘦如柴，肌肉干瘪者，是脏腑精气衰竭之象（表 7-1）。

**表 7-1 望形体**

| 形体与五脏 | 骨骼（肾） | 胸廓（心肺） | 肌肉（脾） | 皮毛（肺） | 筋爪甲（肝） |
|---|---|---|---|---|---|
| 正常（健壮） | 粗大壮实 | 宽厚 | 丰满结实 | 润泽 | 活动自如，荣润 |
| 异常（病态） | 细小脆弱 | 狭窄或畸形 | 瘦削或浮肿 | 枯槁 | 活动障碍，脆薄<br>拘急抽搐，枯白 |

**2. 望姿态** 正常人活动自如，动作灵活。可通过不同患者的特殊动静姿态和体位来辨别病证。

总体上讲，“阳主动，阴主静”。凡喜动向外、仰卧伸足，多属阳证、热证、实证；凡喜静向内、踡卧加被，多属阴证、寒证、虚证。坐而仰首，多是痰涎壅盛的肺实证；坐而俯首，气短懒言者，多属肺虚或肾不纳气；端坐呼吸，不能平卧，多为心阳不足，水气凌心。患者辗转反侧，翻滚不安，交换体位，多见于胆、肾绞痛等患者。

常见的异常姿态有：半身不遂，口眼㖞斜，多是风痰阻络；颈项强直，四肢抽搐，角弓反张，是动风之象；头摇不能自主，多为肝风内动；关节疼痛，肿胀变形，屈伸困难，行动不便，多属痹证；四肢痿软无力，行动困难而无痛，多属痿证。愁眉苦脸，辗转呻吟，手护所在多为痛处。昏厥的患者，若突然昏仆不省人事，偏侧瘫痪或一侧手足麻木不仁、举动不灵，口眼㖞斜，为中风入脏；若神志清楚仅半侧瘫痪，为偏瘫，是风中经络，或中风之后遗症。卒倒而口开，手撒遗尿，是脱证；牙关紧闭，两手紧握，为闭证。若突然昏倒而呼吸自续多为厥证。盛夏时节，卒然昏倒而面赤汗出，多为中暑。

## 四、望头面五官

**1. 望头部** 主要观察头的外形、动态和头发色泽的变化。

（1）头的外形：小儿头形过大或过小，伴有智力发育不全者，多为先天禀赋不足。婴幼儿前囟下陷如坑状，称囟陷，为正气不足。多因先天精气亏虚，脑髓失充，或吐泻伤津，气血不足所致（但6个月内的婴幼儿囟门微陷，则属正常）。前囟高突，称囟填，多属实热证。囟门迟闭，多为肾精不足或脾胃虚弱所致。

（2）动态：患者头颈摇晃不能自主，或头仰，颈项强硬，均为风证。在成人可见于肝风内动，老年人则见于气血虚衰、脑神失养。在小儿多为惊风证。

（3）头发色泽的变化：发为血之余，肾之华在发。正常人发黑，稠密润泽，是肾气充盛、精血充足的表现。若发黄干枯，稀疏易落，多属精血不足。突然片状脱发，显露圆形或椭圆形光亮头皮，称为斑秃，多为血虚受风或长期精神紧张，耗伤精血所致。青年白发，多为肾虚、先天禀赋，或劳神伤血所致。

**2. 望面部**

（1）面肿：若面部浮肿，按之凹陷者，为水肿，属全身水肿的一部分。多因肺、脾、肾三脏功能失调，水液停聚，外渗肌肤所致。若颜面红肿甚，灼热疼痛，压之褪色，目不能睁者，称为抱头火丹，多为风火热毒上攻所致。头肿大如斗，面目肿盛，为大头瘟，多为感染时疫，火毒上攻所致。

（2）腮肿：腮部耳前，颊车之处，突然肿起，肌肉浮而不著骨者，名曰“痄腮”。为外感温毒所致，多见于儿童，属传染病。

（3）口眼㖞斜：患者一侧口角㖞斜，患侧眼睑不能闭合，多为中风。

**3. 望五官** 五脏开窍于五官，五官内应于五脏，且口鼻是外邪入侵人体的门户。

（1）望目：目为肝之窍，“五脏六腑之精气，皆上注于目而为之精”（《灵枢·大惑论》），目与五脏六腑皆有联系。望目应观察眼神、颜色、外形及动态等变化。眼睛黑白分明，精彩内含，神光充沛，有眵有泪，视物清晰，为有神之象，虽病易治。反之白睛暗浊，黑眼色滞，失却精彩，浮光暴露，无眵无泪，视物模糊，为无神之象，病重难治。目赤红肿，迎风流泪，多属肝经风热。目眦赤痛为心火。目眦淡白为血虚、失血。白睛发黄为黄疸。目胞浮肿，为水肿病的初起之征，若仅下睑肿，则为老年肾虚的表现。眼眶凹陷，多为津伤液脱或气血不足所致，若久病、重病眼窝深陷，甚则视不见人，则为脏腑精气竭绝之危候。瞳孔散大、视物不清，为肾精耗竭，或心神散乱。小儿昏睡露睛，多为脾虚气血不足之象。两目上视、斜视、直视，均为肝风内动。

（2）望耳：肾开窍于耳，望耳应观察耳郭色泽、形态变化。两耳瘦薄，色淡白为正气虚。双耳色红肿，多为肝胆湿热或热毒上攻。双耳干枯焦黑，为肾精耗竭。小儿发热2～3天后，耳背发际处出现玫瑰色丘疹，多为麻疹先兆。耳道流脓，多为肝胆湿热，或少阳经风热上壅，或肾虚相火上炎所致。

（3）望鼻：鼻为肺窍，与脾经、胃经亦有联系。望鼻主要观察其色泽、外形、鼻内分泌物。鼻红肿生疮，多属胃热或血热。鼻端生红色粉刺，称为“酒齄鼻”，多因肺胃蕴热所致。鼻翼煽动，多见于肺热或哮喘患者。鼻流清涕是外感风寒，鼻流浊涕多属风热，久流浊涕而有腥臭味者为鼻渊，多为外感风热或肝胆湿热上逆于鼻所致。

（4）望口唇：脾开窍于口，其华在唇。一般观察其形、色、润燥等变化。唇色淡白为血虚或虚寒。唇色深红多属热盛。深红而干，是热盛伤津。口唇色青紫，为气滞血瘀。口角流涎，见于小儿，为脾虚湿盛，见于成人多为中风。口唇糜烂，为脾胃积热。口疮是口内唇边生白色小疱，溃烂后红肿疼痛，亦称“口破”“口疳”，由心脾两经积热上熏所致。小儿口腔、舌面满布白斑如雪片，为“鹅口疮”，多由湿热秽浊之气上蒸于口所致。

（5）望咽喉：咽喉为肺、胃之门户，肾经循喉咙夹舌本。重点观察咽喉的色泽和形态的变化。咽部红肿疼痛明显，或溃烂，伴见黄白色脓点，则为乳蛾，属肺胃热甚，火毒熏蒸所致。咽部嫩红，肿痛不显者，多属肾水亏少，虚火上炎所致。若咽部有灰白色假膜，不易剥离拭去，重剥则出血或

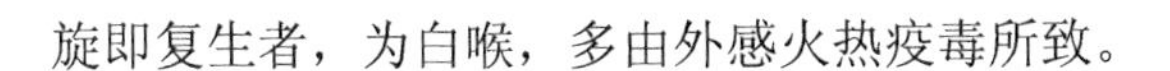
旋即复生者，为白喉，多由外感火热疫毒所致。

## 五、望颈项

**1. 望颈部**

（1）瘿瘤：颈前颌下结喉之处，有肿物如瘤，或大或小，或单侧或双侧，可随吞咽上下移动者，称为“瘿瘤”或“颈瘿”。瘿瘤多因肝气郁结，气滞痰凝而致或与地方水土有关。

（2）瘰疬：颈侧颌下有肿块如豆，推之可移，累累如串珠者，称为瘰疬。瘰疬多由肺肾阴虚，虚火灼津，结成痰核，结于颈部，或外感风火时毒，夹痰结于颈部所致。

**2. 望项部**

（1）项强：为颈部筋肉拘急或强痛，活动受限。项强多为外感风寒或火热内盛，灼伤肝经或阴虚阳亢，经气不利所致。

（2）项软：项软抬头无力，见于小儿多属肾精亏损或脾胃虚弱，发育不良；若久病、重病颈项软弱，头部下垂，眼眶深陷，则为脏腑精气衰竭之危象，为病重。

## 六、望躯体

**1. 望胸胁** 可从外形和呼吸等方面诊察心、肺、肝胆的病变及宗气的盛衰。

（1）外形：胸廓前后径不及左右径的一半，为扁平胸，常见于肺肾阴虚或气阴两虚。胸廓前后径增加，与左右径大约相等，甚至超过左右径，胸廓呈圆桶状，为桶状胸，可见于肺胀病。胸骨下部明显前突，两侧肋骨凹陷，形似鸡胸者，称为鸡胸；若胸骨下部显著内陷，形似漏斗者，称为漏斗胸；两者多因先天不足或后天失养，肾气不充，骨骼发育异常所致。妇女乳房红肿热痛，称为乳痈，多因肝气不舒、胃热壅滞所致。

（2）呼吸：吸气时间延长，多为吸气困难所致，可见急喉风、白喉重证等患者；呼气时间延长，多为呼气困难所致，常伴张口目突、端坐呼吸，可见于哮病、肺胀患者。呼吸急促，胸廓起伏明显，多属实热证；呼吸微弱，胸廓起伏不显者，多属虚寒证，为肺气亏虚所致。

**2. 望腹部** 腹部膨隆，若兼见腹壁青筋暴露，肚脐突出，四肢消瘦，多属臌胀病。若腹部胀满，周身浮肿，多属水肿病。若仅腹部某一部位膨隆，则多见于积聚等病。腹部仰卧时前壁明显低于胸骨至耻骨中点连线，称为“舟状腹”，多为剧烈吐泻，津液大伤所致；若久病伴肉削骨著，则为脏腑精血耗竭，属病危之象。

**3. 望二阴** 前阴包括生殖和排尿器官，后阴指肛门。二阴皆为肾所司，内接膀胱、胞宫、大小肠，且与太阴、阳明、任、督等经脉相连。

（1）望前阴

1）疝气：阴囊肿大，因小肠坠入阴囊或睾丸肿胀引起者，称为“疝气”，又称“狐疝”。多由肝气郁结、久立劳累或寒湿侵袭所致。

2）水疝：阴囊肿大而透明者，称“水疝”。

3）阴挺：妇女阴户中有物突出如梨状，称为“阴挺”，又称“阴茄”。此为脾虚中气下陷，或产后劳伤，使胞宫下坠所致。

4）阴部湿疮：阴部瘙痒，甚者红肿湿烂，灼热疼痛，多为肝胆湿热循经下注所致。

（2）望后阴

1）痔疮：肛门内外生有紫红色柔软包块，突起如峙者，称为“痔核”，俗称“痔疮”。多由久坐，肠中湿热蕴结，或血热肠燥，肛门部血脉瘀滞所致。

2）脱肛：直肠自肛门脱出，轻者排便时脱出，便后缩回，重者脱出后不能自行缩回，须用手帮助回纳。多由脾虚中气下陷所致，多见于老人、妇女产后或久病体虚者。

3）肛裂：肛门与肛管的皮肤黏膜有狭长裂伤，排便时疼痛流血者，为肛裂。多因血热肠燥，大便干结，用力排便时撑裂所致。

## 七、望皮肤

皮肤为一身之表，为人体之藩篱，内合于肺脏，有保护机体的作用。望皮肤主要是观察皮肤的色泽、形态和反映于体表的病变。

**1. 望皮肤的色泽** 正常肤色与面色相似，应是黄红隐隐、明润含蓄。皮肤苍白无华是血虚，常见于急性大出血。皮肤红赤灼热常见于高热。皮肤发赤，色如涂丹者，称为“丹毒”。面、目、皮肤、爪甲俱黄者，为黄疸，有阳黄、阴黄之分。皮肤颜色减退、变白，皮损边界清楚，为白驳风。

**2. 望形态**

（1）肿胀：周身肌肤肿胀，按之有压痕者，为“水肿”。其中，头面先肿，继及全身，腰以上肿甚者，多属阳水，多由外感风邪，肺失宣降，风水相搏所致；若足跗或下肢先肿，继及全身，腰以下肿甚者，多属阴水，多由阳气虚衰，蒸化无力，以致水湿内停，外渗肌肤而成。

（2）斑疹：凡色红或青紫，点大成片，平铺于皮肤，抚之不碍手，压之不褪色者为斑。斑有阴阳之分。若色深红或紫红，兼有实热表现者为阳斑，多由热邪亢盛，内迫营血而发；色淡青或淡紫，隐隐稀少，兼有气虚表现者为阴斑，多由脾气虚衰，血失统摄所致。凡色红，点小如粟米，高出皮肤，抚之碍手，压之褪色者，为疹。疹有麻疹、风疹、隐疹等不同。

（3）湿疮：又称为“浸淫疮”，表现多样。初起皮肤先现红斑、瘙痒，迅速形成丘疹、水疱，破后渗液，形成红色湿润之糜烂面。以后干燥结痂，痂脱后留有痕迹，日久可自行消退。多因湿热蕴结，复感风邪，或病久耗血，以致血虚生风化燥而致肌肤失养、受损。

（4）缠腰火丹：指发于腰腹及胸胁等部位的水疱，密集成簇，皮肤灼热刺痛如火燎，多为肝胆火盛，湿热蕴结所致。

（5）疮疡：主要有痈、疽、疔、疖等。

1）痈：患处红肿高大，根盘紧束，灼热疼痛，易于成脓者为痈，属阳证，多为湿热火毒蕴结，气血瘀滞而发。

2）疽：患处漫肿无头，皮色不变或晦暗，局部麻木，不热少痛者为疽，属阴证，多为气血亏虚，阴寒凝滞而发。

3）疔：患处顶白形小如粟，根硬而深，麻木疼痛者为疔，因外感风热或内生火毒而发，特点是邪毒深重，易于扩散。

4）疖：患处形小而圆，红肿热痛不甚，出脓即愈者为疖，病属轻浅，多为外感热毒或湿热内蕴而发。

## 八、望排出物

排出物是分泌物与排泄物的总称，包括呕吐物、痰、涎、涕、唾、二便及经、带、泪、汗液、脓液等。望排出物就是观察患者排出物的形、色、质、量等变化，以诊察病情的方法。望排出物的总规律是凡色白、清稀者，多属虚证、寒证；凡色黄、稠浊者，多属实证、热证。

**1. 望痰** 痰白清稀者，属寒痰；痰黄黏稠，坚而成块者，属热痰；痰少而黏，难于咯出者，属燥痰；痰白滑，量多，易于咯出者，属湿痰；咳吐腥臭脓痰或脓血痰，属肺痈，为热毒蕴肺，肉腐成脓所致；痰中带血，色鲜红者，因火热灼伤肺络所致，多见于肺阴亏虚和肝火犯肺等患者。

**2. 望涕** 涕是鼻腔分泌的黏液。鼻流浊涕是外感风热，鼻流清涕多为外感风寒。久流浊涕不止者，为鼻渊。

**3. 望涎** 涎为脾之液，具有濡润口腔、协助进食和促进消化的作用。口流清涎量多者，多属脾胃虚寒；口中时吐黏涎者，多属脾胃湿热；小儿口角流涎，涎渍颐下，称为“滞颐”，多由脾虚不能摄津或胃热虫积所致；睡中流涎者，多为胃中有热或宿食内停。

**4. 望呕吐物** 呕吐物清稀无酸臭味，多为寒呕，多因胃阳不足，或寒邪犯胃，胃失和降所致。呕吐物秽浊有酸臭味，多属热呕，多因邪热犯胃，胃失和降所致。呕吐不消化食物，味酸腐，多属伤食。呕吐黄绿苦水，多属肝胆郁热或湿热，热迫胆汁上溢所致。呕吐清水痰涎，胃脘有振水声者，为痰饮。

**5. 望小便** 小便清长量多，多属下焦虚寒证；小便黄赤短少，多属下焦实（湿）热证。

## 九、望小儿食指络脉

食指络脉，是指虎口至食指内侧（掌侧）桡侧的浅表静脉，也称指纹。望小儿食指络脉，即观察此处络脉的形色变化来诊察病情的方法，适用于3岁以内的小儿。

**1. 诊察方法** 诊时让家属抱小儿向光，医生先用左手拇指和食指固定小儿食指，再用右手拇指指腹从小儿食指指尖向指根部轻柔推擦几次，使络脉显现，观察络脉的形色变化。

**2. 三关定位** 食指的第一节部位为风关，即掌指关节横纹向远端至第二节横纹之间；第二节部位为气关，即第二节横纹至第三节横纹之间；第三节部位为命关，即第三节横纹至末端。

**3. 辨病** 小儿正常指纹是色泽浅红微黄，红黄相兼，隐现于风关之内，大多不浮露，甚至不明显。其形态多为斜行、单支，粗细适中。对小儿病理指纹的辨证要领概括为四句话：浮沉分表里，络色辨病性，淡滞定虚实，三关测轻重。

（1）浮沉分表里：指纹浮露色浅者，表示病位较浅，多见于外感表证。指纹沉滞色深者，表示病位较深，多见于内伤之里证。

（2）络色辨病性：色鲜红的，主外感表证；色紫红的，主内热；色青主疼痛、惊风与血瘀；色紫黑主血络闭郁，为病危之象。

（3）淡滞定虚实：指纹色深暗滞者多属实证，是邪气有余；色淡不泽者多属虚证，是正气不足。

（4）三关测轻重：指纹显于风关，是邪气入络，邪浅而病轻。指纹从风关透至气关，其色较深，是邪气入经，主邪深入而病重。若指纹显于命关，是邪气深入脏腑，可能危及生命，因此称为命关。若指纹直达指端，称作“透关射甲”，病势凶险，预后不佳。

若指纹增粗，分支明显者，多属实证、热证。指纹变细，分支不显者，多属虚证、寒证。

## 十、望舌

望舌，又称舌诊，是通过观察舌象，了解机体病情的诊察方法。所谓舌象，即舌质与舌苔所表现的征象。望舌质，分神、色、形、态四方面，主候脏腑的虚实，气血的盛衰；望舌苔，包括诊察苔质和苔色，主候病邪的深浅，邪正的消长。舌质和舌苔必须综合分析，才能全面了解病情。

**1. 舌与脏腑的关系** 舌为心之苗；舌为脾之外候；肾藏精，足少阴肾经夹舌本；肝藏血、主筋，其经脉络于舌本；肺系上达咽喉，与舌根相连；舌苔乃胃气熏蒸谷气所形成。五脏六腑直接或间接地通过经络与舌有联系，所以脏腑的病变可以通过舌象反映出来。一般认为，舌尖反映心肺的病变，舌边反映肝胆的病变，舌中反映脾胃的病变，舌根反映肾的病变（图7-1）。

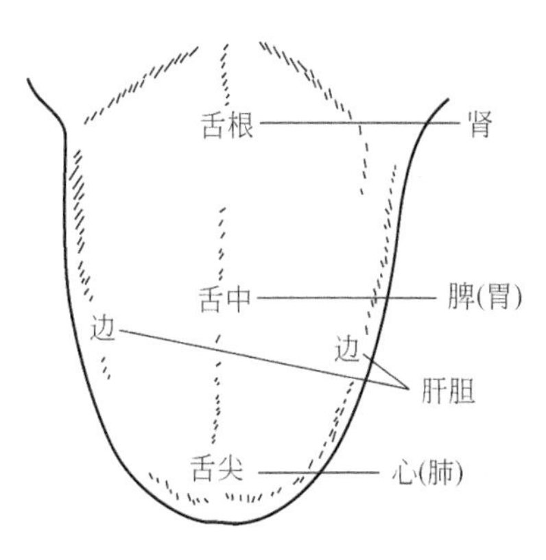

图 7-1 舌诊脏腑部位分属图

**2. 望舌的方法** 望舌要在充足、柔和的自然光线下进行，要求患者将舌自然舒展地伸出口外，舌尖微下垂，充分暴露舌体。伸舌时不宜过分用力，时间不宜过长。观察舌下络脉时，舌尖微抵上腭。要注意饮食或药物引起的“染苔”及口腔因素对舌象的影响。

**3. 正常舌象** 简称“淡红舌、薄白苔”，即舌质柔软，运动灵活自如，颜色淡红鲜明润泽；胖瘦老嫩大小适中，无异常形态；舌苔色白，颗粒均匀，薄薄地铺于舌面，揩之不去，其下有根，干湿适中，不黏不腻。

**4. 望舌质** 舌质有神、色、形、态的变化。

（1）舌神：凡舌质红活、鲜明、润泽、舌体运动灵敏自如，视为荣舌，是舌有神，表明津液充足，气血充盈，精神健旺，虽病而轻，正气未伤，病属善候。凡舌质暗滞、枯涩、运动失灵、缺乏血色生气，视为枯舌，是舌无神，表明津液匮乏，气血大亏，精神衰败，病情危重，病属恶候。

（2）舌色：即舌体的颜色。主要有淡红舌、淡白舌、红舌、绛舌、青紫舌。

1）淡红舌：舌色淡红润泽，白中透红者，称为淡红舌。淡红舌为气血调和的征象，可见于正常人或外感病初起，病情轻浅。

2）淡白舌：舌色比正常舌色浅淡，白色偏多而红色偏少，称为淡白舌。淡白舌主阳虚证、气血两虚证。多由阳气不足，气血两虚所致脉管充盈不足，血液亏少所致。若舌淡白湿润，多为脾阳亏虚，水湿内停；舌淡白光莹，属气血两虚。

3）红舌：舌色较淡红色为深，甚至呈鲜红色，称为红舌。红舌主热证，多因热盛气血沸涌，舌体脉络充盈所致。若舌鲜红而起芒刺，或兼黄厚苔的，多属实热证；若鲜红而少苔，或有裂纹或光红无苔，则属虚热证。

4）绛舌：较红舌更深或略带暗红色者，称为绛舌。绛舌常由红舌进一步发展而来。主热入营血证、阴虚火旺证、血瘀证。若舌绛或有红点、芒刺，为温病热入营血；若舌绛少苔或无苔，或有裂纹，则是阴虚火旺；另有舌绛少苔而津润者，多为血瘀。

5）青紫舌：全舌呈均匀青色或紫色，或舌色中泛现青紫色，均称为青紫舌。舌上局部出现青紫色斑点，大小不一，不高于舌面，称为“瘀点舌”或“瘀斑舌”。青紫舌主血瘀证。青紫舌由气血运行不畅所致。舌色淡紫或紫暗而湿润，多见于寒性血瘀；舌色紫红或绛红，舌苔少而干，多见于热性血瘀。青紫舌还可见于某些先天性心脏病或药物、食物中毒等病证。

（3）舌形：舌形变化包括老嫩、胖瘦、点刺、裂纹等表现。

1）老、嫩舌：舌体坚敛苍老，纹理粗糙，舌色较暗者，称为老舌；舌体浮胖娇嫩，纹理细腻，舌色浅淡者，称为嫩舌。老舌主实证；嫩舌主虚证。

2）胖、瘦舌：舌体较正常舌为大，伸舌满口者，称为胖大舌；胖大舌伴有舌边齿痕者，称为齿痕舌；舌体肿大，甚则舌肿胀而不能收缩回口中者，称为肿胀舌；舌体比正常舌瘦小或瘦薄者，称为瘦小舌或瘦薄舌。

胖大舌多为津液输布失常，体内水湿停滞的表现。其中舌淡胖大者多为气虚、阳虚；舌有齿痕，舌质嫩者多属气血两虚或湿盛；舌胖大而色深红者多为心脾热盛或中毒。先天性舌血管瘤患者，亦可见舌的局部肿胀色紫。

瘦小舌或瘦薄舌是舌失濡养的表现。舌淡而瘦小或瘦薄，多见于气血两虚；舌红绛而瘦小或瘦薄，少苔或无苔，多见于阴虚火旺。

3）点、刺舌：点，是指鼓起于舌面的红色、白色，或黑色星点；刺，是指舌面颗粒及软刺增大、高突，并形成尖锋，形如芒刺，抚之棘手，称为刺舌。点、刺舌均主热证，提示脏腑阳热亢盛，或血分热盛。舌尖生点刺，多为心火亢盛；舌中生点刺，多为胃肠热盛等。

4）裂纹舌：舌面上出现各种形状的裂纹、裂沟，深浅不一，多少不等者，均称为裂纹舌。裂纹舌主精血亏虚证、热盛伤阴证、脾虚湿侵证。舌色浅淡而裂，为精血亏虚；舌色红绛而裂，则为热盛伤津，阴津耗损；舌色淡白胖嫩，边有齿痕而又有裂纹者，属脾虚湿侵。

（4）舌态：舌态变化包括痿软、强硬、歪斜、颤动、短缩等。舌态的变化往往说明病情较重。

1）痿软舌：舌体软弱无力，不能随意伸缩回旋者，称为痿软舌。痿软舌主气血两虚证、阴虚火旺证。舌痿软而红绛少苔，多见于邪热伤阴，或阴虚火旺证；舌痿软而舌色枯白无华，多见于久病气血虚衰。

2）强硬舌：舌体失其柔和，卷伸不利，或板硬强直，不能转动者，称为强硬舌。强硬舌主热入心包证、热盛伤津证、风痰阻络证。舌体强硬而舌色红绛少津，多见于热盛伤津；舌体强硬而舌苔厚腻，多见于风痰阻络；突然舌强语言謇涩，伴有肢体麻木、眩晕等，多为中风先兆。

3）歪斜舌：伸舌时舌体不自主地偏向一侧，称为歪斜舌。歪斜舌主中风或中风先兆，多由肝风夹痰，痰瘀阻滞经络所致。舌歪斜而淡红，舌苔腻，多因风痰中络或痰瘀阻络；舌歪斜而红干，多见于肝阳化风证。

4）颤动舌：伸舌时舌体不自主地抖动、震颤，称为颤动舌。颤动舌主肝风内动证。舌淡白而颤动，多见于血虚生风；舌绛紫而颤动，多见于热极生风；舌红少苔而颤动，多见于阴虚动风；舌红而颤动，多见于肝阳化风。

5）短缩舌：舌体紧缩，不能伸长，甚则舌不抵齿者，称为短缩舌。短缩舌主寒凝经脉证、热盛伤阴证、气血虚衰证、风痰阻络证。舌淡紫或青紫而湿润短缩，多属寒凝经脉；舌红绛而干短缩，多属热病伤阴；舌胖大苔黏腻而卷缩，多属风痰阻络；舌质淡嫩而短缩，多为气血衰败。

若先天性舌系带过短，影响舌体伸出者，称为绊舌，无临床意义。

**5. 望舌下络脉**　正常舌下络脉呈淡紫色。望舌下络脉主要观察舌下络脉的粗细、颜色、怒张、弯曲及周围细小络脉的颜色、形态、紫色血络、有无紫暗的珠状结节等。

舌下络脉细而短，色淡红，周围小络脉不明显，舌色和舌下黏膜色偏淡者，多属气血亏虚。舌下络脉粗张，或青紫、紫红、绛紫、紫黑色，或舌下细小络脉呈暗红色，或紫色网状，或舌下络脉曲张，或呈珠子状大小不等的瘀血结节等，均为血瘀证，是气血运行失调的重要依据。

**6. 望舌苔**　包括苔色和苔质两方面的变化。

（1）苔色：苔色的变化有白苔、黄苔、灰黑苔三种，临床可单独而见，也可相兼而见。

1）白苔：舌面附着一层白色的苔状物，称为白苔。白苔主表证、寒证。苔薄白而润，属正常舌苔，或表证初起，或阳虚内寒；薄白而滑，多为外感寒湿，或脾阳不振，水湿内停；薄白而干，可见于风热表证；白厚腻苔，多为痰饮水湿内停，或食积；苔白而燥裂，扪之粗糙，提示燥热伤津。

2）黄苔：舌面附着一层黄色的苔状物，称为黄苔。黄苔主里证、热证。舌苔由白转黄，提示邪已化热入里，其黄苔越深，里热越重，故浅黄苔为热轻，深黄苔为热重，焦黄苔为热极。薄黄苔，多见于风热表证，或风寒化热入里初期阶段；黄厚苔，多见于里热证；黄腻苔，多见于湿热蕴结，或痰饮化热，或食积化热等证；黄滑苔，舌淡胖嫩者，可见于阳虚寒湿、痰饮阻滞，郁而化热等。

3）灰黑苔：舌面附着一层灰黑色的苔状物，称为灰黑苔。灰苔即浅黑苔。灰黑苔多由白苔或黄苔转化而来，主里热证、里寒证，为热极或寒盛的重证。苔灰黑干燥，多属热极伤阴、阴虚火旺；苔焦黑燥裂，为热极津枯。苔灰黑湿润，多为阳虚寒湿，痰饮内停，甚者寒盛阳衰。

（2）苔质：即苔的质地、形态，包括厚薄、润燥、腐腻、剥落等变化。

1）厚、薄苔：透过舌苔能隐隐见到舌体者，称为薄苔，又称见底苔；不能透过舌苔见到舌体者，称为厚苔，又称不见底苔。“见底”与“不见底”是衡量舌苔厚薄的标准之一。薄苔主外感表证，或内伤轻病；厚苔主里证、痰饮证、湿证、食积证。

通过舌苔的厚薄能了解病邪的轻重和病情的进退。舌苔由薄变厚，提示邪气渐盛，为病进；舌苔由厚变薄，提示正气胜邪，为病退；若薄苔突然增厚，提示邪气极盛，迅速入里；厚苔骤然消退，为正不胜邪，胃气暴绝。

2）润、燥苔：舌苔干湿适中，不滑不燥者，称为润苔；舌面水分过多，伸舌欲滴，扪之湿而滑者，称为滑苔。舌苔干燥，扪之无津，甚则舌苔干裂者，称为燥苔；苔质粗糙者，称为糙苔。舌苔润燥反映体内津液盈亏和输布情况。润苔是正常舌苔的表现之一；若病中见润苔，提示体内津液未伤。滑苔主寒证、湿证，多因脾阳不振，寒湿内生。燥苔主燥证、津液亏虚证，或津不上承。舌苔干结粗糙，津液全无，多见于热盛伤津之重症；苔质粗糙而不干者，多为秽浊之邪盘踞中焦。

舌苔由润变燥，表示热重津伤，或津失输布；反之舌苔由燥转润，为热退津复，或饮邪始化。

3）腐、腻苔：苔质颗粒粗大疏松，形如豆腐渣堆积舌面，揩之可去者，称为腐苔。苔质颗粒细腻致密，揩之不去，刮之不脱者，称为腻苔。腐苔主食积证、痰浊证、内痈病，多由阳热有余，蒸腾胃中腐浊邪气上升而成。腻苔主湿浊证、痰饮证、食积证，多由湿浊内蕴、阳气被遏所致。

4）剥苔：舌苔全部或部分剥落，剥落处光滑无苔者，均称为剥苔。若舌苔部分剥落，斑驳处仅存少量舌苔者，称为花剥苔；舌苔全部剥落，舌面光滑如镜者，称为镜面舌；舌苔大片剥落，边缘突起，界线清楚，剥落部位时时转移者，称为地图舌。剥苔多为正气虚弱，胃气阴两虚或气血虚衰，不能上潮于舌，以续生新苔所致。望舌苔的剥落，可测胃气、胃阴的存亡，反映邪正的盛衰，判断疾病的预后。

**7. 舌诊的意义** 一般来说，舌质主要反映正气情况，舌苔主要反映病邪情况。

（1）判断正气的盛衰：观察舌质的神、色、形、态变化，可以判断正气的盛衰。如舌质红润，为气血旺盛；舌质淡白，为气血虚衰；舌色暗滞，枯槁无华，是为失神，预后不良。此外，舌苔的有无，又可反映胃气阴的存亡。

（2）判别病位的深浅：舌质的红、绛说明邪热深入营分、血分；舌苔由薄到厚说明疾病由浅入深。

（3）辨别病邪的性质：不同的病邪引起舌象不同的改变。热邪导致舌红绛，苔黄或灰黑而干燥；寒邪导致舌淡紫，苔白或灰黑而滑腻；舌质紫暗或有瘀点瘀斑常为瘀血之征。

（4）推断病势的进退：舌苔的变化可反映正邪消长和病位深浅，如舌苔由白转黄、变黑，提示病邪由表入里，由轻变重，由寒化热，说明病进；反之，说明邪热渐消而病退。

## 第二节 闻　诊

闻诊是指医生通过听声音和嗅气味来诊断疾病的方法。听声音是指诊察患者的语言、呼吸、咳嗽、呕吐等异常声响；嗅气味是指嗅患者口气、体气及排泄物等异常气味。

### 一、听声音

听声音是指通过辨听患者语声、语言、气息等的高低、强弱、清浊、缓急等变化，以及脏腑功能失调所发出的如咳嗽、呕吐等异常声响，来判断病机的诊察方法。

**1. 声音异常** 通过声音的变化可以判断机体正气的盛衰，邪气的性质及病情的轻重。

（1）辨发声：声音重浊而粗，高亢洪亮，多言，一般为实证、热证；声音轻清，细小低弱，静默懒言，则为虚证、寒证。声音重浊，或其声响如从瓮中出，伴鼻塞、流涕、咳嗽，一般多是外感，肺气不宣所致；若久病形体瘦弱而声音嘶哑，为肺肾阴亏，可见于虚劳、劳瘵等证。

（2）辨音哑与失音：新病音哑或失音多为骤起，病程较短，常见于外感风寒、风热，或感邪后又伤于饮食等证，即“金实不鸣”，多属实证。久病音哑或失音则病渐起，病程较长，常见于内伤，多由肺肾阴虚，津液不能上承所致，即“金破不鸣”，多属虚证。

**2. 语言**　“言为心声”，语言的异常主要是心神的病变。一般静默懒言，多属虚证、寒证；烦躁多言，多属热证、实证。

（1）谵语：神识不清，语无伦次，声高有力，为热邪扰乱心神之实证。谵语多见于温热病邪入心包或阳明腑实证。

（2）郑声：神志不清，语言重复，时断时续，声音低弱，为心气大伤，精神散乱所致。

（3）独语：为自言自语，喃喃不休，见人则止，首尾不续，为心气不足，神失所养，或气郁生痰，蒙蔽心窍所致。

（4）语言謇涩：语言不流利，吐词不清晰，常与舌强并见，多因风痰阻络所致，为中风先兆或中风后遗症。

**3. 呼吸**　正常状态下呼吸均匀通畅，不急不徐（16～18 次/分）。

（1）气粗与气微：呼吸声高气粗而促，发病较急者，多见于外感邪气或痰热犯肺，属实证。呼吸声低气微而慢，发病较缓者，多见于内伤肺肾气虚，属虚证。

（2）喘与哮：喘证指呼吸困难，短促急迫，甚则鼻翼煽动，气出不畅，张口抬肩，难以平卧。喘有虚实之分，实喘多发作较急，呼吸喘促，胸满声高气粗，以呼出为快，多系风寒袭肺或痰热壅肺所致；虚喘多来势较缓，呼吸喘促，气怯声低，呼多吸少，以吸入为快，气不得续，是肺肾亏损，气失摄纳所致。哮证指呼吸急促似喘，喉中有哮鸣音，往往时发时止，反复难愈。多因新感引动宿痰，或因久居寒湿之地，或过食酸咸生冷所诱发。哮必兼喘，喘未必兼哮。

**4. 太息**　又称叹息，时而发出长吁短叹的声音，或以呼气为主的深呼吸。多因情志不遂而致肝气郁结证。

**5. 咳嗽**　多因肺失宣降、肺气上逆所致。一般久咳声低，咳而少气，无力作咳，多为虚证；新病咳嗽，咳声重浊，声大息粗，常有痰咯出，多为实证。干咳无痰，或痰少而黏、不易咯出，多属燥邪犯肺或阴虚肺燥；咳声沉闷，多属寒湿；咳声不扬，痰稠而黄，不易咯出，多属肺热。咳嗽阵发，咳时气急，连声不绝，终止时作鹭鸶叫声（即有倒吸气声），且咳时兼有面红目赤，涕泪皆出，呕吐痰涎，称“顿咳”“鸡咳”，即百日咳，常见于小儿，属肺实证。

**6. 呕吐、嗳气与呃逆**　呕吐是指胃内容物上逆，经口而出的表现。呕吐有呕、干呕、吐三种不同情况。有声有物为呕；有声无物为干呕，又称“哕”；有物无声为吐。嗳气，俗称“打饱嗝”，多见于饱食后，是气自胃中向上，出于咽喉而发出的声音。呃逆，俗称“打呃”，是有气上逆从咽喉出，发出一种不由自主的冲击声音，其声呃呃。呕吐、嗳气与呃逆多因肝胃不和，或脾胃虚寒，痰饮、瘀血、饮食积滞而致胃失和降、胃气上逆。呕吐、嗳气与呃逆声，高亢而短，响且有力，多属实证、热证；声音低沉，微弱无力，多属虚证、寒证。

## 二、嗅气味

嗅气味指嗅辨患者身体之气与病室之气的诊察方法。

**1. 口气**　口中散发臭气者为口臭，多与口腔不洁、龋齿或消化不良有关。口气酸馊，是胃有宿食；口气臭秽，为脾胃有热，或消化不良；口气腐臭或兼咳吐脓血者，多是内有溃腐脓疡；口气臭秽难闻，牙龈腐烂者，为牙疳。

**2. 呕吐物**　呕吐物清稀无臭味者属胃寒；气味酸臭秽浊者属胃热；气味酸腐夹有未消化食物者为食积；腥臭夹有脓血者为内有溃疡。

**3. 排泄物与分泌物**　包括二便、痰液、脓液、经、带等。气味臭秽者，多属实（湿）热；略带腥臭者，多属虚寒。如大便臭秽为肠有积热；大便溏而腥为肠寒；泄泻臭如败卵，矢气酸臭者，是宿食停滞。小便清长，不臭者为虚寒；小便黄赤浑浊，有臊臭气味者，为膀胱湿热。尿甜并有苹果样气味者，为消渴病。

## 第三节 问 诊

问诊是医生通过询问患者或陪诊者了解疾病发生、发展、治疗过程，现在的症状，以及与疾病相关的其他情况，以诊察疾病的方法。问诊的内容涉及范围广泛，包括一般内容和现在症状。一般内容包括姓名、年龄、性别、籍贯、婚姻、职业、地址及既往史、家族史、个人生活史、现病史等；现在症状是指患者就诊时所感受到的痛苦和不适，以及与病情相关的全身情况。问现在症状的内容较多，如围绕清·陈修园的《医学实在易·问证诗》“十问歌”进行，则比较全面。“一问寒热二问汗，三问头身四问便，五问饮食六胸腹，七聋八渴俱当辨，九问旧病十问因，再兼服药参机变，妇女尤必问经期，迟速闭崩皆可见，再添片语告儿科，麻痘惊疳全占验。”问诊时首先要抓住患者主症，围绕主诉，有目的、有步骤地询问，既要有重点，又要全面。医生查询病情时态度要耐心、认真。语言要通俗易懂，但不要暗示，不要用医学术语提问。要及时记录病历、病情。对危重患者应抓住重点扼要询问，不能延误抢救。医生在询问患者时应结合“十问歌”内容和临床常见症状重点询问以下内容。

### 一、问寒热

寒和热是临床上比较常见的两个症状，寒包括恶风、恶寒、畏寒等，是患者的主观感觉。凡感觉寒冷，但加衣被或向火取暖仍感寒冷，称为恶寒，为卫阳被遏所致；凡形寒肢冷，加衣盖被烤火可缓解，称为畏寒，为自身阳虚所致。热包括体温高于正常的发热，如壮热、潮热、微热，以及体温正常而患者自我感觉发热，如五心烦热、骨蒸发热。

**1. 恶寒发热**　是指临床上恶寒与发热这两个症状同时并见，见于外感表证阶段。一般来说，恶寒重、发热轻，为外感风寒表证；恶寒轻、发热重，为外感风热表证。

**2. 但寒不热**　是指患者只感怕冷而不觉发热的症状，多属阴盛或阳虚所致的里寒证。例如，新病恶寒，多属寒邪直接侵袭脏腑，寒邪伤阳，失于温煦所致里实寒证；如久病畏寒，患者经常怕冷，得温可缓，四肢不温，脉沉迟无力，多属阳气不足，形体失于温煦所致里虚寒证。

**3. 但热不寒**　是指患者只感发热而无怕冷，多属阳盛或阴虚的里热证。

（1）壮热：患者热势高，持续不退，一般超过39℃以上，肌肤灼手，为表邪入里的里实热证，常伴有大汗、大渴、脉洪大等症状。

（2）潮热：患者发热如潮水样，定时发热或定时热甚，如潮汐之有定时。临床分为以下几型。

1）阳明潮热：又称日晡潮热，发热多出现在下午3～5点，伴见腹胀、腹痛拒按、大便不通、舌苔黄厚而干燥甚至焦黑，见于阳明腑实证。

2）湿温潮热：多出现在午后，身热不扬（虽发热，初按不觉很热，但稍久即有里热外透之感）伴见胸闷身重、纳呆脘痞等症状，此为湿温之邪透发不畅所致。

3）阴虚潮热：多在午后及夜间，伴见颧红、盗汗、骨蒸、五心烦热等症状，属阴虚内扰所致。

（3）微热：即轻度发热，其热势不高，一般在37～38℃，或仅自觉发热而体温并未升高，又称低热。微热一般发热时间较长，多属内伤发热，可分为阴虚发热、气虚发热、血虚发热、血瘀发热及气郁发热等。

**4. 寒热往来**　是指恶寒与发热交替发作，是邪正相争，互为进退的病理表现。如患者时寒时热，交替出现，一日发作多次，无时间规律，兼有口苦咽干、目眩、胸胁苦满等症状，可见于伤寒少阳病；若寒战与高热交替，发有定时，一般间日一作，或二三日发作一次，兼有剧烈头痛、身痛、口渴、多汗等症状，可见于疟疾。

## 二、问汗

《素问·阴阳别论》曰“阳加于阴谓之汗”，谓汗乃阳气蒸化津液从汗孔泄出。若当汗出而无汗，不当汗出而汗多，或仅见身体的某一局部汗出，均属病理现象。无论外感或内伤病，均可导致出汗异常。询问时，应了解患者有汗无汗，出汗的时间、多少、部位及主要兼症等。

**1. 表证辨汗**

（1）表证无汗：伴恶寒发热、头身疼痛、脉浮紧，属外感寒邪的表实证。多因外感寒邪，寒性收引所致。

（2）表证有汗：伴恶风发热、脉浮缓，属外感风邪的表虚证。多因外感风邪，风性开泄所致，也可见于外感风热所致的表热证，即风热表证。

**2. 里证辨汗**

（1）自汗：患者白天并非因为运动、日晒、厚衣等原因而常自汗出。伴见畏寒、神疲乏力，属气虚或阳虚。自汗是腠理疏松，卫外不固，或气虚失于固摄所致。

（2）盗汗：患者入睡后出汗，醒时则汗止。伴有五心烦热、失眠、颧红、脉细数，属阴虚内热。盗汗是阴虚阳亢，阳热亢盛，迫津外出所致。

（3）大汗：患者大汗出，伴高热、烦渴喜冷饮、尿黄、便结、脉洪大，为阳热内盛，迫津外泄的实热证。

（4）绝汗：久病、重病患者突见额头冷汗淋漓，伴神疲乏力、面色苍白、四肢厥冷、脉微欲绝，为阳气外脱，阴阳离决的亡阳证。

（5）战汗：患者先全身恶寒战栗，几经挣扎，接着大汗出，称为战汗。战汗提示邪正斗争剧烈，为病情变化的转化点。

**3. 局部辨汗**

（1）头汗：患者仅头部或头颈部汗出较多，如兼烦渴、苔黄、脉浮数者为上焦热甚；或因素体阳气偏亢、阳热炎上所致；兼身重、倦怠、苔黄腻、小便不利者为中焦湿热。

（2）半身汗出：患者身体的一半汗出，一半无汗，多见于中风或将发偏枯，为风痰、瘀痰、风湿等阻滞脉络，气血不调，半身肌肤缺乏气血充养所致。

（3）手足心汗出：手足心微汗出者，一般为生理现象。若手足心汗多，其他部位汗少或无汗，称为手足心汗，多因阳气内郁、阴虚阳亢或中焦湿热郁蒸所致。

## 三、问疼痛

**1. 问疼痛的性质**　疼痛是疾病过程中最常见的症状之一。其病机有虚、实两个方面。实证疼痛多由邪气壅盛，阻滞经络气血所致，所谓“不通则痛”；虚证疼痛多由阴阳气血不足，脏腑经络失养所致，所谓“不荣则痛”。应注意询问疼痛的性质、部位、时间、加剧或缓解的因素及兼症。

（1）胀痛：指疼痛伴有胀满的感觉，主气滞、肝阳上亢或肝火上炎证。

（2）刺痛：指疼痛尖锐如针刺之感，主血瘀证，常伴痛处固定、拒按等。

（3）重痛：指疼痛伴有沉重之感，多由湿邪阻滞气机所致。

（4）灼痛：指疼痛伴有灼热感且得凉痛减，多属热证。

（5）冷痛：指疼痛伴有冷感且得温痛减，多属寒证。

（6）绞痛：指疼痛剧烈如刀绞感，多由寒邪、结石、蛔虫等实邪阻滞所致。

（7）隐痛：指疼痛较轻微，但缠绵不休，多属精血、阳气亏损所致。

（8）空痛：指疼痛伴有空虚感，多由气血、精髓亏虚，相应脏腑器官失其充养所致。

**2. 问疼痛的部位**

（1）头痛：根据头痛部位，可辨识病在何经。如头痛连项背，属太阳经；前额或连眉棱骨痛，属阳明经；两颞或太阳穴附近痛，属少阳经；巅顶痛者，属厥阴经。

若起病突然，持续较短暂，疼痛明显，多为外感头痛，属实证；若头痛绵绵，痛迁延较久，时痛时止，多为内伤头痛，属虚证。

（2）胸痛：多为心、肺病变。胸痛见壮热、咳喘、吐黄痰，多属肺热；胸部刺痛，固定不移者，为血瘀证；胸前闷痛，连及肩臂背部，时作时止，伴心悸、气短，为心阳不振，痰、瘀等邪气阻滞心脉之胸痹；胸痛彻背，如针刺刀绞，发作急骤，面色青灰，肢冷汗出，脉微欲绝为真心痛。

（3）脘腹痛：一般脘部疼痛多为脾胃证候；大腹两侧、胁肋疼痛多为肝胆证候；小腹疼痛多为大小肠、膀胱证候；少腹疼痛多为睾丸、女子胞证候。脘腹疼痛一般亦分寒热虚实。凡因气滞、热结、血瘀、食滞、虫积等引起多属实证、热证；凡因气血不足，阴寒内生致气血运行滞涩而痛者，多属虚证、寒证。

1）实证、热证，常见以下几种病证：①胃肠积滞。胃脘部疼痛较甚，伴口干苦，吞酸，大便臭秽，腹胀。②瘀血凝聚。痛如针刺刀割，痛有定处或兼有肿块。③肠痈。腹痛如绞，痛有定处（以右下腹为甚），拒按，伴发热呕恶。④虫积。阵发疼痛，痛无定处，痛时腹拒按，止时腹软如常。

2）虚证、寒证，常见以下病证：①脾胃虚寒。脘部疼痛较甚，得食得暖痛减，呕吐清水，嗳气，便溏。②寒客腹中。当脐作痛或绕脐拘挛疼痛，按则痛减，得温则舒。

（4）腰痛：有外伤或外邪所致的急性腰痛，多属实证。若腰脊疼痛连及下肢，多属经络痹阻；腰痛牵掣少腹或侧腹，伴尿频、尿急、尿痛或尿血，则为下焦湿热蕴结的淋证。

（5）四肢痛：指四肢的肌肉、筋脉、关节等疼痛，常见于痹证。四肢疼痛游走不定者，为行痹，以感受风邪为主；若疼痛剧烈，遇寒尤甚，得热痛缓者，为痛痹，以感受寒邪为主；若重着而痛，肌肤麻木不仁者，为著痹，以感受湿邪为主；若关节红肿灼痛者，为热痹，为感受湿热之邪或寒邪郁久化热所致。

## 四、问二便

询问大、小便的次数、量、性状与颜色气味如何，排便时有无疼痛、出血，是否伴有腰腹酸痛等症。

**1. 问小便**

（1）尿量增多：尿量过多，尿液清长，夜尿较多因阳气亏虚，肾气不固；伴多饮、多食者为消渴病。

（2）尿量减少：排尿量明显少于正常，多见于津液亏虚或肺、脾、肾功能失调，气化不利。

（3）小便频数：小便次数较多称尿频，尿量一般或稍多。尿频、量多、尿清为下焦虚寒；尿频、尿急、尿痛甚至尿血者，为膀胱湿热之淋证；尿频而涩少者，为阴虚内热。

（4）小便不利与癃闭：排尿不畅称小便不利；排尿艰涩，点滴而出为癃；小便点滴不出为闭。多因膀胱气化不利所致，与肺、脾、肾功能失调有关。

（5）小便自遗与失禁：小儿睡中偶有遗尿，为肾气未充，一般不属病态。若遗尿太多、太频，或年长仍常遗尿则为肾气不固；成人夜间遗尿或尿失禁为下焦虚寒或病后元气虚损；病中神昏、尿失禁为阳气外脱，精气衰败。

**2. 问大便**

（1）便秘：大便干燥坚硬，排出困难，排便间隔时间长（数日一次），称便秘。新病大便秘结，伴见发热、腹痛，多属热结肠道的实性便秘；久病体虚、老人、产后便秘，多属津亏血少或气阴两亏的虚性便秘。

（2）泄泻：大便次数增多，质稀烂，不成形，甚至如水样，称为泄泻。大便臭秽伴腹痛肠鸣，肛门灼热，气味臭秽，为大肠湿热所致；大便泻下如水状，粪质少，气味较腥，为寒湿所致；大便溏泄，纳少腹胀，大腹隐痛者，属脾虚运化失职所致；大便中含有较多不消化食物，称为完谷不化，为脾虚和肾虚所致；若黎明前腹痛泄泻，腰膝酸软者，称为五更泻，为肾阳虚，命门火衰，不能温煦脾土，脾寒运化失职所致。若脘闷嗳腐，腹痛泄泻，泻后痛减者，属伤食泻。若腹痛作泻，泻后痛减，称为痛泻，多兼见情志抑郁、胁肋胀痛，为肝郁乘脾所致。

（3）便血：大便下血，血色鲜红，大便腥秽，为热伤脉络，或痔疮出血；血色紫黑如柏油状，为瘀血内阻。大便中夹有黏液、脓血，伴里急后重者，多见于痢疾。

（4）大便失禁：大便自出，不能自制，多见于肾气虚衰，失于固摄或脾土衰败的危候。

## 五、问饮食与口味

**1. 问渴饮**　口渴与否，常反映人体津液的盛衰及输布情况。

（1）口不渴：为津液未伤，多见于寒证，或无明显燥热的病证。

（2）口渴多饮：是体内津液损伤的基本表现之一，多见于燥证、热证。大渴喜冷饮，伴大热、大汗、脉洪大为里实热证；口渴多饮，伴小便量多，多食易饥，体渐消瘦者，为消渴病。

（3）渴不多饮：指口虽渴但饮水不多。常见于阴虚、湿热、痰饮内停、瘀血内停及热入营分。

**2. 问饮食**　食量正常，为有胃气。病中如食欲渐好，食量渐增，表示胃气渐复。

（1）食量减退：食欲不振，食量渐减，多为脾胃虚弱；外感减食，多为寒邪、湿邪困阻中焦。

（2）多食易饥：伴喜冷食，乃胃火亢盛之征象；伴多饮、多尿，见于消渴证。

（3）饥不欲食：知饥但食少，伴口干，为胃阴不足。

（4）恶食：又称厌食，口中酸馊欲呕，不欲食，为饮食积滞或肝胆湿热。

（5）除中：久病重病患者长期厌食或不能食，若突然思食、索食，为脾胃之气将绝，是假神的表现之一。

（6）嗜异食：多为虫积、疳积。

**3. 问口味**　口苦，主热证，如胃热、肝胆湿热或外感发热病等；口淡，主寒证，如脾胃虚寒、胃寒湿阻或外感寒邪未化热；口甜而黏腻，为脾胃湿热；口酸，为肝胃不和；口咸，多为肾虚。

## 六、问睡眠

**1. 问失眠**　不易入睡，或睡后易醒，甚至彻夜不眠者，称为失眠，又称不寐。失眠是阳不入阴，神不守舍的病理表现。不易入睡，兼见心烦多梦，潮热盗汗，腰膝酸软者，属心肾不交；睡后易醒，兼见心悸，纳少乏力，舌淡脉虚者，属心脾两虚；失眠而时时惊醒，兼见眩晕胸闷，胆怯心烦，口苦恶心者，属胆郁痰扰；夜卧不安，兼见脘闷腹胀，嗳腐吞酸，舌苔厚腻者，属食滞内停。

**2. 问嗜睡**　神疲困倦，睡意很浓，经常不自主地入睡称为嗜睡，又称多眠。嗜睡多为阳虚阴盛。若困倦嗜睡，伴头目昏沉，胸闷脘痞，肢体困重者，乃痰湿困脾所致；若饭后嗜睡，兼神疲倦怠，食少纳呆者，多由脾气虚弱所致；若嗜睡而精神不振，畏寒肢冷，踡卧喜温者，为阳气衰微。

## 七、问耳目

**1. 问耳与辨证** 主要询问患者有无耳鸣、耳聋、重听等听觉的异常变化。

（1）耳鸣：耳中有响声如潮水或蝉鸣，妨碍听觉者，称为耳鸣。有虚实之别。一般耳鸣骤发，声大按之鸣声不减或加重者，多属实证，常因肝胆火盛，上扰清窍所致；若渐觉耳鸣，声音细小，按之鸣声减轻或暂止者，多属虚证，常由肾虚精亏，髓海不充，耳失所养而成。

（2）耳聋：指不同程度的听力减退。甚至一耳或双耳失聪。耳聋，有暴聋与渐聋之别。暴聋指发病骤起，可由外邪或肝胆之火循经上扰所致；渐聋则多属肾精亏虚，耳窍失荣所致；外伤、某些药物（如链霉素等）也可导致耳聋。

**2. 问目与辨证** 目的病变繁多，这里仅简要介绍常见症状及其临床意义。

（1）目痛：单眼或双眼疼痛，称为目痛。目剧痛者，多属实证，常因肝火上炎或风热上袭所致；目微痛者，多属虚证，常由阴虚火旺引起。

（2）目昏、雀盲、歧视：视物昏暗，模糊不清，称为目昏。若白昼视力正常，每至黄昏视物不清，如雀之目，故称雀盲，即“夜盲证”。若视一物为二物，且模糊不清，称为歧视。三者均为视力的病变，虽各有特点，但其病因病机基本相同，皆由肝肾阴虚，精血不足所致。

## 八、问经带

**1. 问月经** 月经第一次来潮，多在 14 岁左右，到 49 岁左右月经闭止，称为绝经。月经周期一般为 28 天左右，行经 3～5 天，经量适中，经色正红，经质不稀不稠，不夹血块。问月经时应了解月经的周期，行经天数，月经的量、色、质等异常改变。

（1）经期异常：若月经周期提前 7 天以上，并连续提前两个月经周期以上，为月经先期，多因气虚失摄或血热妄行所致。若月经周期延后 7 天以上，并连续延后两个月经周期以上，为月经后期，多因血虚不充或寒凝血瘀。月经或提前或延后 7 天以上，并连续两个月经周期以上，为月经先后不定期，多因肝气郁滞或脾肾虚损，冲任失调所致。

（2）经量异常：月经周期基本正常，量多色红而稠者为实证、热证；量少色淡者为虚证。停经 3 个月以上者（妊娠、哺乳除外）称闭经，多因肝肾不足、气血亏虚或气滞血瘀所致。

（3）经色、经质：经血色淡质清稀者，多为气血亏虚；色鲜红质黏稠者，多为血热；色紫黑有血块者，多为血瘀。

此外，不在行经期间，阴道内大量出血，或持续下血，淋漓不止者，称为崩漏。多因肾虚、脾虚、血热、血瘀所致。

**2. 问带下** 带下是指妇女阴道分泌的正常分泌物。若带下色白量多，质清稀，无味者，多属脾肾阳虚，寒湿下注所致；若带下色黄质黏，气味臭秽者，多属湿热下注；若白带中混有血液，赤白杂见者，多因肝经郁热或湿热下注所致。

## 九、问小儿

儿科古称“哑科”，医生主要通过询问陪诊者，获得有关的病情资料。小儿在生理上具有脏腑娇嫩，生机蓬勃，发育迅速的特点；在病理上具有发病较快，变化较多，易虚易实的特点。问小儿除问一般内容外，还要结合小儿的特点，着重询问出生前后情况、预防接种史、喂养、发育情况。尤应注意发病时有无受惊、伤食、外感等情况。

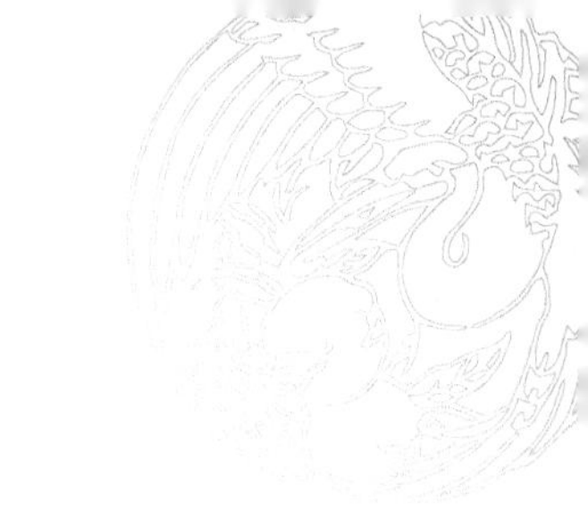

# 第四节　切　　诊

切诊的内容包括脉诊和按诊两部分，都是医生用手对患者体表进行触、摸、按、压，以了解病情的一种诊察方法。脉诊是指按脉搏，按诊是对患者的肌肤、手足、胸腹及其他部位的触、摸、按、压。

## 一、脉诊

**1. 诊脉的临床意义**　脉象的产生与心气的盛衰、脉道的通利、气血的盈亏及各脏腑的功能活动直接相关。因此，通过诊察脉象可以判断疾病的部位、性质和推断疾病的进退预后等。

**2. 诊脉的部位**　古有遍诊法、三部诊法和寸口诊法三种，现临床多运用寸口诊法。寸口也称作气口、脉口，它的位置在前臂腕后桡动脉表浅部位。手太阴肺经起于中焦，与脾同属太阴，故与脾胃之气相通，而脾胃为后天之本，气血生化之源，所以脏腑气血的盛衰都可反映于寸口。肺朝百脉，脉会太渊正当寸口，五脏六腑之气皆会于此，故诊寸口脉能够反映全身五脏六腑的病变。

寸口诊脉分寸、关、尺三部，以高骨（桡骨茎突）为标志，其稍内方桡动脉搏动的位置为关部，关前（腕端）为寸部，关后（肘端）为尺部，每手三部，两手共六部脉。寸关尺三部可分浮、中、沉三候，故合称“三部九候”。两手寸关尺分候相应脏腑，即左寸候心；右寸候肺；左关候肝胆；右关候脾胃；左尺候肾；右尺候肾（命门）（图 7-2）。

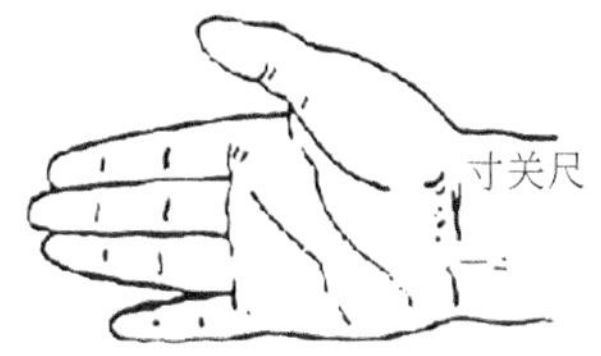

图 7-2　诊脉寸关尺三部图

**3. 诊脉的方法**

（1）体位：患者取坐位或正卧位，手臂放平与心脏近于同一水平，直腕，手心向上或侧放，并在腕关节背下放一松软布枕。

（2）指法：切成人脉时，用三指定位，先用中指按在掌后高骨内侧定关部，然后用食指按关前的寸脉部位，无名指按关后的尺脉部位，三指应呈弓形，指头平齐，以指目触按脉体。部位取准以后，三指平布，同时用力按脉，称为总按；为了重点体会某一部脉象，也可用一指单按在其中一部脉象，为单按。临床上总按和单按常配合使用。因为小儿寸口部短，故诊小儿脉可用“一指（拇指）定关法”，而不细分寸关尺三部。

（3）指力：诊脉时常运用举、按、寻三种指力。用轻指力按在皮肤上为举，又称浮取或轻取；用重指力按至筋骨间为按，又称沉取或重取；指力不轻也不重，介于两者之间，也可亦轻亦重，委曲求之称寻。

（4）平息：诊脉时，医生的呼吸要均匀自然，用一呼一吸的时间来计算患者脉搏的次数。要虚心冷静，思想集中，全神贯注体会脉象。诊脉时间每次每侧脉搏跳动不少于 50 次，或不少于 1 分钟，必要时可适当延长，了解有无结、代、促脉等节律异常的脉象。

**4. 正常脉象**　正常脉象就是健康人的脉象，也称为平脉。其脉象形态是寸关尺三部有脉，一息四至，闰以太息五至（相当于 72～80 次/分），不浮不沉，不大不小，从容和缓，柔和有力，节律一致，尺脉沉取有一定力量。

正常脉象随人体内外因素的影响而有相应的生理性变化。如季节、性别、年龄、体格、饮食、情绪、动静等因素都可影响脉象，因而临床时要加以考虑。有些人脉不见于寸口，而从尺部斜向手背，名为斜飞脉；若脉出现于寸口的背侧，名为反关脉，这是桡动脉解剖位置的变异，不属病脉。

**5. 病脉与主病** 疾病反映于脉象的变化，就是病脉。脉象是通过脉位、至数、形态、气势、节律等方面来体察，如浮脉、沉脉是脉位深浅的不同，迟脉、数脉是至数快慢的不同，虚脉、实脉是气势（搏动力量强弱）的不同。现将临床较常见的16种脉象及其主病分述如下。

（1）浮脉

脉象：轻取即得，重按稍减而不空，举之泛泛而有余。

主病：表证，亦主虚证。

脉理：外邪袭表，卫气与邪气相争，脉气鼓动于外，所以出现浮脉。若久病、虚劳、失血，阳气浮越，也会出现浮脉，但浮而无力。

（2）沉脉

脉象：轻取不应，重按始得。

主病：里证。沉而有力为里实，沉而无力为里虚。

脉理：邪郁于内，正气在内与邪气相争，故脉象沉而有力，主里实证；若脏腑虚弱，脉气鼓动无力，则脉沉而无力，主里虚证。

（3）迟脉

脉象：一息三至，脉来迟慢。

主病：寒证。迟而有力为冷积，迟而无力为虚寒。

脉理：寒邪抑郁气机，气血运行缓慢，所以出现迟脉。一般来说，迟而有力为实寒证；迟而无力为阳虚证。迟脉亦可见于伤寒阳明病邪热与燥屎互结，阻滞脉气流行，或久经锻炼的运动员。

（4）数脉

脉象：一息脉来五至以上。

主病：热证。有力为实热，无力为虚热。

脉理：邪热鼓动，血流加速，出现数脉，必见数而有力。久病阴虚，阴虚生内热，脉象亦数，但必数而无力。数脉亦可主虚阳浮越，其脉必数大无力。

（5）虚脉

脉象：三部脉举之无力，按之空虚。

主病：虚证。

脉理：气虚不足以运行血液，故脉来无力，血虚不足以充盈脉道，故按之空虚，所以虚脉主气血虚及脏腑诸虚证。

（6）实脉

脉象：三部脉举按均有力。

主病：实证。

脉理：邪气亢盛而正气不虚，正邪相搏，气血壅盛，脉道坚满，故应指有力。

（7）洪脉

脉象：脉体宽大，状若波涛汹涌，来盛去衰。

主病：气分热盛。

脉理：内热充斥，脉道扩张，气盛血涌，故脉见洪象。若久病气虚，或虚劳、失血、久泄等病证见洪脉，则多属邪盛正衰的危候。

（8）细脉

脉象：脉细如线，应指明显。

主病：气血两虚，诸虚劳损，又主湿病。

脉理：细脉为气血两虚所致，营血亏虚不能充盈脉道，气不足则无力鼓动血液运行，故脉体细小而无力。此外，湿邪阻遏脉道，也可出现细脉。

（9）滑脉

脉象：往来流利，如珠走盘，应指圆滑。

主病：痰饮，食滞，实热。

脉理：痰饮食滞等实邪壅盛于内，正气不衰，气实血涌，故见滑脉；若脉滑而冲和，为正常脉象；妇女妊娠，亦常见滑数脉，是气血充盛而调和的现象。

（10）涩脉

脉象：脉往来艰涩不畅，如轻刀刮竹。

主病：伤精，血少，气滞血瘀，夹痰，夹食。

脉理：精亏血少，不能濡养经脉，血行不畅，脉气往来艰涩，故脉涩无力；气滞血瘀，痰、食胶固，气机不畅，血行受阻，则脉涩有力。

（11）弦脉

脉象：端直以长，如按琴弦。

主病：肝胆病，诸痛，痰饮，疟疾。

脉理：弦是脉气紧张的表现，肝胆为病，疏泄失常，气机不利，或诸痛、痰饮、疟邪等致使气机阻滞，脉气因而紧张，故出现弦脉。春季健康人常见脉弦而柔和者，不属病脉。

（12）紧脉

脉象：脉来绷急，状如牵绳转索。

主病：主寒，主痛，主宿食。

脉理：寒邪侵袭人体，寒性收引，以致脉道紧张而拘急，故见紧脉。剧痛、宿食之紧脉，也是寒邪积滞与正气相搏的原因。

（13）缓脉

脉象：一息四至，来去怠缓。

主病：主湿，脾胃虚弱。

脉理：湿性黏滞，气机为湿所困，或脾胃虚弱，气血生化乏源，气不足鼓动无力，血不足脉道失充，故脉见怠缓无力。若脉来从容和缓，为平脉有胃气的表现，不属病态。

（14）促脉

脉象：脉来急数而有不规则的间歇。

主病：阳热亢盛，气滞血瘀，痰食停滞。

脉理：阳热亢盛，阴不和阳，故脉来急数而见间歇。凡气血、痰食、肿痈等实热证，都可见促而有力的脉象。若促而细小无力，多属虚脱之象，应加以注意。

（15）结脉

脉象：脉来缓慢而有不规律的间歇。

主病：阴盛气结，寒痰血瘀。

脉理：因寒凝气滞痰结，气血不畅，脉气阻滞而不相衔接，故脉来缓慢而时一止。

（16）代脉

脉象：脉来有规律的间歇，间歇时间较长。

主病：脏气衰微，风证，痛证，惊恐，跌打损伤。

脉理：脏气衰微，气血亏损，元气不足，以致脉气不能衔接而见代脉。至于风证、痛证、惊恐、跌打损伤等而见代脉，是因病而致脉气不能衔接，脉亦见歇止。

**6. 相兼脉与主病** 由两个以上单一脉相兼并复合而成的脉象，称作相兼脉，也称作复合脉。相兼脉的主病，往往等于组成该相兼脉主病的总和。如浮紧脉，主表寒证，或风痹疼痛；浮数脉，主表热证；浮滑脉，主表证兼痰；沉迟脉，主里寒证，如脾胃阳虚等；弦数脉，主肝火，如肝火上炎等；滑数脉，主痰热、痰火，或内热食积；沉细数脉，主阴虚，或血虚有热。余可以此类推。

## 二、按诊

按诊，是医生用手直接触摸或按压患者的某些部位，来测知局部凉热、润燥、压痛，肿块的形态、质地，肿胀的程度、性质或其他情况，从而推断疾病的部位、性质和病情轻重的一种诊病方法。

**1. 按肌肤** 肌肤灼热，多为阳证、热证；肌肤清冷，多为阴证、寒证。肌肤湿润，为汗出或津液未伤；肌肤干燥，为无汗或津液已伤。肌肤濡软而喜按者，为虚证；硬痛拒按者，为实证。轻按即痛者，病在表浅；重按方痛者，病在深部。按之凹陷，不能即起为水肿；按之凹陷，举手即起为气肿。

**2. 按脘腹** 脘腹疼痛，按之痛减，局部柔软者，为虚证；按之痛剧，局部坚硬者，为实证。腹壁寒冷，喜暖喜按者，属虚寒证；腹壁灼热，喜冷拒按者，属实热证。腹部胀满，按之有充实感觉，有压痛，叩之声音重浊，为实满；腹部胀满，但按之不实，无压痛，叩之作空声，为气胀，多属虚满。腹中包块，痛有定处，按之有形而不移者，为癥积，病属血分；痛无定处，按之无形而聚散不定者，为瘕聚，病属气分。

**3. 按手足** 若手足俱冷，多为阳虚寒盛；手足俱热，多为阳热炽盛；手足心热，多为阴虚内热；胸腹灼热，而四肢厥冷，是邪热炽盛，阳气郁闭于内不能外达四肢所致，属真热假寒证。

# 第八章　辨　证

辨证，即分析、辨识疾病的证候，是中医认识疾病和诊断疾病的方法。辨证是指在中医基本理论指导下，将四诊所获得的病情资料进行综合分析，判断疾病的病因、病位、性质及邪正盛衰等情况，从而为论治提供可靠的依据。

辨证包括八纲辨证、气血津液辨证、脏腑辨证、病因辨证、六经辨证、卫气营血辨证与三焦辨证等内容。八纲辨证是辨证的总纲领；气血津液与脏腑辨证则是杂病的主要辨证方法；病因辨证从病因的致病特点和临床表现去分析、识别证候；六经、卫气营血与三焦辨证为外感病的主要辨证方法。各种辨证方法相辅相成，灵活运用，在四诊的基础上，通过辨证，对疾病进行诊断，故辨证是诊断必不可少的重要环节。

## 第一节　八纲辨证

八纲就是表、里、寒、热、虚、实、阴、阳八个辨证纲领。八纲辨证是医生运用八纲对四诊所获得的病情资料，进行分析综合，从而初步获得关于病位、病性、邪正斗争盛衰及病证类别总印象的辨证方法。

八纲辨证是分析疾病共性的辨证方法，是各种辨证的总纲，在诊断疾病过程中，具有执简驭繁、提纲挈领的作用，适用于临床各科的辨证。

### 一、表里辨证

表里是辨别病位外内浅深的一对纲领。从人体部位上看，皮毛、肌腠、经络相对在外，属表；脏腑、骨髓相对在内，属里。从病势浅深论，外感病者，病邪入里一层，病深一层；出表一层，病轻一层。表里辨证不仅可以提示病变部位的浅深，而且通过辨别病邪的表里出入，揭示病情发展趋势。

#### （一）表证

表证是指外感六淫邪气从皮毛、口鼻侵入人体，正气抗邪于体表而表现出的轻浅证候。表证一般具有起病急、病情轻浅、病程较短等特点，多见于外感病初起阶段。

临床表现：发热恶寒（或恶风），头身疼痛，舌苔薄白，脉浮。兼见鼻塞流涕，咽喉痒痛，喷嚏，咳嗽等症。

证候分析：外邪客表，邪正相争，故发热；卫气被遏，失其温煦，则恶风寒；外邪郁滞经脉，气血不畅，故头身疼痛；邪未入里，舌象可无明显变化；邪在肌表，正气抗邪，鼓脉于外，故脉浮；外邪入肺，肺失宣降，则出现鼻塞流涕、喷嚏、咳嗽、咽喉痒痛等肺系症状。

#### （二）里证

里证泛指脏腑、气血、骨髓等病变而表现出的证候。里证可由外邪不解，内传脏腑或外邪直接侵犯脏腑；或情志、饮食、劳倦等因素直接损伤脏腑、气血逆乱而产生。里证多见于外感病的中、后期及一切内伤病。

临床表现：里证病因复杂，病位广泛，症状繁多，常以寒或热，虚或实的形式出现，详细症状参见脏腑辨证、气血津液辨证等相关内容。总的特点表现为无新起恶寒发热症状，以脏腑病变为突出表现，病情一般较重，病程较长。

### （三）半表半里证

半表半里证指外邪由表内传而尚未入于里，或里邪透表而尚未达于表，邪正相搏于表里之间的证候。

临床表现：寒热往来，胸胁苦满，心烦喜呕，默默不欲饮食，口苦，咽干，目眩，脉弦。

证候分析：邪入半表半里之间，正邪相争，正不胜邪则恶寒，正胜于邪则发热，故寒热往来；半表半里证又称少阳证，胸胁为少阳之脉所布，热郁少阳，故胸胁苦满；少阳受病，胆热木郁，横逆犯胃，故默默不欲饮食；胃气上逆则欲呕；木火上逆，则心烦目眩，口苦，咽干；肝胆受邪，气机郁滞，故脉弦。

### （四）表里证鉴别要点

鉴别表证和里证，主要在寒热、脏腑症状及舌象和脉象等方面进行观察（表 8-1）。

**表 8-1　表证与里证鉴别表**

| 证型 | 病程 | 病情 | 寒热症状 | 脏腑证候 | 舌象 | 脉象 |
| --- | --- | --- | --- | --- | --- | --- |
| 表证 | 短 | 轻浅 | 恶寒发热同时出现 | 不明显，以头身疼痛，鼻塞或喷嚏等为常见症状 | 少有变化 | 浮脉 |
| 里证 | 长 | 深重 | 但热不寒或但寒不热，或无明显寒热 | 明显，如咳喘、心悸、腹痛、呕吐、腹泻等临床表现 | 多有变化 | 沉脉或其他多种脉象 |

### （五）表证与里证的关系

人体肌肤与脏腑，是通过经络的联系、沟通而表里相通。疾病发展过程中，在一定的条件下，可出现表里证错杂和相互转化，如表里同病、表邪入里、里邪出表等。

（1）表里同病：表证和里证在同一时期出现，称表里同病。形成原因，一是表邪入里，但表证仍在；或表证未愈，复伤于饮食劳倦等。二是里证未愈而复感外邪。常见表里俱寒、表里俱热、表寒里热、表热里寒、表里俱实、表里俱虚、表虚里实、表实里虚等。

（2）表里出入：在疾病发展过程中，由于正邪力量对比发生消长变化，病邪可以由表入里，亦可以里邪出表，因而引起表里证候的转化。凡先病表证，表邪不解而逐渐演变为里证，同时表证消失者，称为表证入里。此种现象一般见于外感病的初、中期阶段，是病情由浅入深、病势加重的反映。而脏腑之病邪，有时可向体表透达，此为邪有出路的好趋势，是病情向愈、病势减轻的反映。

## 二、寒热辨证

寒热是辨别疾病性质的一对纲领。寒证、热证较突出地反映了疾病中机体阴阳的偏盛、偏衰。阴盛或阳虚者，表现为寒证；阳盛或阴虚者，表现为热证。

寒热辨证，在治疗上具有重要指导意义。《素问·至真要大论》曰“寒者热之，热者寒之”，因此，临证时必须正确进行寒热辨证。

### （一）寒证

寒证指由阴盛或阳虚所产生的以寒冷表现为主的一类证候。寒证多为外感阴寒邪气，或因内伤久病而阳气耗伤，或过服生冷寒凉，阴寒内盛所致。

临床表现：恶寒或畏寒喜暖，肢冷踡卧，面色苍白，口淡不渴，或痰、涎、涕清稀量多，小便清长，大便稀溏，舌淡苔白而润滑，脉迟或紧等。

证候分析：寒邪侵犯或阳气不足，机体不得温煦，故见形寒肢冷，踡卧喜暖，面色苍白；阴寒内盛，津液未伤，故口淡不渴；阳虚不化，水湿内生，则痰、涎、涕、尿等分泌物、排泄物皆澄澈清冷而量多，舌淡苔白而润滑；寒伤脾阳，运化失司而见大便稀溏；阳弱鼓动血脉之力不足，故脉迟；寒主收引，脉道受寒拘急，故见紧脉。

### （二）热证

热证是指由阳盛或阴虚所产生的以温热表现为主的一类证候。热证多为外感阳热之邪，或寒湿等阴邪从阳化热，或七情过激，气郁化热，或饮食不节，食积化热，或房室劳伤，阴液亏虚，不能制约阳热所致。

临床表现：恶热喜冷，口渴欲饮，面红目赤，烦躁不宁，痰、涕黄稠，吐血衄血，小便短赤，大便干结，舌红苔黄燥，脉数等。

证候分析：阳热偏盛，则恶热喜冷；热盛伤津，故口渴喜饮，小便短赤，大便干结；火性上炎，血络充盈，则面红目赤；热扰心神，则烦躁不宁；津液被热煎熬浓缩，则痰、涕等分泌物黄稠；热邪迫血妄行，则吐血衄血；舌红苔黄燥为里热之征；阳热亢盛，血行加速，故脉数。

### （三）寒热证鉴别要点

寒证与热证的鉴别，主要从肢体寒热、口渴饮水、面色、四肢、神态、二便及舌象、脉象等方面进行综合观察和判断（表 8-2）。

**表 8-2 寒证与热证鉴别表**

| 证型 | 寒热 | 口渴 | 面色 | 四肢 | 神态 | 二便 | 舌象 | 脉象 |
|---|---|---|---|---|---|---|---|---|
| 寒证 | 恶寒喜暖 | 不渴 | 淡白 | 冷 | 踡卧少动 | 便溏，溲清长 | 舌淡苔白润 | 迟或紧 |
| 热证 | 恶热喜冷 | 渴喜冷饮 | 红赤 | 热 | 烦躁多动 | 便干结，溲短赤 | 舌红苔黄干 | 数或滑 |

### （四）寒证与热证的关系

寒证与热证虽有本质的不同，但又相互联系，它们既可以在同一患者身上同时出现，表现为寒热错杂的证候，如表寒里热、表热里寒、上热下寒和上寒下热；又可以在一定条件下，互相转化，表现为寒证转化为热证，热证转化为寒证。有时还会出现真热假寒或真寒假热的现象。

（1）表寒里热：即寒在表，热在里。常见于本有内热，又感风寒；或外邪入里化热而表寒未解的病证。症见恶寒发热，头身疼痛，无汗，气喘，烦躁，口渴，脉浮紧。

（2）表热里寒：即表有热，里有寒。多见于素有里寒而复感风热；或表热证未解，误下以致脾胃阳气损伤的病证。例如，患者平素脾胃虚寒，又感风热之邪，既有发热、头痛、咽痛、咳嗽的表热证，又有肢冷、便溏等里寒证。

（3）上热下寒：在同一时间内，表现为上部有热，下部有寒的证候。例如，既有胸中烦热、咽喉红肿疼痛的上热证，又有腹痛喜暖、大便溏薄的下寒证。

（4）下热上寒：在同一时间内，表现为上部有寒，下部有热的证候。例如，既有胃脘冷痛、呕吐清涎的上寒证，又有小便短赤、尿频、尿痛的下热证，此为胃中虚寒，膀胱湿热所致。

（5）寒证化热：指病本寒证，后现热证，寒证随之消失的情况。例如，哮喘本不发热，咳喘而痰液清稀，苔白而滑腻，表现为寒证。因寒证郁久化热，或过服温燥之品，出现发热、咳嗽痰黄、苔黄、脉数等症状。

（6）热证化寒：指病本热证，后现寒证，热证随之消失的情况。例如，高热患者，因大汗不止，或吐泻过度，阳随津脱，出现四肢厥冷、面色苍白、脉微欲绝的亡阳证。

## 三、虚实辨证

虚实是辨别邪正盛衰的一对纲领，主要反映疾病过程中人体正气和致病邪气的盛衰变化及力量对比。虚指正气不足，实指邪气盛实。正如《素问·通评虚实论》所说"邪气盛则实，精气夺则虚"。虚实辨证，可为临床治疗实施补泻提供基本依据，《素问·至真要大论》曰："虚者补之，实者泻之。"

### （一）虚证

虚证是对人体正气虚弱的各种临床表现的病理概括，多为先天不足或后天失调所致。饮食失调，气血生化之源不足；或七情劳倦，内伤脏腑气血；或房劳过度，肾精、元气亏损；或久病失治、误治，损伤正气；或大吐、大泻、大汗、出血、失精等阴液气血丧失等，均可形成虚证。

临床表现：各种虚证的表现极不一致，很难全面概括，常见面色淡白或萎黄，精神委靡，神疲乏力，心悸气短，形寒肢冷，自汗，大便滑脱，小便失禁，舌淡胖嫩，脉虚沉迟，或为眩晕，五心烦热，消瘦颧红，口咽干燥，盗汗潮热，脉虚细数。

证候分析：虚证的病机主要表现在伤阴血或伤阳气方面。若伤阳气者，由于阳失温运与固摄的功能，故见面色淡白，形寒肢冷，神疲乏力，心悸气短，大便滑脱，小便失禁等表现。若伤阴血者，由于阴不制阳，以及失去其濡养滋润的作用，故见眩晕，手足心热，心胸烦热，两颧潮红，潮热盗汗，脉虚细或细数等现象。

### （二）实证

实证是对人体感受外邪，或体内病理产物蓄积而产生的各种临床表现的病理概括。实证是在疾病过程中，以邪气亢盛为矛盾的主要方面，邪正相搏产生比较激烈的证候。实证多因外感六淫邪气，侵犯人体，正气抗邪，表现出病势亢奋、急迫的外感实证；或脏腑功能失调，产生痰饮、水湿、瘀血等病理产物停积体内，形成内伤实证。

临床表现：实证表现不一，常见身热烦躁，胸闷气粗，痰涎壅盛，脘腹胀痛拒按，大便秘结或暴泻、里急后重，小便短赤、涩痛，舌质苍老，舌苔厚腻，脉实有力等。

证候分析：邪气过盛，正气与之抗争，营卫郁滞化热，故身热；邪阻于肺，故胸闷气粗，痰涎壅盛；实邪积于肠胃，腑气不通，故腹胀满痛拒按，大便秘结；湿热下攻，则见暴泻，里急后重；湿热下注膀胱，则小便短赤或淋沥涩痛；邪正相争，搏击于血脉，故脉实有力；湿浊内盛，上蒸于舌，故苔厚腻；舌苍老亦为实证之象。

### （三）虚实证鉴别要点

鉴别虚证和实证，通过患者的病程、体质、神态、疼痛、声息、二便、舌象、脉象等进行综合观察和判断（表 8-3）。

表 8-3　虚证与实证鉴别表

| 证型 | 病程 | 体质 | 神态 | 疼痛 | 声息 | 二便 | 舌象 | 脉象 |
|---|---|---|---|---|---|---|---|---|
| 虚证 | 久病 | 虚弱 | 委靡不振 | 喜按 | 声低息微 | 便溏，溲清长 | 舌淡嫩，少苔 | 无力 |
| 实证 | 新病 | 壮实 | 烦躁或神昏谵语 | 拒按 | 声高息粗 | 便秘，溲短赤 | 舌苍老，苔厚腻 | 有力 |

### （四）虚证与实证的关系

疾病是一个复杂的过程，由于体质、治疗、护理等诸多因素的影响，使虚证与实证发生错杂、转化、真假等证候表现，如表虚里实、表实里虚、上虚下实、上实下虚等。但大体可分为实证夹虚、虚证夹实、虚实并重三类。

（1）实证夹虚：常见于实证中正气受损者，也可见于素体本虚而新感外邪者，其特点是以邪实为主，正虚为次。

（2）虚证夹实：常见于素有虚证，复感外邪，或正气不足，兼有瘀血、痰饮、宿食停积者。其特点是以正虚为主，邪实为次。

（3）虚实并重：常见于实证日久，迁延不愈，正气大伤，实邪未减者；或正气已虚，又感较重之邪气者。其特点是正虚与邪实均较明显，病情较重。

## 四、阴阳辨证

阴阳是辨别疾病类别的一对纲领，可根据证候表现的病理性质，将一切疾病分为阴阳两个方面。即表证、热证、实证属于阳证范围；里证、虚证、寒证属于阴证范围，因此阴阳是八纲辨证的总纲。此外，它还有自己特定的辨证内容，如阳虚证、阴虚证、亡阳证、亡阴证等。

### （一）阳虚证

阳虚证是指阳气不足而导致阴寒内生的一类证候。阳虚证多为素体阳虚或久病损伤阳气所致。

临床表现：畏寒肢冷，面色㿠白，口淡不渴，自汗，倦怠乏力，小便清长，大便溏薄，舌淡胖，苔白滑，脉沉迟。

证候分析：阳气不足，失其温煦，故畏寒肢冷；阳虚推动无力，血不上荣，则面色㿠白；阳虚固摄功能减弱，则见自汗；气化不足，则口淡不渴，小便清长，大便溏薄；而神疲，舌淡胖，苔白滑，脉沉迟则为阳气亏虚的常见症状。

### （二）阴虚证

阴虚证是指阴液不足，阴不制阳而导致虚热内生的一类证候。阴虚证多为阴液亏虚、热病伤阴或久病耗伤阴液所致。

临床表现：五心烦热，两颧潮红，盗汗，骨蒸潮热，口燥咽干，形体消瘦，小便短黄，大便干结，舌红少苔，脉虚细数。

证候分析：阴液不足，阳热相对偏亢，故见五心烦热，骨蒸潮热；虚火上炎，则两颧潮红；阳热夜入于阴而蒸津外泄，则盗汗；阴液不足，脏腑失于濡养，则口干咽燥，形体消瘦，小便短黄，大便干结；舌红少苔，脉虚细数为阴虚证的典型体征。

### （三）亡阳证

亡阳证是指体内阳气极度消耗而亡脱所表现的危重证候。亡阳证多为阴寒极盛，阳气暴伤；或阳气虚衰进一步发展而成；或因大汗、大泻、大失血，或因中毒、严重外伤、瘀痰阻塞心窍等使阳气暴脱所致。

临床表现：冷汗淋漓、汗质稀淡，神情淡漠，肌肤不温，四肢厥冷，呼吸气微，面色苍白，舌淡而润，脉微欲绝等。

证候分析：阳气极度衰微而脱散，其温煦、固摄、推动等功能丧失，故见冷汗，肢厥，面色苍白，神情淡漠，气息微弱，脉微欲绝等垂危病状。

### （四）亡阴证

亡阴证是指体内阴液严重丧失而欲枯竭所表现的危重证候。亡阴证一般为壮热不退或大吐大泻、大汗不止、严重烧伤致阴液暴失；或病久、阴液亏虚进一步发展所致。

临床表现：汗热味咸而黏、如珠如油，身体灼热，虚烦躁扰，口渴欲饮，皮肤皱瘪，小便极少或无尿，面色赤，唇焦舌燥，舌红干瘦，脉细数疾等。

证候分析：由于阴液欲绝，热蒸残液而出，故汗出如油；阴竭则尿少，口渴欲饮；失于濡润，则皮肤皱瘪，舌红干瘦；虚火内炽，故见身灼热，烦渴躁扰，面赤唇焦，脉细数疾等一派阴竭阳亢的危候。

由于阴阳互根，亡阳证出现阳气衰微欲脱时，可使阴液失摄亦消亡；而亡阴证若救治不及，阳气势必亦随之外脱。亡阳和亡阴均为疾病危重阶段出现的证候，故必须辨识及时、准确（表 8-4）。

**表 8-4　亡阳证与亡阴证鉴别表**

| 证型 | 汗出 | 四肢 | 其他 | 舌象 | 脉象 |
|---|---|---|---|---|---|
| 亡阳证 | 汗凉质稀 | 厥冷 | 神情淡漠，气微，面白 | 舌淡润 | 脉微欲绝 |
| 亡阴证 | 汗热质黏 | 温热 | 烦躁，口渴，面赤，尿少 | 舌红干瘦 | 脉细数疾 |

## 第二节　气血津液辨证

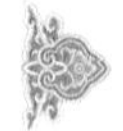

气血津液辨证，是指运用气血津液的理论，分析气、血、津液的病变，辨认其所反映的不同证候。

### 一、气病辨证

气病临床常见的证候，可概括为气虚、气陷、气滞、气逆四种。

### （一）气虚证

气虚证是脏腑组织机能减退所表现的证候。常由久病体虚，年老体弱，劳累过度，饮食失调等因素所致。

临床表现：神疲乏力，少气懒言，头晕目眩，自汗，活动时诸症加剧，舌淡苔白，脉虚无力。

证候分析：元气亏虚，脏腑组织机能减退，故神疲乏力，少气懒言；气虚清阳不升，不能充养头目，则头晕目眩；卫外不固则自汗；劳则耗气，故活动时诸症加剧；气虚无力鼓动血脉，血不上营于舌，而见舌淡苔白，脉象按之无力。

### （二）气陷证

气陷证是气虚无力升举而反下陷的证候。多由气虚进一步发展而来，或久病失养或劳倦过度等因素所致。

临床表现：头晕眼花，少气倦怠，久泄久痢，腹部有坠胀感，脱肛或子宫脱垂等。舌淡苔白，脉弱。

证候分析：本证多由气虚进一步发展而来，故有头晕眼花，少气倦怠，舌淡苔白，脉弱等气虚症状；中气亏虚，气陷于下，则胃腑下垂，故感腹部坠胀；脾运失健，清阳不升，致久泄久痢；脱肛或子宫脱垂等亦是中气下陷常见之象。

### （三）气滞证

气滞证是人体某一脏腑、某一部位气机阻滞，运行不畅所表现的证候。气滞证多因情志不舒，病邪内阻（包括外感、饮食、瘀血、痰饮等），或用力闪挫伤等原因而致。

临床表现：常见胸胁、脘腹等处胀闷、疼痛，时轻时重，部位不固定，可表现为窜痛或攻痛，其症状常随叹息、嗳气、肠鸣、矢气而减轻，或与情绪活动有关，脉弦。

证候分析：气机郁滞，轻则胀闷，重则疼痛；气滞胃脘，则胃脘胀闷，疼痛；滞于胸胁，若胸痛则以心肺病变居多，若胁痛则以肝胆病变常见；叹息、嗳气、肠鸣、矢气后气可得舒，故症状可减轻；心情舒畅则气滞减轻，心情抑郁则气滞加重，故症状与情绪活动有关；弦脉是气滞的常见之脉。

### （四）气逆证

气逆证是指气机升降失常，逆而向上所致的证候。气逆证多因感受外邪，或痰浊壅滞，或情志不遂等原因而致。

临床表现：肺气上逆，则见咳嗽喘息；胃气上逆，则见呃逆，嗳气，恶心，呕吐；肝气上逆，则见头痛，眩晕，昏厥，呕血等。

证候分析：肺气上逆不得宣发肃降而发喘咳；胃气上逆失其和降则为呃逆，嗳气，恶心，呕吐；肝气升发太过，则见头痛，眩晕，昏厥；血随气逆而上涌，可致呕血。

## 二、血病辨证

血病常见证候为血虚、血瘀、血热、血寒四种。

### （一）血虚证

血虚证是指血液亏虚，脏腑形体失养的全身虚弱证候。多因禀赋不足，精血亏虚；或脾胃虚弱，生血乏源；或各种急慢性出血；或思虑过度，暗耗阴血；或瘀血阻络，新血不生等引起。

临床表现：面白无华或萎黄，唇色淡白，爪甲苍白，头晕眼花，心悸失眠，手足发麻，妇女经血量少色淡，延期甚或闭经，舌淡苔白，脉细无力。

证候分析：血虚则肌肤失养，而见面、唇、爪甲、舌体皆呈淡白色；血虚脑髓失养，睛目失滋，所以头晕眼花；心主血脉而藏神，血虚心失所养则心悸，神失滋养而失眠；筋脉失滋致手足发麻；脉道失充则脉细无力；若女子血液不足，经血乏源，则经量减少，经色变淡，经期迁延，甚至闭经；舌淡苔白，脉细无力，为血虚之象。

### （二）血瘀证

血瘀证是指离经之血不能及时排出和消散，留于体内，或血行不畅，壅遏于经脉之内，以及瘀积于脏腑组织器官而致的证候。常见原因有寒凝、气滞、气虚、血热、外伤等。

临床表现：疼痛如针刺刀割，痛有定处，拒按，常在夜间加剧。肿块在体表者，色呈青紫；在腹内者，坚硬按之不移，称为癥积。出血反复不止，色泽紫暗，中夹血块，或大便黑如柏油。面色黧黑，肌肤甲错，口唇爪甲紫暗。妇女常见经闭。舌质紫暗，或见瘀斑瘀点，脉象细涩。

证候分析：瘀血内停，不通则痛，故痛如针刺刀割，部位固定不移而拒按，夜间痛甚；瘀血凝聚局部，日久不散可成肿块；不循常道而外溢者，为出血；瘀血停聚体内，堵塞脉络，可成为再次出血的原因，血色多见紫暗且有血块夹杂其中；瘀血内阻，肌肤失养，则面色黧黑，皮肤粗糙如鳞甲，甚则口唇爪甲紫暗；由于瘀阻部位不同，症状表现亦不一致，如瘀阻胞宫，则妇女可见经闭；舌体紫暗，脉象细涩，常为瘀血之征。

### （三）血热证

血热证是指火热炽盛，热迫血分所表现的证候。多因外感热邪、内伤七情、酗酒积食、房室过度等因素引起。

临床表现：咳血，吐血，尿血，衄血，血色鲜红或暗红，舌红绛，脉弦数有力。

证候分析：火热内迫血分，血热沸腾，致络脉受伤，血液不循常道而溢出；所伤脏腑不同，则出血部位有异：肺络伤则多见咳血；胃络伤则多见吐血；膀胱络伤则多见尿血；衄血有鼻衄、齿衄、舌衄、肌衄等不同；血色鲜红或暗红，舌质红绛，脉象弦数有力，均是血分火热炽盛的表现。

### （四）血寒证

血寒证是指局部寒凝气滞，血行不畅所表现的证候。常由感受寒邪所致。

临床表现：疼痛多见于手足，肤色紫暗发凉，喜暖恶寒，得温痛减，或小腹疼痛，形寒肢冷，月经延期，经色紫暗，夹有血块。舌淡暗苔白，脉沉迟涩。

证候分析：寒为阴邪，其性凝滞，血行不畅而见局部冷痛，肤色紫暗；血得温则行，得寒则凝，所以喜暖怕冷，得温痛减；若寒客胞宫，宫寒血瘀，则见小腹冷痛，月经延期，经色紫暗，夹有血块；阳气被遏，不能外达肌肤，则形寒肢冷；舌淡暗为瘀血内停，苔白是寒凝；沉脉主里、迟主寒、涩主瘀，故舌淡暗苔白，脉沉迟涩为寒凝血瘀之象。

## 三、气血同病辨证

气属阳，血属阴，气和血具有相互依存，相互资生，相互为用的密切关系。在生理上维持协调平衡，在病理上常相互影响，因而在发生病变时，既见气病，又见血病，即为气血同病。气血同病常见的证候有气滞血瘀、气虚血瘀、气血两虚、气不摄血、气随血脱等。

（1）气滞血瘀证：是指气机郁滞而致血行瘀阻所出现的证候。以气滞与血瘀证共见为辨证要点。

（2）气虚血瘀证：是指气虚运血无力，血行瘀滞而表现的证候。以气虚和血瘀证共见为辨证要点。

（3）气血两虚证：是指气虚与血虚同时存在的证候。以气虚与血虚证共见为辨证要点。

（4）气不摄血证：是气虚不能统摄血液而见失血的证候。以出血和气虚证共见为辨证要点。

（5）气随血脱证：是指大出血时引起气脱的证候。以大出血时，出现气脱之证为辨证要点。

## 四、津液病辨证

津液病变，一般可概括为津液不足和水液停聚两个方面，后者又包括水肿和痰饮两种病证。

### （一）津液不足证

津液不足证是指由于津液亏少，全身或某些脏腑组织器官失其濡润滋养而出现的证候。津液损伤程度较轻者，称为伤津；津液损伤程度较重者，称为脱液。

临床表现：口燥咽干，唇燥而裂，皮肤干枯无泽，小便短少，大便干结，舌红少津，脉细数。

证候分析：津液亏耗，上不能滋润官窍，则见口燥咽干，唇燥而裂；外不能濡养肌肤，则皮肤干燥枯槁；下不能化生小便，濡润大肠，则溲少便干；津液属阴，津液亏虚则致阴阳失衡，阴虚生内热，故舌红少津，脉见细数。

### （二）水肿证

体内水液停聚，泛滥肌肤引起面目、四肢、胸腹甚至全身浮肿者，称为水肿证。其中，水肿性质属实者，称为阳水；水肿性质属虚者，称为阴水。水肿的形成多因肺、脾、肾三脏功能失调，津液的输布和排泄发生障碍，使全身或局部水液停积过多所致。

临床表现：皮下浮肿，以眼睑、下肢多见，甚或一身悉肿，腹大如鼓，舌淡胖，苔白滑或腻，脉濡或沉弦。若头面浮肿，一般从眼睑开始，继而遍及全身，小便短少，来势迅速，皮肤薄而光亮，属阳水；若水肿，腰以下为甚，按之凹陷不起，小便短少，脘闷腹胀，纳呆便溏，面色㿠白，神倦肢困，舌淡，苔白滑，脉沉，属阴水。

证候分析：感受风邪，肺卫受病，宣降失常，水津失布，泛溢肌肤，风与水合而成水肿，故又称风水相搏证。肺位上焦，宣发受阻，水液停滞，所以水肿先见眼睑头面；水津不布，溢于肌肤，迅即波及全身；膀胱气化失司，故小便短少。脾虚不能运化水湿，肾虚不能升清降浊，均能导致水液代谢障碍，泛溢肌肤，而为阴水。水势趋下，故肿从足部开始，尤以腰以下为严重，按之凹陷不起；脾虚水湿内停，中焦失运，则脘闷腹胀，纳呆便溏；脾虚不能运化水谷精微上充于面及四肢，故面色㿠白，神疲肢困；正气虚衰，气血不能上荣舌体则舌淡，水湿内盛则苔白滑，病本在里，故见沉脉。

### （三）痰饮证

痰饮是机体水液代谢障碍形成的病理产物，其中水液凝结、质地稠厚者为痰，质地清稀者为饮。痰饮多由外感六淫，或饮食、劳逸、七情内伤，使肺、脾、肾、三焦等脏腑气化功能失常，水液代谢障碍凝聚而生。痰饮停滞于某些脏腑组织之间所表现的病证，分别称为痰证、饮证。

临床表现：咳喘胸闷痰多，喉中痰鸣；脘痞不舒，纳呆恶心，呕吐痰涎、清水；头晕目眩；神昏癫狂；咳唾引痛；肢体麻木，半身不遂；瘰疬气瘿，痰核乳癖，梅核气；舌淡胖苔白滑，或腻，脉滑或沉弦。

证候分析：痰饮可随气而行，全身内外上下，无所不至。痰饮阻于肺，肺失宣降则胸闷不舒，咳喘，咯痰或喉中痰鸣；痰饮滞于胃，则脘痞纳呆，恶心呕吐痰涎、清水；痰涎内遏，清阳不升，故头晕目眩；痰迷心窍，心神受蒙，可见神志模糊，或见癫狂；饮停胸胁，阻滞气机，故胸闷、咳唾引痛；痰停经络，气血运行不利，可见肢体麻木，半身不遂；痰结皮下、肌肉，局部气血不畅，凝聚成块，在颈多见瘰疬气瘿，在肢体多见痰核，在乳房多见乳癖，在咽喉多见喉中异物感为梅核气；痰证舌苔多腻，白腻为痰湿，黄腻为痰火，滑脉为有痰之征。

## 第三节 脏腑辨证

脏腑辨证是在藏象理论指导下，结合八纲辨证、气血津液辨证，对四诊搜集的病情资料进行分析归纳，以判断其病变部位、性质、邪正盛衰的一种辨证方法。脏腑辨证能具体辨识病证所累及脏腑及其病因、病性，从而使治疗更具有针对性，是临床内、外、妇、儿等科诊断疾病的基础，是整个辨证理论体系的重要组成部分。脏腑辨证，包括脏病辨证、腑病辨证及脏腑兼病辨证等，其中五脏病辨证是脏腑辨证的主要内容。一般来说，脏腑虚证有气、血、阴、阳诸虚，实证有六淫外邪入侵，或痰湿水饮、瘀血、积食等病理产物内停所致。

### 一、心与小肠病辨证

心居胸中，心包络围护于外。心具有主血脉与主神志的功能；心开窍于舌，在体合脉，在液为汗，其华在面，在志为喜。心病的常见症状有心悸怔忡，心烦，心痛，失眠多梦，健忘，神昏，谵语，舌痛，舌疮等。

心与小肠相表里，小肠具有分清别浊与受盛化物的功能，如出现小便赤涩，排尿不畅，尿道灼痛等症状则为小肠病。

#### （一）心气虚、心阳虚和心阳暴脱证

心脏的阳气虚弱，甚至衰竭亡失所表现的证候，根据其轻重程度的不同分为心气虚证、心阳虚证和心阳暴脱证。多由禀赋不足，或老年正气亏虚，或久病体虚，或暴病伤正，以致阳气虚弱，甚至暴脱而成。

临床表现：心气虚证表现为心悸怔忡，面色淡白，神疲乏力，胸闷气短，常自汗出，活动后诸症加重，舌淡苔白，脉虚弱。心阳虚证是在心气虚的基础上，兼见心胸憋闷或心痛，面色㿠白或晦暗，畏寒肢冷，舌淡胖苔白滑，脉沉迟无力或结代。若突然面色苍白，冷汗淋漓，四肢厥冷，呼吸微弱，神志模糊或神昏，脉微欲绝则为心阳暴脱证。

证候分析：心气不足，鼓动无力，则见心悸怔忡，胸闷，脉结代；面色淡白，神疲乏力，气短，自汗，动则尤甚，舌淡苔白，脉虚弱等，则是气虚见症。阳虚则寒凝心脉，心脉痹阻不通而见心胸憋闷或心痛，面色㿠白或晦暗；阳虚则寒，温煦失职，故有畏寒肢冷，舌淡胖苔白滑，脉迟无力或结代等虚寒症状。若心阳虚衰至极，不能内守而外脱，则见突然面色苍白，冷汗淋漓，四肢厥冷，呼吸微弱，神志模糊或神昏，脉微欲绝等亡阳症状（表 8-5）。

**表 8-5 心气虚、心阳虚与心阳暴脱三证鉴别**

| 证型 | 相同点 | 不同点 |
| --- | --- | --- |
| 心气虚 | 心悸或怔忡，胸闷短气，常自汗出，活动后诸症常加重 | 气虚表现：面色淡白，神疲乏力，舌淡苔白，脉虚弱 |
| 心阳虚 | | 虚寒表现：畏寒肢冷，或心痛，面色㿠白或晦暗，舌淡胖苔白滑，脉沉迟无力或结代 |
| 心阳暴脱 | | 脱证表现：突然面色苍白，冷汗淋漓，四肢厥冷，呼吸微弱，神志模糊或神昏，脉微欲绝 |

#### （二）心血虚、心阴虚证

心血虚证与心阴虚证都是阴血亏虚，心失所养而表现的证候。多因久病耗伤阴血，或失血过多，

或阴血生成不足，或情志不遂，气火内郁，暗耗阴血所致。

临床表现：心悸怔忡，失眠多梦是心血虚、心阴虚证的共同症状，如兼见眩晕，健忘，面色无华或萎黄不泽，唇舌淡白，脉细弱，则为心血虚证；如兼见心烦，形体消瘦，口燥咽干，潮热，颧红，盗汗，五心烦热，舌红少苔或无苔，脉细数，则为心阴虚证。

证候分析：阴血不足，心失所养，悸动不安则出现心悸怔忡；心神失濡养而不内守，致失眠多梦。血虚不能濡养脑髓，可见眩晕健忘；不能上荣则见面色白而无华或萎黄不泽，唇舌淡白；不能充养脉道则脉象细弱。阴虚则阳亢，热扰心神则心烦，失眠多梦；潮热盗汗，五心烦热，形体消瘦，口燥咽干，颧红，舌红少苔或无苔，脉细数为阴虚常见之征象（表 8-6）。

**表 8-6　心血虚与心阴虚证鉴别**

| 证型 | 相同点 | 不同点 |
| --- | --- | --- |
| 心血虚 | 心悸，失眠多梦 | 血虚表现：面色白而无华或萎黄不泽，健忘，头晕目眩，唇舌淡白，脉细无力 |
| 心阴虚 | | 虚热表现：形体消瘦，口燥咽干，潮热，颧红，盗汗，五心烦热，舌红少苔或无苔，脉细数 |

## （三）心火亢盛证

心火亢盛证是指心火内炽所表现的实热证候；心火循经下移于小肠所表现的证候，即小肠实热证。多由火热、暑邪内侵，或情志郁结，气郁化火，或过食辛热、温补之品化热所致。

临床表现：心烦失眠，甚则狂躁谵语，面色红赤，口渴冷饮，溲黄便干，舌尖红赤或有芒刺，苔黄，脉数有力。或口舌生疮；或吐血衄血；或肌肤疮疡；或小便赤涩，尿道灼痛，甚则尿血。

证候分析：火热内扰心神则心烦失眠，甚或狂躁谵语；热盛伤津则口渴，溲黄便干；火炎于上则面赤，舌红苔黄；脉数主热，有力为实，故心火亢盛的脉为数而有力。心开窍于舌，心火上炎于舌，则见舌尖红赤，或生芒刺，或口舌生疮；热迫血妄行则吐血，衄血；若火毒蕴结肌肤，热腐成脓，则见疮疡；心与小肠相表里，心热下移小肠，影响其主液、分清别浊功能，则见小便赤涩，尿道灼痛；热盛灼伤阴络则见尿血。

## （四）心脉痹阻证

心脉痹阻证是指瘀血、痰阻、寒凝、气滞等导致心脉闭阻不通所表现的证候。多因年高心气衰减，以致心阳不振，温运无力，兼瘀阻、痰凝、感寒或气滞胸中所致，证属本虚标实。

临床表现：心脉痹阻证共同症状是心悸怔忡，心胸憋闷作痛，痛引肩背或内臂，时作时止。血瘀心脉者，痛如针刺，舌紫暗或见瘀斑瘀点，脉细涩或结代；痰阻心脉者，心胸闷痛，体胖痰多，身重困倦，舌胖苔厚腻，脉沉滑；寒凝心脉者，突发剧痛，遇寒加重，得温痛减，畏寒肢冷，舌淡苔白润，脉沉迟或沉紧；气滞心脉者，心胸胀痛，胁胀，善太息，舌淡红或暗红，苔薄白，脉弦。

证候分析：正气先虚，阳气不足，心失温养，故见心悸；心阳不振，气滞血瘀，心脉痹阻，故见胸闷；手少阴心经由手臂内侧循肩背而行，故疼痛由心前区牵引肩背内侧。瘀阻心脉以刺痛为特点，伴有舌紫暗，有瘀斑、瘀点，脉细涩或结代等瘀象；痰浊停聚心脉以心胸闷痛为特点，伴有体胖多痰，身重困倦，苔厚腻，脉沉滑等痰象；阴寒凝滞心脉则突发剧痛，遇寒加重，得温痛减，伴有畏寒肢冷，舌淡苔白润，脉沉迟或沉紧等寒象；气滞心脉以胀痛为特点，且发作常与情志变化有关，伴有胁胀，善太息，舌淡红或暗红，苔薄白，脉弦等气机郁滞的症状（表 8-7）。

表 8-7 心脉痹阻证血瘀、痰阻、寒凝、气滞比较

| 证型 | 常见症状 | 症状特点 |
|---|---|---|
| 血瘀心脉 | 心悸或怔忡，心胸憋闷疼痛，痛引肩背臂内侧，时痛时止 | 疼痛为刺痛或绞痛，伴有舌紫暗，有瘀斑、瘀点，脉细涩或结代 |
| 痰阻心脉 | | 疼痛以闷痛为主，身体肥胖，多痰，身重困倦，舌胖苔厚腻，脉沉滑 |
| 寒凝心脉 | | 突发剧痛，得温痛减，畏寒肢冷，舌淡苔白润，脉沉迟或沉紧 |
| 气滞心脉 | | 胀痛，发作常与精神因素相关，舌淡红或暗红，苔薄白，脉弦 |

### （五）痰迷心窍证

痰迷心窍证是指痰浊蒙闭心神，以致精神、神志异常为主要表现的证候。多因情志不遂，气郁痰凝；或感受湿邪，酿生痰浊，以致痰浊蒙闭心神而成。

临床表现：精神抑郁，表情淡漠，神志模糊，甚则昏不知人，面色晦滞，脘闷呕恶，喉中痰鸣；或神志痴呆，喃喃自语，举止失常；或突然仆地，不省人事，口吐痰涎，喉中痰鸣，两目上视，四肢抽搐，口中如作猪羊叫声；苔白腻，脉滑。

证候分析：肝郁气结，情志失调可见精神抑郁，表情淡漠；气郁痰凝，上蒙心神则意识不清，甚则昏不知人；如痰湿内阻，清阳不升，浊气上泛故见面色晦滞；痰饮湿浊阻遏中焦，则脘闷呕恶；痰阻气道则喉中痰鸣；若痰浊蒙蔽心窍，则发为神志痴呆，喃喃自语，举止失常之癫证。若肝风夹伏痰上蒙心窍，可见突然仆地，不省人事，喉中痰鸣，口吐痰涎，两目上视，四肢抽搐，口中如作猪羊叫声，此为痫证发作状态。苔白腻，脉滑为痰盛之象。

### （六）痰火扰心证

痰火扰心证是指火热痰浊侵扰心神，以致精神、神志异常为主的证候。多因忧思郁怒日久，气郁化火，煎熬津液为痰；或外感热病，灼津为痰，致使痰火扰乱心神而成。

临床表现：发热气粗，心烦失眠，狂躁谵语，胸闷，面红目赤，痰黄稠，喉中痰鸣，舌红苔黄腻，脉滑数。或胡言乱语，哭笑无常，狂越妄动，打人毁物，不避亲疏。

证候分析：里热充斥，故见发热，面红目赤，呼吸气粗；火热灼液为痰，故见痰黄稠，喉中痰鸣；痰与火结，痰火扰心则表现为心烦失眠，或躁狂谵语，胡言乱语，哭笑无常，甚或狂越妄动，打人毁物，不避亲疏之狂证；舌红苔黄腻，脉滑数则为痰火内盛之象。

## 二、肺与大肠病辨证

肺居胸中，肺有主气司呼吸，主宣发肃降，通调水道，朝百脉，主治节的功能；其开窍于鼻，在体合皮，在液为涕，其华在毛，在志为悲。肺与大肠相表里，大肠具有传化糟粕的功能。

肺病常见症状为咳嗽，咯痰，气喘，少气短息，声音变异，咯血，胸痛等。大肠病常见症状为腹痛，便秘，泄泻，便脓血等。

### （一）肺气虚证

肺气虚证是指肺气不足而致功能活动减弱所表现的证候。多由久病咳喘，耗伤肺气；或脾虚精气化生不足，肺失充养所致。

临床表现：咳喘无力，少气短息，声低懒言，动则益甚，痰液清稀，神疲乏力，或自汗，畏风，易感冒，面色淡白，舌淡嫩，脉虚。

证候分析：肺气不足，宣降失职，故见咳喘无力，少气短息，声低懒言；劳则气耗，故活动时

诸症益甚；肺气亏虚，津液不布，聚而为痰，则咯痰清稀；肺合皮毛，肺气虚致卫外不固，腠理疏松，因而自汗、畏风、易感冒；而神疲乏力，舌淡嫩，脉虚是气虚证的一般症状。

### （二）肺阴虚证

肺阴虚证是肺阴亏耗，虚热内扰，肺失清肃所表现的证候。多由久咳伤阴，痨虫袭肺，或热病后期，肺津受损所致。

临床表现：干咳无痰，或痰少而黏，难以咯出，甚或痰中带血，声音嘶哑，形体消瘦，口干咽燥，潮热，五心烦热，盗汗，颧红，舌红少苔或无苔，脉细数。

证候分析：肺阴不足则虚热灼肺，肺失滋润、清肃，故见干咳无痰，或痰少而黏，难以咯出；肺络受灼，络伤血溢则痰中带血；喉失阴津濡润，并为虚火所蒸，故声音嘶哑；形体消瘦，口干咽燥，潮热，五心烦热，颧红盗汗，舌红少苔或无苔，脉细数等均为阴虚内热之象。

### （三）燥邪犯肺证

燥邪犯肺证是指秋令燥邪侵犯肺卫所表现的证候。多因外感燥邪，耗伤肺津，肺失滋润，卫表失和所致。

临床表现：干咳无痰或痰少而黏难咯，口、鼻、咽、唇、舌、皮肤干燥，或胸痛咯血，或微有发热恶寒，舌苔薄白或薄黄，脉浮或细。

证候分析：燥易伤津，燥邪犯肺，肺津受伤，故见干咳无痰或痰少而黏难咯，口、鼻、咽、唇、舌、皮肤干燥；咳伤肺络则见胸痛咯血；燥邪袭表，故微有发热恶寒；邪尚在表，故苔薄而脉浮；若发于初秋，兼有苔薄黄，脉浮数，属温燥；若发于深秋，兼有苔薄白，脉浮紧，属凉燥（表 8-8）。

**表 8-8　燥邪犯肺证与肺阴虚证鉴别**

| 证型 | 共症 | 性质 | 兼症 | 季节 |
|---|---|---|---|---|
| 燥邪犯肺 | 干咳无痰或痰少而黏，或咯血 | 新感，实证 | 或伴有表证 | 发于秋季 |
| 肺阴虚 | | 内伤，虚证 | 伴阴虚内热 | 季节性不明显 |

### （四）风寒束肺证

风寒束肺证是风寒外袭，肺卫失宣所表现的证候。由于风寒之邪外侵肌表，肺气失宣所致。

临床表现：咳嗽，甚或气喘，痰稀色白，鼻塞流清涕，恶寒，微微发热，头身疼痛，无汗，苔薄白，脉浮紧。

证候分析：风寒束肺，肺失宣降，故见咳嗽或气喘；寒为阴邪，易伤阳气，故痰稀色白；肺气失宣，鼻窍不畅，故鼻塞流清涕；风寒犯表，皮毛闭塞，则无汗；卫气郁遏则恶寒；卫阳被郁，正气抗邪则发热；寒性收引、凝滞，气血不通则痛，故头身疼痛；邪未传里，故舌苔可不变；脉浮主表，脉紧主寒，浮紧为感受风寒之征。

### （五）风热犯肺证

风热犯肺证是指风热之邪侵犯肺卫所表现的证候。由于外感风热，肺气失宣所致。

临床表现：咳嗽，痰稠色黄，鼻塞流黄涕，咽喉疼痛，发热，微恶风寒，口微渴，微汗出，舌尖红，苔微黄，脉浮数。

证候分析：风热犯肺，肺失宣肃，故咳嗽；热灼津液为痰，故痰稠色黄；肺失宣发，肺窍通气不畅，且热灼肺液，故鼻塞流黄涕；热灼咽喉则咽喉肿痛；风热在表，故发热，微恶风寒；热灼津伤则口微渴；舌尖属心肺，故舌尖红；苔微黄，脉浮数均为感受风热之征。

### （六）痰热壅肺证

痰热壅肺证是指邪热炽盛，灼津酿痰，肺失宣肃所表现的证候。多由热邪犯肺，炼液为痰；或痰湿郁久化热，以致痰热互结于肺而成。

临床表现：咳嗽，痰稠色黄，气息粗喘，甚则鼻翼煽动，或胸痛，咳吐脓血腥臭痰，或鼻衄，咯血，壮热面赤，口渴饮冷，大便干结，小便短赤，舌红苔黄腻，脉滑数。

证候分析：邪热炽盛，肺失宣肃，则咳嗽；痰热交阻，气道壅塞则气喘息粗，甚则鼻翼煽动；火热灼液为痰，则痰稠色黄；热盛血腐而成脓，发为肺痈，则见胸痛，咳吐脓血腥臭痰；伤及络脉则见鼻衄，咯血；里热炽盛，蒸腾伤津则壮热面赤，口渴饮冷，大便干结，小便短赤；舌红苔黄腻；脉滑数为痰热壅盛之象（表 8-9）。

**表 8-9　风热犯肺证与痰热壅肺证鉴别表**

| 证型 | 病位 | 性质 | 病程 | 病情 |
|---|---|---|---|---|
| 风热犯肺 | 邪犯肺卫，在表 | 表热证 | 病程短 | 病情轻 |
| 痰热壅肺 | 痰热壅肺，在里 | 里实热证 | 病程较长 | 病情较重 |

### （七）痰湿阻肺证

痰湿阻肺证是指痰湿阻滞，以致肺气上逆所表现的证候。多因感受寒湿之邪，或脾虚失运，或久咳伤肺，湿聚为痰，上阻于肺而成。

临床表现：咳嗽，痰多质黏，色白，易于咯出，胸闷，甚则气喘痰鸣，舌淡苔白腻，脉滑。

证候分析：痰湿阻肺，肺气上逆，则见咳嗽，气喘；脾失运化，肺失通调，湿聚于肺，故见痰多质黏，色白，易于咯出，或喉中痰鸣；痰湿阻滞气道，肺气不降，故见胸闷，喘促；苔白腻，脉滑皆为痰湿之象。

### （八）大肠湿热证

大肠湿热证是指湿热蕴结大肠，致大肠传导失司所表现的证候。多因感受湿热邪气，饮食不洁或不节，以致湿热阻滞大肠。

临床表现：腹痛，里急后重，暴注下泻，气味臭秽，或下痢脓血，肛门灼热，口渴，小便短赤，或恶寒发热，或发热，舌红苔黄腻，脉濡数或滑数。

证候分析：湿热阻滞大肠气机，故腹痛，里急后重；传导失司，故见暴注下泻，气味臭秽；湿热熏蒸，血腐成脓则见下痢脓便血；热炽肠道则肛门灼热；热伤津液可见口渴，小便短赤；若表邪未解，则恶寒发热；若邪热在里，则但热不寒；舌红苔黄腻，脉濡数或滑数为湿热之象。

### （九）大肠津亏证

大肠津亏证是指津液不足，肠失滋润所表现的证候。多因素体阴亏或新产亡血，或老年阴液亏虚，或热病后期津伤未复而引起。

临床表现：大便秘结干燥，难以排出，常数日一行，或伴见口臭，口干咽燥，舌红少津，脉细数或细涩。

证候分析：肠道阴津不足，肠失濡润，则大便秘结干燥，难以排出，数日一行；阴津不足则口干咽燥；大便日久不解，浊气不得下泄而上逆，则口臭；舌红少津，脉细数或细涩是阴津不足之象。

### （十）肠热腑实证

肠热腑实证是指邪热入里，与肠中糟粕相搏，燥屎内结所表现的实热证候。

临床表现：脐腹部硬满疼痛，拒按，大便秘结，或泻下稀粪，气味恶臭，发热，或日晡潮热，或汗出，口渴，甚则神昏谵语，小便短黄，舌红苔黄厚而燥，脉沉数有力或沉实。

证候分析：热结肠道，灼伤阴液，肠失濡润，肠内燥屎内结，腑气不通，故脐腹部硬满疼痛，拒按，大便秘结；若燥屎内踞而邪热迫津下泄，所下稀粪恶臭，此即“热结旁流”；日晡为大肠腑气当旺之时，热结于阳明之腑则日晡潮热；热扰心神，则神昏谵语；发热，汗出，口渴，小便短黄，舌红苔黄厚而燥，脉沉数有力或沉实均为实热内结之候（表 8-10）。

**表 8-10　大肠湿热证、大肠津亏证与肠热腑实证的鉴别**

| 证型 | 主症 | 兼症 | 舌象 | 脉象 |
|---|---|---|---|---|
| 大肠湿热 | 排便次数增多，或下痢，味臭秽 | 湿热内阻之象 | 舌红苔黄腻 | 脉濡数或滑数 |
| 大肠津亏 | 习惯性大便干燥，难以排出 | 阴津受损之象 | 舌红少津 | 脉细数或细涩 |
| 肠热腑实 | 腹硬满疼痛，便秘 | 实热内结之象 | 舌红苔黄厚而燥 | 脉沉数有力或沉实 |

## 三、脾与胃病辨证

脾位中焦，喜燥恶湿，具有主运化，主统血，主升清的功能，在体合肌肉，主四肢，开窍于口，其华在唇，在液为涎，在志为思。脾与胃相表里，胃有受纳和腐熟水谷的功能，胃以降为顺，喜润恶燥。

脾病的常见症状有腹胀、腹痛、食少、纳呆、便溏、浮肿、慢性出血、内脏下垂等。胃病的常见症状有胃脘痛、恶心、呕吐、嗳气、呃逆等。

### （一）脾气虚证

脾气虚证是指脾气不足，运化功能下降所表现的证候。常因饮食失调，劳倦、思虑太过，久泄久痢，或其他急、慢性疾病损伤，皆可导致脾气虚证。

临床表现：腹胀纳呆，腹部隐痛喜按，大便溏薄，少气懒言，肢体倦怠，面色萎黄或淡白，消瘦或浮肿，舌淡苔白，脉缓弱。

证候分析：脾主运化，脾气虚，运化功能减弱，故见腹胀纳呆，腹部隐痛喜按；脾虚水湿不运，则大便溏薄；泛溢肌肤则肢体浮肿；脾气不足，生化乏源，肢体失养，则倦怠乏力，逐渐消瘦；中气不足，故少气懒言；气血不荣，则面色萎黄或淡白；舌淡苔白，脉缓弱，为气虚之象。

### （二）脾虚气陷证

脾虚气陷证是指脾气虚弱，升举无力而清阳下陷所表现的证候。

临床表现：除具有脾气虚的表现外，尚有眩晕耳鸣，脘腹坠胀，便意频数，肛门重坠，或久泻久痢，或小便浑浊如米泔，或脱肛、子宫下垂、胃下垂、肾下垂、眼睑下垂，舌淡苔白，脉弱。

证候分析：脾气虚则清阳不升，头目失养，故眩晕耳鸣；脾主运化，脾虚则精微不能正常输布，清浊不分，下注膀胱，故小便浑浊如米泔；脾气虚甚则气机下陷，升举乏力，故脘腹坠胀，便意频数，肛门重坠，或久泻久痢，或脏器下垂。

### （三）脾不统血证

脾不统血证是指脾气虚弱，无力统摄血液，而致血溢脉外的证候。

临床表现：便血，吐血，尿血，肌衄，齿衄，或妇女月经过多，崩漏，面白无华或萎黄，食少便溏，食后腹胀，神疲乏力，少气懒言，舌淡苔白，脉细弱。

证候分析：脾气虚弱，运化失职，则食少便溏，食后腹胀；脾主统血，脾气亏虚，统血无权，则血溢脉外而见各种慢性出血：溢于肠则便血，逆于胃则吐血，溢于下焦则尿血，溢于肌肤为肌衄，溢于牙龈为齿衄，溢于胞宫则见妇女月经过多或崩漏。脾虚气血生化乏源，又加出血，气血亏虚，故面白无华或萎黄，神疲乏力，少气懒言；舌淡苔白，脉细弱，为气血亏虚之象。

### （四）脾阳虚证

脾阳虚证是指脾阳虚衰，失于温运，阴寒内生所表现的证候。多由脾气虚发展而来，或过食生冷，过服寒凉药物，或肾阳虚，火不生土所致。

临床表现：脘腹冷痛绵绵，喜暖喜按，泛吐清水，纳呆腹胀，形寒肢冷，大便清稀或完谷不化，小便短少，或肢体浮肿，或带下清稀色白量多，舌淡胖边有齿痕，苔白滑，脉沉迟无力。

证候分析：脾阳虚弱，阴寒内生，寒凝气机，则脘腹冷痛绵绵，喜温喜按；脾阳虚衰，运化失职，故纳呆腹胀；阳虚生外寒，则形寒肢冷；不能温化津液，以致水湿内停胃肠，泛吐清水，大便清稀或完谷不化；水湿外溢肌肤，则肢体浮肿而尿少；水湿下注，则女子带下清稀，色白量多；舌淡胖边有齿痕，苔白滑，脉沉迟无力，均为阳虚水湿之征（表 8-11）。

**表 8-11　脾病虚证鉴别**

| 证型 | 相同症 | 不同症 | 舌象 | 脉象 |
|---|---|---|---|---|
| 脾气虚 | 腹胀纳呆，食后尤甚，便溏肢倦，少气懒言，面色不华 | 或浮肿，或消瘦 | 舌淡苔白 | 缓弱 |
| 脾虚气陷 | | 脘腹坠胀，便意频数，肛门重坠，或久泻久痢，或小便浑浊如米泔，或脱肛、子宫下垂、胃肾下垂、眼睑下垂 | 舌淡苔白 | 弱 |
| 脾不统血 | | 便血，吐血，尿血，肌衄，齿衄，或妇女月经过多，崩漏 | 舌淡苔白 | 细弱 |
| 脾阳虚 | | 腹冷痛，喜温喜按，肢冷尿少，或肢体困重，或浮肿，或带下清稀 | 舌淡胖有齿痕，苔白滑 | 沉迟无力 |

### （五）寒湿中阻证

寒湿中阻证是指寒湿之邪困阻中焦脾胃，纳运失职所表现的证候。多因过食生冷、瓜果，或嗜食肥甘，或冒雨涉水、久居湿处、气候阴雨等，导致寒湿内生或内侵所致。

临床表现：纳呆，脘腹痞闷冷痛，形寒肢冷，头身困重，头重如裹，恶心呕吐，吐后痛缓，或呃逆嗳气，口淡不渴或口泛清水，便溏；或身目发黄，其色泽晦暗如烟熏；或肢体浮肿，小便短少；或妇女白带量多清稀；舌淡胖苔白腻，脉濡缓。

证候分析：寒湿入侵脾胃，阳气受阻，纳运失职，故纳呆，脘腹痞闷；寒凝气滞，不通则痛，故胃脘冷痛，得温痛减，遇寒加剧；寒邪伤阳，湿性重着，则头身肢体困重，头重如裹；胃失和降，故恶心呕吐或呃逆嗳气；寒湿内盛，则口淡不渴或口泛清水，大便稀溏；寒湿阻滞中焦，肝失疏泄，胆汁外溢，则见身目发黄，其色泽晦暗如烟熏，为阴黄；寒湿下注，带脉不固，故妇女白带量多清

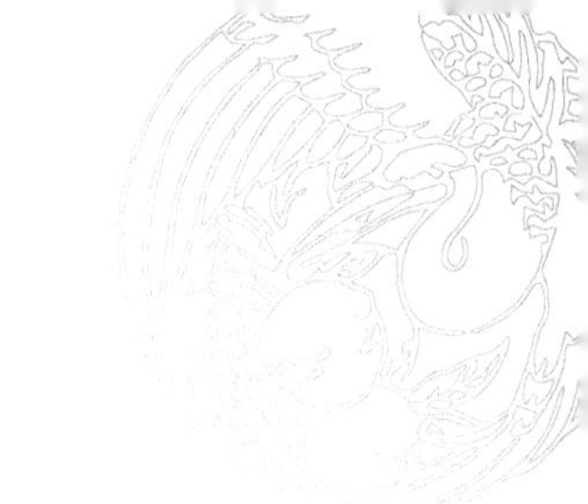

稀；泛溢肌肤则肢体浮肿，小便短少。舌淡胖苔白腻，脉濡缓为寒湿内盛之象。

### （六）脾胃湿热证

脾胃湿热证是指湿热内蕴中焦，致脾胃运化功能障碍所表现的证候。多因感受湿热之邪，或过食辛热肥甘，或酗酒无度，酿生湿热所致。

临床表现：脘腹痞闷胀满，纳呆厌食，呕恶口苦，肢体困重，小便短黄，大便溏泄不爽；或身目发黄，色泽鲜明如橘皮，或皮肤瘙痒；或身热不扬；舌红苔黄腻，脉濡数。

证候分析：湿热蕴结脾胃，运化失司，气机受阻，故见脘腹痞闷，呕恶纳呆，大便溏泄不爽；湿性重着，则肢体困重；湿热下注，则小便短黄；湿热蕴结脾胃，熏蒸肝胆，胆汁外溢则身目发黄，色泽鲜明如橘皮，为阳黄；胆汁上犯则口苦，外溢肌肤则瘙痒；湿遏热伏，热处湿中，则身热不扬；舌红苔黄腻，脉濡数，为湿热内蕴之征。

### （七）胃火炽盛证

胃火炽盛证是指胃中火热炽盛，胃失和降所表现的证候。多因邪热犯胃，或情志不遂，气郁化火，或过食辛辣之品所致。

临床表现：胃脘灼痛，拒按，口臭，渴喜冷饮，吞酸嘈杂，便秘，尿黄，消谷善饥，或牙龈肿痛溃烂，齿衄，舌红苔黄燥，脉滑数。

证候分析：胃火炽盛，热灼胃络，故胃脘灼痛，拒按，吞酸嘈杂；胃热内蒸，浊气上逆则口臭；胃火炽盛，纳化亢进，故消谷善饥；胃经上络齿龈，胃火循经上炎，气血壅滞，故牙龈肿痛溃烂；热伤血络，迫血妄行，故齿衄；渴喜冷饮，便秘，尿短黄，舌红苔黄燥，脉滑数，均为火热炽盛之象。

### （八）胃阴虚证

胃阴虚证是指胃阴不足，胃失濡润，虚热内生所表现的证候。多因热病伤阴，或气郁化火伤阴，或过食辛辣、香燥之品，或过服温燥药物，或吐泻太过，耗伤胃阴所致。

临床表现：胃脘隐隐灼痛，嘈杂不舒，饥不欲食，干呕呃逆，便秘，口燥咽干，小便短少，舌红少津少苔，脉细数。

证候分析：胃阴不足，虚热内生，胃气失和，故胃脘隐隐灼痛，嘈杂不舒；阴亏而胃失濡润，纳化失常，则饥不欲食；胃失和降，胃气上逆，故干呕呃逆；肠失濡润则便秘；口燥咽干，小便短少，舌红少津少苔，脉细数，均为阴虚内热之象。

### （九）食滞胃脘证

食滞胃脘证是饮食停滞胃脘，导致胃气逆滞所表现的证候。多由暴饮暴食，或脾胃虚弱，运化失司，饮食不化等因素所致。

临床表现：脘腹胀满，疼痛拒按，纳呆厌食，嗳腐吞酸，或呕吐酸腐食物，吐后觉舒；或肠鸣矢气，便溏不爽或便秘，或大便臭如败卵，舌苔厚腻，脉滑。

证候分析：胃主受纳腐熟，以通降为顺。饮食过量，食积胃脘，气机停滞，则脘腹胀满，疼痛拒按，纳呆厌食；饮食内停，胃失和降，胃气夹积食、浊气上逆，则嗳腐吞酸，或呕吐酸腐食物，吐后觉舒；若积食下移肠道，肠内腐气充斥，故见肠鸣矢气；大肠传导失常，故便溏不爽或便秘；饮食不化，故大便臭如败卵；胃中浊气上泛，则舌苔厚腻；脉滑，为食滞之象。

## 四、肝与胆病辨证

肝居右胁，胆附于肝。肝具有藏血和主疏泄的功能，在体合筋，在液为泪，其华在爪，开窍于目。肝与胆相表里，胆主贮存和排泄胆汁，主决断。

肝病的常见症状有精神抑郁或急躁易怒，胸胁少腹胀痛，眩晕，抽搐，目赤，雀盲，月经不调等。胆病常见症状有口苦，胁痛，黄疸，胆怯，失眠等。

### （一）肝血虚证

肝血虚证是指肝血不足而致相关组织器官失养所表现的证候。多因生血不足，或失血过多，或久病耗伤肝血所致。

临床表现：眩晕耳鸣，面白无华，视物昏花或雀盲，爪甲干枯；或肢体麻木，关节拘急不利，手足震颤；妇女月经量少色淡，甚则闭经；舌淡，脉细。

证候分析：肝血不足，不能上荣头面，则眩晕耳鸣，面白无华；肝开窍于目，目失血养，则视物昏花或雀盲；肝主筋，其华在爪，血虚则筋脉爪甲失养，故肢体麻木，关节拘急不利，爪甲不荣；血虚生风而见手足震颤；肝血不足，冲任空虚，故月经量少色淡，甚则闭经；舌淡，脉细为血虚之候。

### （二）肝阴虚证

肝阴虚证是指肝之阴液亏虚而虚热内扰所表现的证候。多由肝郁化火伤阴，或温热病后期耗伤肝阴，或肾阴亏虚，水不涵木所致。

临床表现：头晕耳鸣，两目干涩，视力减退，面部烘热或颧红，口燥咽干，五心烦热，潮热盗汗，或胁肋隐隐灼痛，或手足蠕动，舌红少津，脉弦细数。

证候分析：肝阴不足，不能上滋头目，则头晕耳鸣，两目干涩，视力减退；虚火内灼，络脉失养，则胁肋隐隐灼痛；肝阴不足，筋脉失养，虚风内动，故手足蠕动；口燥咽干，面部烘热或颧红，五心烦热，潮热盗汗，舌红或舌干少津，脉弦细数，为肝阴不足、虚热内扰之征。

### （三）肝郁气滞证

肝郁气滞证是指肝的疏泄功能异常，气机郁滞所表现的证候。多由情志抑郁或突受精神刺激引起肝失疏泄所致。

临床表现：胸胁或少腹胀闷窜痛，情志抑郁或易怒，喜叹息；或见梅核气，或见瘿瘤，瘰疬，胁下积块；妇女可见乳房胀痛，月经不调，痛经，甚则闭经；舌淡红苔薄白，脉弦。

证候分析：肝经布胸胁，肝郁气滞，经脉不利，故胸胁、乳房或少腹胀闷窜痛；肝气郁结，情志失畅则见情志抑郁易怒，喜叹息；肝郁气结痰凝，搏结于咽则见梅核气；搏结于肝胆经脉，则为瘿瘤、瘰疬；若肝郁日久，气滞血瘀，可见胁下积块；肝气郁滞，冲任不调，妇女可见乳房胀痛，月经不调，痛经，甚则闭经；弦脉为肝病之脉。

### （四）肝火炽盛证

肝火炽盛证是指肝经火盛，气火上逆，火热内扰所表现的证候。多由情志不遂，肝郁化火或热邪内犯，肝胆火盛，气火上炎所致。

临床表现：眩晕头痛，面红目赤，耳鸣如潮，或耳内肿痛流脓，口苦咽干；急躁易怒，胁肋灼痛，不寐或恶梦，尿黄便干，或吐血、衄血，舌红苔黄，脉弦数。

证候分析：肝火炽盛，火性上炎，肝火循经上攻头目，故眩晕头痛，面红目赤，口苦咽干；肝热移胆，循经上冲，则耳鸣如潮，或耳内肿痛流脓；肝经火盛，火灼肝脉，则胁肋灼痛；肝火炽盛，疏泄太过，则急躁易怒，不寐或恶梦；肝火内盛，灼伤血络，迫血妄行，可见吐血、衄血；尿黄便干，舌红苔黄，脉弦数，为肝经实火炽盛之征。

### （五）肝阳上亢证

肝阳上亢证是指肾阴亏于下，肝阳亢于上所表现的证候。多因火热耗伤肝肾之阴，或房劳所伤、年老肾阴亏虚，致水不涵木，肝阳偏亢而成，属于下虚上实的虚实错杂证。

临床表现：眩晕耳鸣，头目胀痛，面红目赤，失眠多梦，急躁易怒；腰膝酸软，头重脚轻，舌红少津，脉弦有力或弦细数。

证候分析：肝肾之阴不足，阴不制阳，阳亢于上，故眩晕耳鸣，头目胀痛，面红目赤；阳热扰于神魂，则失眠多梦，急躁易怒；肝主筋，肾主骨，肝肾阴虚，筋骨失养，则腰膝酸软；阳亢于上，阴亏于下，上实下虚，故头重脚轻，步履不稳；舌红少津，脉弦有力或弦细数，为阴虚阳亢之象（表 8-12）。

**表 8-12　肝火炽盛证与肝阳上亢证鉴别表**

| 证型 | 性质 | 相同症 | 不同症 | 舌象 | 脉象 |
|---|---|---|---|---|---|
| 肝火炽盛 | 实热 | 眩晕耳鸣，头目胀痛，面红目赤，失眠多梦，急躁易怒 | 口苦，尿黄便干，或吐血、衄血 | 舌红苔黄 | 脉弦数 |
| 肝阳上亢 | 阴虚阳亢 | | 腰膝酸软，头重脚轻 | 舌红少津 | 脉弦有力或弦细数 |

### （六）肝风内动证

肝风内动证泛指肝脏功能失调，导致以眩晕欲仆、抽搐、震颤、蠕动等“动摇”表现为主症的证候。根据其病机不同，临床上又分为肝阳化风、热极生风、阴虚动风、血虚生风四种。

**1. 肝阳化风证**　指肝阳亢逆无制而引动肝风所表现的证候。多由肝肾阴亏，阴不制阳，肝阳亢极而化风，形成本虚标实的动风之证。

临床表现：眩晕欲仆，头摇头痛，语言謇涩，项强肢颤，手足麻木，步履不正；或突然昏倒，不省人事，口眼㖞斜，半身不遂，舌强不语，喉中痰鸣，舌红苔黄腻，脉弦有力。

证候分析：肝肾之阴素亏，不能潜藏肝阳，肝阳亢逆化风，风阳上扰，则眩晕欲仆，头摇头痛；肝经络舌本，风阳窜扰肝络，则语言謇涩；风动则筋脉挛急，见项强肢颤；阴亏筋脉失养，则手足麻木；阴亏于下，阳亢于上，故步履不正，行走飘浮，摇摆不稳；肝阳亢逆，气血逆乱，夹痰上扰，蒙闭清窍，则突然昏倒，不省人事，喉中痰鸣；风痰阻络，经气不利，则口眼㖞斜，半身不遂，舌强不语；舌红苔黄腻，脉弦有力，为风火夹痰之象。

**2. 热极生风证**　指热邪亢盛，灼伤筋脉，引动肝风所表现的证候。多由热邪亢盛燔灼肝经所致。

临床表现：高热神昏，躁扰狂乱，四肢抽搐，颈项强直，甚至角弓反张，两目上视，牙关紧闭，舌红绛苔黄燥，脉弦数。

证候分析：邪热亢盛，则见高热；热陷心包，扰乱心神，则见神昏、躁扰狂乱；热灼肝经，筋脉挛急，故四肢抽搐，颈项强直，甚至角弓反张，两目上视，牙关紧闭；舌红绛苔黄燥，脉弦数，为肝脏热盛之征。

**3. 阴虚动风证**　指肝肾阴亏，筋脉失养而致动风所表现的证候。多见于热病后期伤阴，或内伤久病耗阴。

临床表现：手足蠕动，震颤，眩晕耳鸣，潮热盗汗，颧红咽干，形体消瘦，舌红少苔，脉细数。

证候分析：肝肾阴液亏虚，筋脉失养，见手足蠕动，震颤；肾阴不足，脑、耳失养，故眩晕耳鸣；潮热，盗汗，咽干颧红，舌红少苔，脉细数，均为阴虚内热之象。

**4. 血虚生风证** 指肝血亏虚，筋脉失养而致动风所表现的证候。多见于久病血虚，或急慢性失血患者，导致营血亏虚，筋脉失养所致。

临床表现：手足震颤，肌肉跳动，肢体麻木，关节拘急不利，爪甲干枯，眩晕耳鸣，面白无华，舌淡脉细。

证候分析：筋脉失养，血虚生风而见手足震颤，肌肉跳动，肢体麻木，关节拘急不利，爪甲干枯；肝血不足，不能上荣头面，则眩晕耳鸣，面白无华；舌淡，脉细，为血虚之象。

### （七）寒滞肝脉证

寒滞肝脉证是寒邪侵袭肝经，凝滞气血所表现的证候。多因感受寒邪，寒凝气滞而致。

临床表现：少腹牵引阴部坠胀冷痛，或阴囊收缩掣痛，或巅顶冷痛，遇寒加剧，得温痛减，干呕，形寒肢冷，舌淡苔白滑，脉沉弦或迟。

证候分析：足厥阴肝经绕阴器，抵少腹，上巅顶。寒邪凝滞肝脉，气血运行不畅，不通则痛，故少腹牵引阴部坠胀冷痛，或阴囊收缩掣痛，巅顶冷痛；寒则气血凝涩，热则气血流通，故疼痛得温痛减，遇冷加重；肝寒犯胃，胃失和降而上逆，则干呕；阴寒损伤阳气，故形寒肢冷；舌淡苔白滑，脉沉弦或迟，均是阴寒内盛，凝滞肝脉之象。

### （八）肝胆湿热证

肝胆湿热证是湿热蕴结肝胆，肝胆疏泄功能异常所表现的证候。多因外感湿热，或嗜酒肥甘，湿热内生，蕴结肝胆或湿热下注所致。

临床表现：胁肋灼痛或胀痛，厌食腹胀，口苦泛恶，大便不调，小便短赤；或寒热往来，身目黄如橘子色；或阴部瘙痒湿疮，或带下色黄臭秽；舌红苔黄腻，脉弦数或滑数。

证候分析：湿热阻滞肝经，故胁肋灼痛或胀痛；肝失疏泄，脾胃运化失健，则厌食，腹胀，泛恶，大便不调；湿热郁蒸，胆汁不循常道而上逆则口苦，外溢肌肤则身目发黄；肝胆属少阳，半表半里，湿热犯之，故寒热往来；肝经绕阴器，湿热循经下注，则阴部瘙痒湿疮，或带下色黄臭秽；小便短赤，舌红苔黄腻，脉弦数或滑数，均为湿热蕴结之象。

### （九）胆郁痰扰证

胆郁痰扰证是胆失疏泄，痰热内扰所表现的证候。多由情志不遂，肝疏泄失职，生痰化火，痰热内扰胆腑所致。

临床表现：胆怯易惊，惊悸不宁，烦躁不安，失眠多梦，眩晕耳鸣，胸胁胀闷，口苦欲呕，舌红苔黄腻，脉弦数或滑数。

证候分析：胆主决断，痰热内扰，胆气不宁，故见胆怯易惊，惊悸不宁；痰热扰动心神，则见烦躁不安，失眠多梦；胆居胁内，痰热内扰，气机不利，则胸胁胀闷；胆经络头目，痰热上扰，则眩晕耳鸣；胆气上逆，则口苦；胆热犯胃，胃气上逆故欲呕；舌红苔黄腻，脉弦数或滑数，为痰热内郁之征。

## 五、肾与膀胱病辨证

肾位于腰部，左右各一。肾主生殖、生长和发育，为先天之本。肾在体合骨，生髓充脑，开窍于耳及二阴，其华在发，在志为恐，在液为唾。膀胱位于小腹，与肾互为表里，具有贮存和排泄尿液的功能。

肾病的常见症状有腰膝酸软、耳鸣耳聋、齿摇发脱，男子阳痿遗精、精少不育，女子经少、经闭、不孕、水肿、虚喘、二便排泄异常等。膀胱病常见症状有尿频，尿急，尿痛，尿闭，遗尿，小便失禁等症状。

### （一）肾精不足证

肾精不足证是指肾中精气不足，以致生长发育迟缓、生殖功能低下及早衰所表现的证候。多由禀赋不足，先天元气不充，或后天调养失宜，或房劳过度，或久病伤肾而致。

临床表现：小儿发育迟缓，囟门迟闭，智力低下，身材矮小，动作迟钝，骨骼痿软；成人性功能减退，男子精少不育，女子经少或经闭不孕；成人早衰，腰膝酸软，发脱齿摇，耳鸣耳聋，健忘痴呆，足痿无力，舌淡，脉细弱。

证候分析：肾精不足，不能化髓、长骨、养脑，故小儿发育迟缓，囟门迟闭，身材矮小，骨骼痿软，智力低下，动作迟钝；肾精亏虚，生殖功能低下，故成人性功能减退，男子精少不育，女子经少或经闭不孕；若肾精不足，亦可见成人早衰，见发脱齿摇，耳鸣耳聋，健忘痴呆；精亏髓减，则骨骼失养，故腰膝酸软，足痿无力；舌淡，脉细弱，亦为精血亏虚之象。

### （二）肾阴虚证

肾阴虚证是指肾阴精不足所表现的虚热证候。多因久病伤肾，或禀赋不足，房劳过度，或早婚产育过多，或情志内伤，暗耗肾阴，或过服温燥劫阴之品所致。

临床表现：腰膝酸软而痛，眩晕耳鸣，男子阳强易举，遗精早泄，女子经少或经闭，或见崩漏，形体消瘦，潮热盗汗，五心烦热，咽干颧红，舌红少苔或无苔，脉细数。

证候分析：肾阴不足，脑、骨、耳窍失养，故腰膝酸软而痛，眩晕耳鸣；肾阴不足，相火妄动，则男子阳强易举；相火妄动，精室被扰则遗精早泄；肾阴亏则经血来源不足，故经少或经闭；若阴虚火旺，迫血妄行，则见崩漏；形体消瘦，潮热盗汗，五心烦热，咽干颧红，舌红少苔或无苔，脉细数，为阴虚内热之象。

### （三）肾阳虚证

肾阳虚证是指肾阳虚衰，温煦、生殖、气化功能下降所表现的证候。素体阳虚，或年高命门火衰，或久病，或房劳太过，损及肾阳所致。

临床表现：腰膝酸软冷痛，畏寒肢冷，或见性欲冷淡，男子阳痿、滑精、早泄，女子宫寒不孕、白带清稀量多；面色㿠白或黧黑，神疲乏力；或大便稀溏，或五更泄泻，尿频清长，夜尿多；或全身水肿，腰以下为甚，按之没指，小便短少，舌淡苔白，脉沉细无力、尺部尤甚。

证候分析：肾阳虚衰，不能温养筋骨、腰膝，故腰膝酸软冷痛，畏寒肢冷；肾阳虚弱，故性欲冷淡，男子阳痿，女子宫寒不孕；肾阳虚弱，固精摄尿之力减退，则男子滑精早泄，女子白带清稀量多，尿频清长，夜尿多；肾阳虚衰，火不生土，脾阳亦虚，则大便稀溏或五更泄泻；肾阳不足，气化失司，津停为水，泛滥肌肤，则全身水肿，腰以下肿甚，按之没指，小便短少；面色㿠白或黧黑，神疲乏力，舌淡苔白，脉沉细无力，尺部尤甚，为肾阳不足之象。

### （四）肾气虚证

肾气虚证是指肾气虚弱所形成的证候，其中肾气亏虚，藏精和司膀胱开合功能失职所表现的证候，称肾气不固证；若肾气亏虚，纳气无权所表现的证候，称肾不纳气证。多因先天禀赋不足，或久病耗伤肾气，或老年肾气衰弱所致。

临床表现：腰膝酸软，耳鸣耳聋，神疲乏力，舌淡苔白，脉弱。若兼小便频数，或尿后余沥不尽，遗尿，夜尿，小便失禁，白浊，男子滑精、早泄，女子带下量多清稀，或胎动易滑，为肾气不固。若兼久病咳喘，呼多吸少，气不接续，动则喘甚，少气短气，声音低怯，则属肾不纳气。

证候分析：肾气亏虚，骨髓、耳窍失养，故腰膝酸软，耳鸣耳聋；肾气虚，膀胱失约，则小便频数，尿后余沥不尽，遗尿，小便失禁，夜尿多；肾气虚，精关不固，故男子滑精、早泄、白浊；冲任带脉不固，则女子带下量多清稀，胎元不固则易滑胎；神疲乏力，舌淡苔白，脉弱，均为气虚之象。肾气虚摄纳无权，气不归元，故咳喘，呼多吸少，气不接续；劳则气耗，故动则喘甚；少气短气，声音低怯，均为肺肾气虚之征。

### （五）膀胱湿热证

膀胱湿热证是指湿热蕴结膀胱，而致气化不利、排尿失常的证候。多因外感湿热，侵袭膀胱；或饮食不节，酿生湿热，下注膀胱所致。

临床表现：尿频，尿急，尿道灼痛，小便短黄，或浑浊，或尿血，或尿中见砂石，小腹胀痛，或腰、腹掣痛，或伴发热，舌红苔黄腻，脉滑数。

证候分析：湿热下迫尿道，则尿频尿急，尿道灼痛；湿热熏灼津液，则小便短黄或浑浊；湿热灼伤血络，则为尿血；湿热久郁，煎熬尿中杂质成砂石，则尿中可见砂石；若湿热蕴结膀胱，则小腹胀痛；若累及肾脏，可见腰、腹牵引而痛；发热，舌红苔黄腻，脉滑数，乃湿热内蕴之征。

## 六、脏腑兼病辨证

人体是一个有机的整体，脏腑之间在生理上相互配合，因而在发生疾病时，可以互相影响。凡两个或两个以上脏器相继或同时发病的即为脏腑兼病。

### （一）心肾不交证

心肾不交证是心肾之间水火既济失调所表现的证候。多因劳神太过，暗耗阴精；或情志抑郁，化火伤阴；或虚劳久病，房事不节等导致心肾阴亏，虚阳偏亢，上扰心神所致。

临床表现：心烦不寐，心悸不安，头晕，耳鸣，健忘，腰膝酸软，遗精，口燥咽干，潮热，五心烦热，盗汗，舌红，脉细数。

证候分析：心肾阴虚，失于滋养，故头晕，耳鸣，健忘，腰膝酸软，遗精；虚阳偏亢，上扰心神，则心烦不寐，心悸不安；口燥咽干，潮热，五心烦热，盗汗，舌红，脉细数，为阴虚火旺之征。

### （二）心脾两虚证

心脾两虚证是心血不足，脾气虚弱所表现的证候。多因思虑过度，暗耗心血；或饮食不节，损伤脾胃；或慢性失血，气血亏耗等所致。

临床表现：心悸怔忡，失眠多梦，头晕健忘，食欲不振，腹胀便溏，倦怠乏力，或皮下出血，妇女月经量少色淡，淋漓不尽，面色萎黄，舌质淡嫩，脉细弱。

证候分析：心血不足，不能养心安神，则见心悸怔忡，失眠多梦；脾气虚失其健运，则食欲不振，腹胀便溏；脾虚不能摄血则月经量少色淡，淋漓不尽，或皮下出血；面色萎黄，头晕健忘，倦怠乏力，舌质淡嫩，脉细弱为气血两虚共见之征。

### （三）心肺气虚证

心肺气虚证是心肺两脏气虚，功能减退所表现的证候。多因久病咳喘，耗伤心肺之气，或禀赋不足，年高体弱，劳倦伤气等因素所致。

临床表现：心悸，咳喘，短气乏力，动则尤甚，胸闷，痰白清稀，神倦乏力，声音低怯，自汗，舌淡嫩苔白，脉虚或弱。

证候分析：心气虚鼓动无力，故心悸，胸闷；心气虚对心神振奋不足则神疲；肺气不足，肺的主气司呼吸，以及宣降功能减弱，故见咳喘短气，声音低怯；肺气不足，其输布水液的功能减退，水液停聚于肺系则见痰白清稀；自汗，乏力，舌淡嫩，脉虚是气虚证的一般临床表现。

### （四）脾肺气虚证

脾肺气虚证是脾肺两脏气虚，功能减退所表现的虚弱证候。多因劳倦过度或饮食不节，损伤脾气，不能输精于肺，则肺气日衰；或久咳伤肺，子病及母，脾气亦虚。

临床表现：久咳不止，气短而喘，痰多稀白，食欲不振，腹胀，大便稀溏，甚则面浮肢肿，身倦乏力，声低懒言，或自汗，舌淡胖，苔白滑，脉虚或弱。

证候分析：肺气不足，宣降功能减弱，故见久病咳喘无力，懒言，声音低怯，自汗；肺气不足，水津不布，湿聚生痰，则见痰多稀白；脾气虚，脾失健运，则纳呆、腹胀、便溏；气虚致运化功能减退，均可致水湿泛滥而致面浮肢肿；而舌淡胖，苔白滑，脉虚或弱是气虚兼水湿之象。

### （五）脾肾阳虚证

脾肾阳虚证是由脾肾两脏阳气虚衰而表现出的证候。多由久病耗伤脾胃阳气；或泻痢日久，脾阳衰微不能充养肾阳；或肾阳亏虚，伤及脾阳；或土不制水，阳虚水冷，温化失职所致。

临床表现：腰膝或腹部冷痛，久泻久痢，或下利清谷，或五更泄泻，或面浮肢肿，甚则腹胀如鼓，小便不利，面色㿠白，畏寒肢冷，舌淡胖苔白滑，脉沉迟无力或弱。

证候分析：脾肾阳虚，失于温煦，则腰膝或腹部冷痛，畏寒肢冷；脾肾阳衰，气化与运化功能减退，故见久泻久痢，或下利清谷，五更泄泻；水湿停聚则面浮肢肿，小便不利；水停气阻则腹胀如鼓；面色㿠白，舌淡胖苔白滑，脉沉迟无力或弱，则是阳虚阴盛，水寒之气内盛的表现。

### （六）肺肾阴虚证

肺肾阴虚证是肺肾两脏阴液不足，虚热内扰所表现的证候。多因燥热、痨虫、久咳等耗伤肺阴，病久及肾，或房劳太过，肾精亏少，阴液不能上承所致。

临床表现：干咳无痰或痰少而黏，或痰中带血，或声音嘶哑，腰膝酸软，男子遗精，女子月经量少，或闭经或崩漏，形体消瘦，口燥咽干，潮热，五心烦热，盗汗，舌红少苔或无苔，脉细数。

证候分析：阴虚肺燥，津液不足则干咳无痰或痰少而黏；肺络受灼，则痰中带血；喉失阴津濡润，故声音嘶哑；肾阴亏虚，骨髓失养，则腰膝酸软；精室为虚火扰动则梦遗；阴血不足则女子月经量少或闭经；若阴虚火旺，迫血妄行，则见崩漏；而咽干口燥，形体消瘦，潮热盗汗，五心烦热，舌红，脉细数等均为阴虚之象。

### （七）肝肾阴虚证

肝肾阴虚证是肝肾两脏阴液不足，虚热内扰所表现的证候。多由久病失调，阴血内耗；或房劳过度，肾精亏损；或七情内伤，阴血暗耗所致。

临床表现：头晕目眩，耳鸣，目涩，视物模糊，腰膝酸软，胁痛，或男子遗精，女子月经量少，形体消瘦，口干，颧红，潮热，五心烦热，盗汗，舌红少苔或无苔，脉细数。

证候分析：肾阴不足，肝阳上亢则头晕目眩；肝阴不足，目失濡养则目涩，视物模糊；肾水亏虚，脑髓与耳窍失养则头晕耳鸣；肾阴不足，肾失濡润，则腰酸；精室为虚火扰动则梦遗；阴血不足则女子月经量少；而口燥咽干，潮热，五心烦热，盗汗，舌红，脉细数等均为阴虚之象。

### （八）肝脾不调证

肝脾不调证是肝失疏泄，脾失健运所表现的证候。多由情志不遂，郁怒伤肝，肝失疏泄，致脾失健运；或饮食不节，劳倦伤脾；或气滞湿阻，影响肝之疏泄所致。

临床表现：胸胁胀痛，或胸闷善太息，情志抑郁或急躁易怒，食欲不振，腹胀不舒，便溏不爽，肠鸣矢气，或腹痛欲泻，泻后痛减，舌苔白，脉弦。

证候分析：肝失疏泄，气机郁结，情志失畅则见胸胁胀痛，胸闷善太息，情志抑郁或急躁易怒；若肝失疏泄，横逆犯脾，致脾失健运而见食欲不振，腹胀不舒；气滞湿阻则便溏不爽，肠鸣矢气；腹中气滞则腹痛，排便后气滞得畅，故泻后痛减；本证寒热不明显，故仍为白苔；脉弦为肝郁之象。

### （九）肝胃不和证

肝胃不和证是肝气郁滞，胃失和降所表现的证候。多由情志不遂，肝郁气滞，横逆犯胃所致。

临床表现：脘胁胀闷疼痛，或窜痛，嗳气，呃逆，或嘈杂吞酸，情志抑郁或急躁易怒，善太息，舌苔薄黄，脉弦或弦数。

证候分析：肝气郁结，横逆犯胃，气机郁滞，则胸胁、胃脘胀闷疼痛或窜痛；胃失和降而上逆则嗳气，吞酸，呃逆；肝气郁滞，情志失疏则情志抑郁或急躁易怒，善太息，脉弦；若肝郁化火，则见苔薄黄，脉弦数。

### （十）肝火犯肺证

肝火犯肺证是肝经气火上逆犯肺，肺气上逆所表现的证候。多因肝气郁结化火，上犯于肺，肺失肃降而致。

临床表现：胸胁灼痛，急躁易怒，头痛目赤，咳嗽阵作，咯痰黄稠，甚或咯血，烦热口苦，舌红苔薄黄，脉弦数。

证候分析：肝火灼经而犯肺可见胸胁灼痛；肝火上炎，疏泄太过，则急躁易怒；肝开窍于目，火炎于上，则头痛目赤；热蒸胆气上逆，则口苦；肝火犯肺，肺失肃降而上逆，则见咳嗽、咯痰；热伤肺络则咯血；舌红苔薄黄是火热的一般表现；脉弦数是肝火之征。

## 第四节　其他辨证

中医的辨证方法很多，除常用的八纲辨证、气血津液辨证及脏腑辨证外，还有病因辨证、六经辨证、卫气营血辨证、三焦辨证等。它们从不同的角度对疾病的本质进行了分析探讨和概括归类，又相互联系和互为补充，是中医辨证理论体系中的有机组成部分。现对这些辨证方法作简略的介绍，以明其梗概。

## 一、病因辨证

病因虽然多种多样，但概括起来可分为六淫、疫疠、七情、饮食劳逸、虫积、外伤等几个方面。病因辨证，就是通过分析患者的临床表现，根据各种病因的致病特点来推求病因之所在，为治疗提供依据。

### （一）六淫、疫疠辨证

六淫、疫疠是外感疾病的病因。六淫主要包括风、寒、暑、湿、燥、火六者；而疫疠则是传染性极强的致病因素。

**1. 风淫证候** 即外感风邪所引起的证候，亦称外风证。

临床表现：恶风，微发热，头痛汗出，咳嗽，苔薄白，脉浮缓。或皮肤瘙痒；或肢体麻木，强直，痉挛，抽搐，角弓反张，震颤。

**2. 寒淫证候** 是外感寒邪所引起的证候，亦称为外寒证。

临床表现：恶寒发热，头身疼痛或肢体拘急，无汗，苔薄白而润，脉浮紧；或面色苍白，肢体厥冷，呕吐腹痛，小便清长，舌淡苔白滑，脉弦紧或沉迟。

**3. 暑淫证候** 是感受暑邪所引起的证候，简称暑证。

临床表现：恶热，汗出，口渴，神疲，呕恶，尿黄，舌红苔黄少津，脉虚数；或卒然仆倒，汗出不止，神昏谵语，口渴，气急，甚则四肢抽搐，舌绛干燥，脉细濡数。

**4. 湿淫证候** 是外感湿邪所引起的证候，亦称为外湿证。

临床表现：头重如裹，胸闷满痞，口腻不渴，纳呆呕恶，肢体困重，关节酸痛，尿浊不畅，或妇女带下，阴部瘙痒，舌淡胖而边有齿痕，苔滑腻，脉濡缓。

**5. 燥淫证候** 是外感燥邪所引起的证候，亦称为外燥证，有温燥与凉燥之分。

临床表现：凉燥：恶寒发热，头痛，无汗，咳嗽，鼻塞，咽干，唇燥，苔白干，脉浮。温燥：发热，有汗，口渴，咽喉干燥，干咳少痰，咳甚胸痛，苔黄干，舌尖红少津，脉浮数。

**6. 火（热）淫证候** 是外感火（热）邪所致的病证。火与热属于同类，热为火之渐，火为热之极，两者性质相同，仅是轻重程度不同。

临床表现：壮热，口渴，面红目赤，尿少，便干，烦躁，狂乱；或各种出血、斑疹；或局部红肿热痛、化脓而成疮疡；舌红绛，苔黄燥或灰黑起芒刺，脉滑数有力。

**7. 疫疠证候** 疫疠是中医对急性、烈性传染病的总称，引起疫疠的病邪称为“疠气”或“毒气”“疫邪”。由疫疠的病邪所致的证候即为疫疠证候。疫疠致病具有传染性强，病情危笃，传变迅速，症状相似等特点。

临床表现：疫疠证候常划分为燥热疫和湿热疫两大类。

燥热疫证候：壮热，头痛如劈，四肢逆冷，两目昏瞀，骨节烦痛，腰痛如被杖或吐衄发斑，或肠绞痛绝，舌绛苔焦或生芒刺，脉数。

湿热疫证候：初起憎寒发热，稍后但热不寒，日晡益甚，头身疼痛，或卒然发黄，或神昏谵语，或四肢逆冷，舌红绛，苔白如积粉，脉濡数。

### （二）情志内伤辨证

情志内伤，是指情感、思维等精神活动过于突然、强烈或持久，超过了个体心理、生理所能承受的限度，从而引起脏腑气血失调而发病。

临床表现：不同情志过激引起不同的病机及证候。

（1）怒伤证候：眩晕耳鸣，头目胀痛，烦躁失眠，或吐血衄血，或胁肋灼痛，甚至神昏暴厥。
（2）喜伤证候：心神不宁，语无伦次，举止失常。
（3）悲伤证候：面色惨淡，神气不足，面色无华，或咳。
（4）忧伤证候：情志抑郁，闷闷不乐，食欲不佳。
（5）恐伤证候：恐惧不安，腰膝酸软，滑精、早泄，或月经不调，滑胎。
（6）惊伤证候：胆怯，失眠，癫狂，情绪不宁，甚至神志错乱，语言举止失常。
（7）思伤证候：神情淡漠，心悸怔忡，食少腹胀，二便不畅。

#### （三）饮食劳伤辨证

饮食劳伤指饮食、劳逸和房室所伤所致的证候。
临床表现：
（1）饮食所伤：脘膈痞满胀痛，嗳腐吞酸，纳呆食少，或腹痛泄泻，大便酸臭，矢气频繁，舌苔垢腻，脉滑数有力。
（2）劳逸所伤：劳力过度则倦怠乏力，嗜卧，懒言，食欲不振，脉缓大；劳神过度则头晕目眩，心悸健忘，胸闷嗳气，脘痞腹胀，食少纳呆；房室所伤则腰膝酸软，眩晕耳鸣，神疲健忘，心悸盗汗，骨蒸潮热，男子阳痿早泄，遗精滑精，女子月经不调，宫冷不孕。过逸则肢软乏力，动则气喘、汗出，眩晕，面白少华，舌淡或瘦，脉细无力。

#### （四）虫积辨证

虫积证是指某些寄生虫侵入人体繁殖后，耗伤营血、阻碍气机所表现的一类证候。具有以下特点：病位以肠道为主，有时可侵入胃、胆、肝等脏腑；虫积肠胃，以腑气滞逆及营血耗损为基本病机；各种虫类具有各自的活动规律，如蛲虫常于夜间爬出肛门产卵。
临床表现：脐腹疼痛，时痛时止，腹部可触及索状物，时聚时散，胃脘嘈杂，大便失调，或吐虫便虫，或嗜食异物，面色萎黄，形体消瘦，或肛门瘙痒，舌淡脉细弱。

## 二、六经辨证

#### （一）概述

六经辨证是张仲景在《素问·热论》六经分证的基础上，结合伤寒病的传变特点总结出来的一种论治外感病的辨证方法，把外感病分为太阳病、阳明病、少阳病、太阴病、少阴病、厥阴病六类不同的发展阶段和类型，从而进行辨证论治。
从病变部位看，太阳主表，阳明主里，少阳病主半表半里，三阴病统属于里。从病变性质及邪正盛衰的状况来看，三阳病是病发于阳，以六腑病变为基础，以热证、实证居多；三阴病是病发于阴，以五脏病变为基础，多为寒证、虚证。

#### （二）六经病证

**1. 太阳病证**　太阳主表，为诸经之藩篱。太阳经脉循行于项背，统摄营卫之气。外邪侵袭，大多从太阳膀胱经而入，正气奋起抗邪，首先表现出太阳病。太阳病的主脉主症，是脉浮，头项强痛而恶寒。由于患者感受病邪的不同和体质的差异，同是太阳病经证，却有中风与伤寒的区别。
（1）太阳中风证：是指以风邪为主的风寒之邪侵犯太阳经脉，使营卫不和所表现的证候。
临床表现：发热，恶风，头痛，脉浮缓，自汗出，时见鼻鸣干呕。

（2）太阳伤寒证：是指以寒邪为主的风寒之邪侵犯太阳经脉，导致卫阳被遏，营阴郁滞所表现的证候。

临床表现：发热，恶寒，头项强痛，体痛，无汗而喘，脉浮紧。

**2. 阳明病证** 阳明病是太阳病未愈，病邪逐渐亢盛入里，邪从热化最盛的极期阶段。按其性质来说属于里实热证。阳明指的是足阳明胃经和手阳明大肠经。太阳膀胱经邪气不解，内传阳明，先在胃经，表现出气分热甚的里热证，再传大肠经，与肠中燥屎相结，形成腑实证。

（1）阳明病经证：是指热入足阳明胃经，邪热弥漫全身，充斥阳明之经，而肠道尚无燥屎内结的证候。

临床表现：身大热，大汗出，大渴引饮，面赤心烦，舌苔黄燥，脉洪大。

（2）阳明病腑证：是指邪热传里与肠中糟粕相搏而成燥屎内结的证候。

临床表现：日晡潮热，手足濈然汗出，脐腹部胀满疼痛，大便秘结，或腹中转矢气，甚者谵语、狂乱，不得眠，舌苔多厚黄干燥，边尖起芒刺，甚至焦黑燥裂。脉沉迟而实，或滑数等。

**3. 少阳病证** 从其病位上来看，是已离太阳之表，而未入阳明之里，正是在表里之间，因而在其病变的机转上，既不属于表证，也不属于里证，而是属于半表半里的热证。

临床表现：口苦，咽干，目眩，往来寒热，胸胁苦满，默默不欲饮食，心烦喜呕，苔白或薄黄、脉弦等。

**4. 太阴病证** 太阴病的性质属于里虚寒湿证。脾属太阴，脾阳不足则邪从寒湿而化，故太阴病属于里虚寒证。

临床表现：腹满而吐，食不下，自利，口不渴，时腹自痛。或舌苔白腻，脉象沉缓而弱。

**5. 少阴病证** 少阴病属于全身性虚弱证。少阴经属于心肾，为水火之脏，是人身的根本，心肾机能衰减，抗病力量薄弱，则为少阴病变。少阴病既可从阴化寒，又可从阳化热，因而在临床上有寒化、热化的两种不同证候。

（1）少阴寒化证：是指少阴病过程中出现的全身性虚寒证。

临床表现：无热恶寒，脉微细，但欲寐，四肢厥冷，下利清谷，呕不能食，或食入即吐；或脉微欲绝，反不恶寒，甚至面赤。

（2）少阴热化证：是指少阴阴虚阳亢，从阳化热的证候。

临床表现：心烦不得卧，口燥咽干，舌尖红赤，脉象细数。

**6. 厥阴病证** 厥阴病在病程中为病变的较后阶段，这个阶段正气和病邪相争于内，病变的表现极为错综复杂。足厥阴经属肝络胆而夹胃，故其病多显示出肝胆和胃的证候，临床特点为阴阳对峙，寒热交错。

临床表现：消渴，气上冲心，心中疼热，饥不欲食，食则吐蛔。

### （三）传经、合病、并病与直中

六经病证既有严格的区分，彼此之间又有一定的联系，某一经的病变，常常会涉及另一经，从而出现相互传变，或合病、并病的证候。

（1）传经：是指病邪从外侵入，逐渐向里传播，由一经的证候转变为另一经的证候。

（2）合病：两经或三经的证候同时出现。

（3）并病：一经证候未罢，又出现另一经证候。

（4）直中：因为患者素体虚衰，病邪不经三阳传变，直接侵犯三阴经，亦即一发病就是三阴受邪的病证，称为“直中”。

## 三、卫气营血辨证

卫气营血辨证是清代叶天士所创立的一种运用于外感温热病的辨证方法。卫气营血辨证将外感温热病发展过程中不同的病理阶段分为卫分证、气分证、营分证、血分证四类，用以说明病位的浅深、病情的轻重和传变的规律，并指导临床治疗。就其病变部位而言，卫分证主表，邪在肺与皮毛；气分证主里，病在胸、膈、胃、肠、胆等脏腑；营分证是热入于心营，病在心与心包络；血分证则邪热已深入心、肝、肾，重在耗血、动血。

### （一）卫分证

卫分证是指温热病邪侵犯肺卫，致使卫外功能失调所表现的证候。常见于外感温热病的初期。

临床表现：发热，微恶风寒，舌边尖红，苔薄白或微黄，脉浮数，常伴头痛，咳嗽，口干微渴，无汗或少许汗，咽喉肿痛等症。

证候分析：邪袭肌表，卫气被郁，肌肤失其温煦故恶寒；正邪交争于肌表故发热；温为阳邪故发热重恶寒轻；温热上扰清窍则头痛；温邪袭表，肺失宣降故咳嗽；咽喉为肺之门户，温邪袭肺则咽喉肿痛；温邪袭表，卫气被郁，开合失司，故有汗或无汗；热邪伤津不甚则口微渴；舌边尖红，苔薄白或微黄，脉浮数，为热邪在卫分之象。

### （二）气分证

气分证是指温热病邪内传脏腑，正盛邪实，阳热亢盛所表现的里实热证候。因邪热侵犯肺、胃、胸膈、肠等脏腑的不同，可有不同的见症。本证多由卫分证不解，邪热内传入里，或温热之邪直入气分而成。

临床表现：发热不恶寒，反恶热，口渴，汗出，心烦，尿赤，舌红苔黄，脉数有力。若兼咳喘，胸痛，咯痰黄稠者，为热壅于肺；若兼心烦懊侬，坐卧不安者，为热扰胸膈；若兼汗出，喘急，烦闷，渴甚，脉数而苔黄燥者，为热在肺胃；若兼腹胀痛拒按，或时有谵语、狂乱，大便秘结或下利臭秽稀水，苔黄燥，甚则焦黑起刺，脉沉实，为热迫大肠。

证候分析：温热病邪，入于气分，正邪剧争，阳热亢盛，故发热不恶寒，反恶热，舌红苔黄，脉数有力。热盛津伤则口渴、尿赤；热扰心神则心烦；热壅于肺，肺失清肃，气机不利，故咳喘，胸痛；肺热炼液成痰，则咳痰黄稠。若热扰胸膈，郁而不达，故心烦懊侬，坐卧不安。热炽阳明，胃热亢盛，迫津外泄，故汗多，口渴引饮，舌苔黄而燥。热迫大肠，若热与糟粕相结，腑气不通，则便结，腹胀痛拒按；肠热炽盛，津液下迫，则热结旁流，泄下黄臭稀水；热邪上扰心神则谵语、狂乱。

### （三）营分证

营分证是温热病邪内陷，劫灼营阴，心神被扰所表现的证候，是温热病发展过程中较为深重阶段。营分证多由气分不解内传入营，亦有卫分病邪直接内陷于心包，直入营分；或温邪直入营分。

临床表现：身热夜甚，口不甚渴，心烦不寐，甚或神昏谵语，斑疹隐隐，舌质红绛，脉细数。

证候分析：邪热入营，灼及营阴，营阴受损，真阴被劫，故身热灼手，入夜尤甚，脉来细数；营分有热，则舌质红绛；热邪蒸腾营阴之气上潮于口，故口干反不甚渴。若热窜血络，故斑疹隐隐。营气通于心，心神被扰，故心烦不寐，甚或神昏谵语。

### （四）血分证

血分证是温热病邪深入阴血导致耗血、动血、伤阴、动风所表现的一类证候。血分证是卫气营血病变的最后阶段，也是温热病发展过程中最为深重的阶段。血分证多由营分证病邪不解传入血分，或气分温热邪气直入血分，常见证候有热盛动血、热极生风、热劫伤阴三个类型。其中热盛动血、热极生风证属血分实热，而热劫伤阴证则属于血分虚热。

临床表现：身热夜甚，躁扰不宁，甚或昏狂，斑疹显露，色紫黑，吐血、衄血、便血、尿血，舌质深绛，脉细数。或见抽搐，颈项强直，角弓反张，目睛上视，牙关紧闭，脉弦数。或见持续低热，暮热早凉，五心烦热，神疲欲寐，耳聋，形瘦，脉虚细，或见手足蠕动，瘛疭等。

证候分析：血分热甚，阴血受损，故见身热夜甚；血热扰心，则躁扰不宁，甚或昏狂；热盛迫血妄行，故见出血诸症；血分热炽，故舌质深绛；血热伤阴耗血，故脉细数；若血热燔灼肝经，筋脉失养，引动肝风，可见抽搐，颈项强直，角弓反张，目睛上视，牙关紧闭等症；若邪热久羁血分，劫灼肝肾之阴，阳热内扰，则可见持续低热，暮热早凉，五心烦热，神疲欲寐，耳聋，形瘦，脉虚细等症；甚则见于手足蠕动，瘛疭等虚风内动之证。

## 四、三焦辨证

### （一）概述

三焦辨证是温热病的一种辨证方法。由清·吴鞠通在其《温病条辨》中创立，主要是根据温热病的传变规律，按照三焦部位，把温热病的证候分别纳入上、中、下三焦病证范围，用以阐述三焦所属脏腑在温病过程中的病机和证候特点，区分病位的深浅、病程的阶段，并说明证候之间的传变规律。

在三焦病证中，上焦包括手太阴肺经和手厥阴心包经的病变，多见于温热病的初期阶段，若病在肺经，则病较轻浅；中焦包括足阳明胃经和足太阴脾经的病变，多见于温热病的中期或极期阶段，病情较重；下焦包括足少阴肾经和足厥阴肝经的病变，多见于温热病的末期阶段，病情深重。

### （二）三焦证候

**1. 上焦病证**　是指温热之邪侵袭肺卫及陷入心包所表现的证候。温邪由口鼻而入犯肺，其病证有邪袭肺卫、热邪壅肺、邪陷心包的不同。

临床表现：发热，微恶风寒，头痛，鼻塞，咳嗽，微汗，口干，舌边尖红，脉浮数；或身热烦渴，咳嗽，气喘，汗出，口渴，苔黄，脉数；甚则高热，神昏谵语或昏愦不语，舌謇肢厥，舌质红绛。

**2. 中焦病证**　是指温热之邪侵袭脾胃，邪从燥化或邪从湿化所表现的证候。脾胃虽表里相属，但其性各异。胃喜润而恶燥，邪入阳明则易化燥伤津，出现燥热证候；邪入太阴则易抑脾生湿，出现湿热证候。

临床表现：若邪入阳明而从燥化，则身热恶热，日晡益甚，面目俱赤，呼吸气粗，口唇干裂，渴喜冷饮，腹胀便秘，苔黄或焦黑，脉沉实；邪入太阴而从湿化，则见身热不扬，头身困重，胸脘痞闷，泛恶欲呕，小便短黄灼热，大便不爽或溏泄，舌苔黄腻，脉濡数。

**3. 下焦病证**　是指温病之邪传入下焦，耗伤肝肾之阴液而表现的证候。

临床表现：低热，手足心热甚于手足背，口干舌燥，颧赤，耳聋，神倦，舌红少苔，脉虚数；或手足蠕动，时发抽搐，心悸怔忡，甚则时时欲脱。

### （三）三焦病证的传变

三焦病证的传变，一般由肺卫开始，有“顺传”和“逆传”两种方式。从肺自上而下，传入中焦，进而传入下焦，即为“顺传”，标志着温病由浅入深，由轻到重的传变过程。若病邪从肺卫直入心包，则为“逆传”，表明邪热亢盛，正气内虚，病情危重。

在温病的发展过程中，三焦病证的传变，多数呈自上而下趋势。然而，由于病邪的性质不一，感邪的轻重不同，患者的体质各异，其传变亦有其他形式。如有的病在上焦经治而愈，并不传变；有的自上焦经传下焦；有发病之初即见中焦或下焦病证；还有两焦病证互见或病邪弥漫三焦者。

# 第九章　防治原则

## 第一节　预　　防

预防，就是采取一定的措施，防止疾病的发生与发展。中医学历来注重预防，早在《黄帝内经》就提出了“治未病”的预防思想。《素问・四气调神大论》指出：“圣人不治已病治未病，不治已乱治未乱……夫病已成而后药之，乱已成而后治之，譬犹渴而穿井，斗而铸锥，不亦晚乎！”预防的内容包括未病先防和既病防变两个方面。

### 一、未病先防

未病先防是指在未病之前，采取各种措施，做好预防工作，以防止疾病的发生。由于疾病的发生，主要关系到邪正盛衰，而正气不足是疾病发生的内在因素，邪气是发病的重要条件。因此，未病先防就必须从增强人体正气，提高抗病能力，防止病邪的侵害方面入手。

#### （一）养生以增强正气

养生，主要是未病时的一种自身预防保健活动，从预防的角度看，可增强自身的体质，提高人体的正气，从而增强机体的抗病能力，起到未病先防的作用。增强体质、提高正气要注意从以下方面着手。

一是顺四时而适寒暑，根据自然变化规律，从生活起居、饮食、运动、情志等各方面进行综合调摄保养。二是调畅情志，经常保持乐观情绪，开朗的性格，或有意识地陶冶自身性情，使气机调畅，气血和平，从而使正气存内，此即“心平则气和”。三是加强锻炼，形体锻炼，包括各种传统健身术可以促进气血流畅，使人体肌肉、筋骨强健，脏腑功能旺盛；或通过炼意、炼气、炼形而使身体内的气血运行通畅，阴阳协调，从而达到体质增强、防病益寿的目的。四是做到食饮有节，起居有常，劳逸有度，则易保持健康。五是通过针灸、推拿、药物调养等方法以调节机体生理或病理状况，扶助正气，平调体内阴阳，从而达到健身防病延年的目的。

#### （二）防止病邪侵害

**1. 避其邪气**　邪气是导致疾病发生的重要条件，故未病先防除了养生以增强正气，提高抗病能力之外，还要注意避免病邪的侵害。《素问・上古天真论》说：“虚邪贼风，避之有时。”就是说要谨慎躲避外邪的侵害。其中包括顺应四时，防止六淫之邪的侵害；避疫毒，防止疠气之染易；注意环境，防止外伤与虫兽伤；讲卫生，防止环境、水源和食物的污染等。

**2. 药物预防**　事先服食某些药物，可提高机体的正气，能有效地防止病邪的侵袭，从而起到预防疾病的作用。这在预防疠气的流行方面尤有意义，如《素问遗篇・刺法论》有“小金丹……服几粒，无疫干也”的记载。发明于十六世纪的人痘接种预防天花，开人工免疫的先河，为后世的预防接种免疫学的发展做出了极大的贡献。近年来，在中医预防理论的指导下，用中草药预防疾病也取得了良好的效果。如用板蓝根、大青叶预防流感、腮腺炎，用茵陈、贯众预防肝炎等，都有较好的效果。

## 二、既病防变

既病防变指在疾病发生的初始阶段，力求做到早期诊断，早期治疗，以防止疾病的发展及传变。

### （一）早期诊治

在疾病过程中，由于邪正斗争的消长，疾病的发展，可能会出现由浅入深，由轻到重，由单纯到复杂的发展变化。早期诊治的意义在于疾病的初期，病位较浅，病情多轻，正气未衰，病较易治，因而传变较少，即诊治越早，疗效越好。如不及时诊治，病邪就有可能步步深入，使病情越趋复杂、深重，治疗也就更加困难了。

早期诊治的时机在于要掌握好不同疾病的发生、发展变化过程及其传变的规律，病初即能及时做出正确的诊断，从而进行及时有效和彻底的治疗。

### （二）防止传变

防止传变，是指在掌握疾病的发生发展规律及其传变途径的基础上，早期诊断与治疗以防止疾病的发展。防止传变包括阻截病传途径与先安未受邪之地两个方面。

**1. 阻截病传途径** 不少疾病，其传变是有一定的规律和途径可循的。如伤寒病的六经传变，病初多在肌表的太阳经，病变发展则易往他经传变，因此，太阳病阶段就是伤寒病早期诊治的关键，在此阶段的正确有效治疗，是防止伤寒病病势发展的最好措施。因此，邪气侵犯人体后，根据其传变规律，早期诊治，阻截其病传途径，可以防止疾病的深化与恶化。

**2. 先安未受邪之地** 可以以五行的生克乘侮规律、五脏的整体规律、经络相传规律等为指导。如脏腑有病，可由病变性质差异，而有及子、犯母、乘、侮等传变。因此，根据不同病变的传变规律，实施预见性治疗，当可控制其病理传变。如《金匮要略·脏腑经络先后病脉证》所说“见肝之病，知肝传脾，当先实脾。”临床上在治疗肝病的同时，常配以调理脾胃的药物，使脾气旺盛而不受邪，确可收到良效。又如温热病伤及胃阴时，其病变发展趋势每易耗及肾阴，据此清代医家叶天士提出了“务必先安未受邪之地”的防治原则。这些都是既病防变原则的有效应用。

# 第二节 治　则

治则，是治疗疾病时所必须遵循的基本原则。它是在整体观念和辨证论治精神指导下而制定的治疗疾病的准绳，对临床立法、处方、用药、行针等具有普遍的指导意义。

治法与治则有别，治法是在一定治则指导下制订的针对疾病与证候的具体治疗方法。如发汗解表、平肝息风、行气健脾等，它可以决定选择何种治疗措施。而治疗措施，则是在治法指导下对病证进行治疗的具体方式与途径，包括药治、针灸、按摩、导引、熏洗等。

治则与治法两者既有区别，又有联系，治则是治疗疾病时指导治法的总的原则，具有原则性和普遍性意义；而治法则是从属于一定的治疗原则的具体治疗方法，其针对性及可操作性较强，较为具体而灵活。如从邪正关系来探讨疾病，则不外乎邪正消长，因此，治疗上，扶正祛邪就成为治疗的基本原则。在这一总的原则指导下，根据不同的虚证而采取的补气、养血、滋阴、扶阳等治法就是扶正这一治则的具体体现；根据不同实证而用发汗、清热、祛湿、活血等治法就是祛邪这一治则的具体体现。治则与治法在运用上体现出了原则性与灵活性的结合。

在错综复杂的疾病过程中，病有标本缓急不同，就须分清标本缓急而治；病有本质与征象一致者，有本质与征象不一致者，故有正治与反治的不同；疾病的过程无非是邪正相搏，消长盛衰的动态过程，据此而采取的相应措施即扶正与祛邪；机体的阴阳失去平衡协调是疾病发生发展的根本原因，对此加以调治即为调整阴阳；病在精气血津液时，则又当调理精气血津液；疾病因四时气候、地域环境和患者的年龄、性别、体质等而有差异，故应因时、因地、因人而制宜。

## 一、治病求本

治病求本是中医一贯秉承的基本治疗理念。治病求本是指在治疗疾病时，必须寻找出疾病的根本原因，抓住疾病的本质，并针对疾病的本质进行治疗，故《素问·阴阳应象大论》说："治病必求于本。"

治病求本之"本"的含义是指疾病的病机而言。因其涵盖了病因、病性、病位、邪正关系、机体体质及机体反应性等，因而是疾病的本质的概括。故求本，实际上就是辨清病因病机与证。

疾病的外在表现与其内在本质一定有着某种联系，但"本"有的显而易见，有的幽而难明，有的似假幻真，因而，寻求疾病的本质，即内在病机，就显得十分重要。治本的目的是解决疾病的主要矛盾，主要矛盾一解决，其表现在外的症状、体征也会随之而消解。

在贯彻治病求本的治疗观念时，必须正确掌握"治标与治本"及"正治与反治"两种情况。

### （一）治标与治本

"标"和"本"是相对而言的，"标"是指现象、次要因素，"本"则是根本、本质。标本一般用来概括说明事物的现象与本质，在中医学中常用来概括病变过程中矛盾的主次关系。但在疾病的发展过程中，标与本在一定条件下是可以相互变化的。

作为对举的概念，在不同情况下"本"和"标"所指不同。如就邪正而言，正气为本，邪气为标；就病机与症状而言，病机为本，症状是标；就疾病先后言，旧病、原发病为本，新病、继发病是标；就病位而言，脏腑气血病为本，肌表经络病为标等。

掌握疾病的标本，就能分清主次，抓住治疗的关键，有利于从复杂的疾病矛盾中找出和处理其主要矛盾或矛盾的主要方面。一般情况下是"治病必求于本"，但在复杂多变的疾病过程中，常有标本主次的不同或转换，因而治疗上就有先后缓急之分。

**1. 缓则治本**　缓则治其本，多用在病情缓和，病势迁延，暂无急重病状的情况下。此时必须着眼于疾病本质的治疗。因标病产生于本病，本病得治，标病自然也随之而去。如痨病肺肾阴虚之咳嗽，肺肾阴虚是本，咳嗽是标。此时标病不至于危及生命，故治疗不用单纯止咳法来治标，而应滋养肺肾以治本，本病得愈，咳嗽也自然会消除。

**2. 急则治标**　病证急重时的标本取舍原则是标病急重，则当先治标，即急则治其标。标急的情况多出现在疾病过程中出现的急重、甚或危重证候，或卒病而病情非常严重时。如水臌患者，就原发病与继发病而言，臌胀多是在肝血瘀阻基础上形成，则肝血瘀阻为本，腹水为标，如腹水不重，则宜化瘀为主，兼以利水；但若腹水严重，腹部胀满，呼吸急促，二便不利时，则为标急，此时当先治标病之腹水，待腹水减退，病情稳定后，再治其肝病。又如大出血患者，由于大出血会危及生命，故不论何种原因的出血，均应紧急止血以治标，待血止，病情缓和后再治其病本。

**3. 标本兼治**　当标本并重或标本均不太急时，当标本兼治。如素体气虚，抗病力低下，反复感冒，如单补气则易留邪，纯发汗解表则易伤正，此时治宜益气解表。又如在热性病过程中，阴液受伤而致大便燥结不通，此时邪热内结为本，阴液受伤为标，治当泻热攻下与滋阴通便同用。

总之，病证之变化，有轻重缓急、先后主次之不同，因而，标本的治法运用也就有先后与缓急，单用或兼用的区别，这体现了治疗中的既有原则性，又有灵活性。

### （二）正治与反治

正治与反治，是指所用药物性质的寒热、补泻效用与疾病的本质、现象之间的从逆关系而言。即《素问·至真要大论》“逆者正治，从者反治”。

**1. 正治**　指采用与疾病的证候性质相反的药物而治疗的一种治疗原则。由于采用的方药性质与疾病证候性质相逆，如热证用寒药，故又称“逆治”。

根据疾病性质的寒热虚实而分别采取“寒者热之”“热者寒之”“虚则补之”“实则泻之”方法即属正治。正治法适用于疾病的征象与疾病的本质相一致的病证。而临床上大多数疾病的外在征象与其病变本质是相一致的，如热证见热象、寒证见寒象等，故这一治则最为常用。

**2. 反治**　指顺从病证的外在假象而治的一种治疗法则。由于采用的方药性质与病证中假象的性质相同，如假热证用热药，即顺从疾病的假象而用药，故又称为“从治”。

反治法适用于疾病的征象与其本质不完全吻合的病证。究其实质，用药虽然是顺从病证的假象，却是逆病证的本质，故仍然是在治病求本观念指导下，在特殊情况下针对疾病的本质而进行的治疗。反治法主要包括以下内容。

（1）热因热用：是指用热性药物来治疗具有假热征象的病证。它适用于阴盛格阳的真寒假热证，又称以热治热。

（2）寒因寒用：是指用寒性药物来治疗具有假寒征象的病证。它适用于阳盛格阴所致的真热假寒证，又称以寒治寒。

（3）塞因塞用：是指用补益药物来治疗具有闭塞不通症状的虚证。适用于因脏腑虚弱、气血功能减退所致的闭塞不通的真虚假实证，又称以补开塞。

（4）通因通用：是指用通利的药物来治疗具有通泻症状的实证。适用于因实邪内阻而致通泄症状的真实假虚证，又称以通治通。

## 二、扶正与祛邪

由于正邪斗争中双方的消长盛衰决定着疾病的发生、发展与转归，正能胜邪则病退，邪能胜正则病进。因此，治疗疾病的一个基本原则，就是要扶助正气，祛除邪气，改变邪正力量的对比，使疾病早日好转、痊愈。

### （一）扶正与祛邪的概念

**1. 扶正**　即扶助正气，增强体质，提高机体抗邪及康复能力。适用于各种虚证，即所谓“虚则补之”。而益气、养血、滋阴、温阳等均是扶正治则下确立的具体治疗方法。

**2. 祛邪**　即祛除邪气，消解病邪的侵袭和损害、抑制亢奋的病理反应。适用于各种实证，即所谓“实则泻之”。而发汗、涌吐、攻下、化痰、活血、清热、祛湿等均是祛邪治则下确立的具体治疗方法。

### （二）运用原则

扶正祛邪在运用上要掌握好以下原则：一是扶正用于虚证，祛邪用于实证；二是当正虚邪实的虚实错杂证时，应根据虚实的主次与缓急，决定扶正祛邪运用的先后与主次；三是应注意扶正不留邪，祛邪不伤正。具体如下所述。

**1. 单独运用** 即单纯用扶正或单纯用祛邪。

（1）扶正：适用于虚证或真虚假实证。虚证一般宜缓图，少用峻补，避免造成药害。

（2）祛邪：适用于实证或真实假虚证。祛邪应注意中病则止，以免药过病所而伤正。

**2. 合并运用** 扶正与祛邪的同时使用，即攻补兼施，适用于虚实夹杂的病证。由于虚实有主次之分，因而，在两者同时使用时亦有主次之别。

（1）扶正兼祛邪：即扶正为主，祛邪为辅。适用于以正虚为主的虚实夹杂证。

（2）祛邪兼扶正：即祛邪为主，扶正为辅。适用于以邪实为主的虚实夹杂证。

**3. 先后运用** 扶正与祛邪的先后运用，也适用于虚实夹杂证。主要是根据虚实的轻重缓急先后而变通使用。

（1）先扶正后祛邪：即先补后攻。适应于正虚为主，机体不能耐受攻伐者。此时先扶正以助正气，待正气能耐受攻伐时再予以祛邪，则可免"贼去城空"之虞。

（2）先祛邪后扶正：即先攻后补。适应于以下两种情况：一是邪盛为主，兼扶正反会助邪；二是正虚不甚，邪势方张，正气尚能耐攻者。此时先行祛邪，邪气速去则正亦易复，再以补虚以收全功。

## 三、调整阴阳

调整阴阳，即用损其有余、补其不足等原则以纠正阴阳偏盛偏衰的病理状态，恢复人体阴阳的相对平衡。

### （一）损其有余

损其有余，即"实则泻之"，适用于有余的实证，即阴或阳任何一方偏盛有余的病证。如"阳胜则热"的实热证，宜清泻阳热，此即"热者寒之"之意。阳偏盛时，由于"阳胜则阴病"，每易导致阴液的亏减，此时，不宜单纯的清其阳热，而须兼顾阴液的不足，即祛邪为主兼以扶正。"阴胜则寒"的实寒证，宜祛散阴寒，此即"寒者热之"之意。阴偏盛时，由于"阴胜则阳病"，每易导致阳气的不足，此时，不宜单纯的温散其寒，还须兼顾阳气的不足，亦为祛邪为主兼以扶正之法。

### （二）补其不足

补其不足，即"虚则补之"，适用于不足的虚证，即阴或阳任何一方虚损不足的病证。如"阴虚则热"的虚热证，治宜滋阴以抑阳，即"壮水之主，以制阳光"的方法。"阳虚则寒"的虚寒证，治宜扶阳以抑阴，即"益火之源，以消阴翳"的方法。对于阴阳偏衰的治疗，张景岳还提出了阴中求阳，阳中求阴的治法。对于阴阳两虚则可采用阴阳并补之法，但须分清主次而补。对于阴阳格拒的治疗，则以寒因寒用、热因热用之法治之。

总之，运用阴阳学说以指导治疗原则，其最终目的在于选择有针对性的调整阴阳之措施，以使阴阳失调的异常情况复归于协调平衡的正常状态。

## 四、调理气血

气血津液是脏腑组织功能活动的物质基础，生理上各有功用，又相互为用。因此，病理上就有气血津液各自的失调及互用功能失调。而调理气血津液则是针对以上病机而设的治疗原则。

### （一）调气

调气用于气虚及气机失调之证。其中补气用于气虚证。而调理气机则用于气机失调诸证，如气行不畅的气滞，以及气机升降失常而致的气逆、气陷、气闭、气脱等。治疗时气滞者宜行气，气逆者宜降气，气陷者宜补气升气，气闭者宜顺气开窍通闭，气脱者则宜益气固脱。

### （二）调血

调血用于血虚及血运失常之证。其中补血用于血虚证。调理血运则用于血运失常的病变，如血瘀、出血、血寒而凝、血热加速等，治疗时分别为血瘀者宜活血化瘀；血寒者宜温经散寒行血；血热者宜清热凉血；出血者宜止血，且须据出血的不同病机而施以清热、补气、活血等法。

### （三）调理气血关系

由于气血之间有着互根互用的关系，故病理上常相互影响而有气病及血或血病及气的病变，结果是气血同病，故需调理两者的关系。如补气生血、补气活血、气血双补、补气摄血，或补血以益气等。

## 五、三因制宜

“人以天地之气生”，是自然界的产物，自然界天地阴阳之气的运动变化与人体是息息相通的，因此人的生理、病理变化必然受到时令气候节律、地域环境等因素的影响，同时患者的性别、年龄、体质等个体差异，也对疾病的发生、发展与转归产生一定的影响。因此，在治疗疾病时，必须根据这些具体因素做出分析，区别对待，从而制订出适宜的治法与方药，即因时、因地和因人制宜。这实质上是一种知常达变的观念与操作。

### （一）因时制宜

根据时令气候节律特点，来制订适宜的治疗原则，称为“因时制宜”。

因时之“时”一是指自然界的时令气候特点，二是指年、月、日的时间变化规律。《灵枢·岁露论》说：“人与天地相参也，与日月相应也。”因而年月季节、昼夜晨昏等时间因素既可影响自然界不同的气候特点和物候特点，同时对人体的生理活动与病理变化也带来一定影响，因此，就要注意在不同的天时气候及时间节律条件下的治疗宜忌。

以季节而言，如夏季炎热，机体当此阳盛之时，腠理疏松开泄，则易于汗出，即使感受风寒而致病，辛温发散之品亦不宜过用，免致伤津耗气或助热生变；至于寒冬时节，人体阴盛而阳气内敛，腠理致密，同是感受风寒，则辛温发表之剂用之无碍。但此时若病热证，则当慎用过于寒凉之品，以防损伤阳气。即如《素问·六元正纪大论》所说：“用寒远寒，用凉远凉，用温远温，用热远热，食宜同法。”

以月令而言，《素问·八正神明论》说：“月始生，则血气始精，卫气始行；月郭满，则血气实，肌肉坚；月郭空，则肌肉减，经络虚，卫气虚，形独居。”并据此而提出“月生无泻，月满无补，月郭空无治，是谓得时而调之”的治疗原则。即提示治疗疾病时须考虑每月的月相盈亏圆缺变化规律，这在针灸及妇科的月经病治疗中较为常用。

以昼夜而言，日夜阴阳之气比例不同，人亦应之，所以一些病，如阴虚的午后潮热，湿温的身热不扬、午后加重，阳虚之五更泄泻等也具有日夜的时相特征，亦当考虑在不同的时间治疗。

### （二）因地制宜

根据不同的地域环境特点，来制订适宜的治疗原则，称为“因地制宜”。

不同的地域，地势有高下，气候有寒热湿燥、水土性质各异。因而，在不同地域长期生活的人就具有不同的体质差异，更兼其生活、工作环境、生活习惯与方式各不相同，则其生理活动与病理变化亦不尽相同，因地制宜就是考虑这些差异而治疗。如我国东南一带，气候温暖潮湿，阳气容易外泄，人们腠理较疏松，易感外邪而致感冒，且一般以风热居多，故常用桑叶、菊花、薄荷一类辛凉解表之剂。假如外感风寒，也少用麻黄、桂枝等温性较大的解表药，而多用荆芥、防风等温性较小的药物，且分量宜轻。而西北地区，气候寒燥，阳气内敛，人们腠理闭塞，若感邪则以风寒居多，以麻黄、桂枝之类辛温解表多见，且分量也较重。也有一些疾病的发生与不同地域的地质水土状况密切相关，如地方性甲状腺肿、大骨节病、克山病等地方性疾病。因而，在治疗时就必须针对疾病发生的不同地域背景而实施适宜的方法与治疗手段。

### （三）因人制宜

根据患者的年龄、性别、体质等不同特点，来制订适宜的治疗原则，称为“因人制宜”。

**1. 年龄** 年龄不同，则生理功能、病理反应各异，治宜区别对待。如小儿生机旺盛，但发病则病情变化较快。因而，治疗小儿疾病，药量宜轻，疗程一般较短；青壮年则体质壮实，病发则多表现为实证，可侧重于攻邪泻实，药量亦可稍重；而老年人生机减退，气血日衰，病多表现为虚证，或虚中夹实。因而，多用补虚之法，或攻补兼施。

**2. 性别** 男女性别不同，各有其生理、病理特点。妇女生理上以血为本，以肝为先天，病理上有经、带、胎、产诸疾及乳房、胞宫之病。月经期、妊娠期用药时当慎用或禁用峻下、破血、重坠、开窍、滑利、走窜及有毒药物等。男子生理上则以气为主，以肾为先天，病理上精气易亏而有精室疾患及性功能障碍等特有病症，宜在调肾基础上结合具体病机而治。

**3. 体质** 因先天禀赋与后天生活环境的不同，就存在着个体体质差异，一方面不同体质有着不同的病邪易感性；另一方面，患病之后，由于机体的体质差异与反应性不同，病证就有寒热虚实之别或“从化”的倾向。因而治法方药也应有所不同。偏阳盛或阴虚之体，当慎用温热之剂；偏阴盛或阳虚之体，则当慎用寒凉之品；体质壮实者，攻伐之药量可稍重；体质偏弱者，则应采用补益之剂。

三因制宜的原则，体现了中医治疗上的整体观念及辨证论治在应用中的原则性与灵活性，只有把疾病与天时气候、地域环境、患者个体等诸多因素等加以全面的考虑，才能使疗效得以提高。

## 第三节 治 法

治法，即治疗疾病的方法。中医治法的内容非常丰富，清·程钟龄将诸多治法概括为汗、吐、下、和、清、温、补、消的“八法”。现将其内容简介如下。

### 一、汗法

汗法是通过发汗解表，宣肺散邪的方法，使在表的六淫之邪随汗而解的一种治法。汗出标志着腠理开、营卫和、血脉通、肺气畅，从而能祛邪外出。所以汗法除主要治疗外感表证外，凡是腠理闭塞，营卫不通的病证，皆可用汗法治疗。由于病情有寒热，邪气有兼夹，体质有强弱，故汗法又有辛温、辛凉的区别，以及汗法与其他治法的结合运用。

### 二、吐法

吐法是通过涌吐的方法，使停留在咽喉、胸膈、胃脘等部位的痰涎、宿食或毒物从口中吐出的一种治法。凡是痰涎壅塞咽喉，或顽痰蓄积胸膈，或宿食停滞胃脘，或误食毒物尚留胃中等，皆可用吐法治疗。但吐法毕竟是祛邪外出，易损胃气，故年老、体弱、孕妇、产后、气血不足者当慎用。

## 三、下法

下法是通过荡涤肠胃，泻出肠中积滞的方法，使停留于肠胃的宿食、燥屎、冷积、瘀血、结痰、停水等从下窍而去，以祛除病邪的一种治法。凡邪在肠胃而致大便不通、停痰留饮、瘀血积水等邪正俱实之证，均可应用。因病情有寒热，邪气有兼夹，正气虚实，故下法又有寒下、温下、润下、逐水、攻补兼施之别，或与其他治法配合运用。

## 四、和法

和法是通过和解或调和作用的方法，使半表半里之邪，或脏腑、阴阳、表里失和之证得以解除的一种治法。适用于半表半里、肝脾不和、肠寒胃热、气血失调、营卫不和等。和法的应用范围较广，分类也多，常用的有和解少阳、调和肝脾、调和肠胃、调和气血等。

## 五、清法

清法是通过清热、泻火、凉血等方法治疗里热证的一种治法。凡邪热入里，热势弥漫，既非汗法能解，又非下法之能攻者，最宜用清法。由于里热证有热在气分、营分、血分，热甚成毒，以及热在某一脏腑之分，故清法又有清气分热、清营凉血、气营两清、清热解毒，以及清脏腑热、清虚热等不同具体方法。火热之邪最易伤津耗气，所以清法之中常配伍生津、益气之品。

## 六、温法

温法是通过温中、祛寒、回阳、通络等作用，使寒去阳复，经脉通利，用以治疗脏腑经络因寒为病的一种方法。凡寒邪直中于里的实寒证，或阳气虚弱、寒从中生的虚寒证，皆可应用。根据寒病部位的不同，以及人体正气的强弱，温法又分为温中祛寒、回阳救逆和温经散寒等具体疗法。

## 七、补法

补法是通过补益人体气血阴阳，以达到扶正补虚，改善机体虚弱的一种治法。凡脏腑虚损，精气血津液或阴阳不足等证，均可应用。由于人体虚损有气、血、阴、阳之分，故补法有补气、补血、补阴、补阳的不同。正虚而邪未尽，不能过早使用补益剂，当先祛邪，必要时可补正和祛邪并用，以防“闭门留寇”。

## 八、消法

消法是通过消食导滞和消坚散结作用，对气、血、痰、食、水、虫等积聚而成的病证，使之渐消缓散的一种治法。凡有形之邪结聚停滞在脏腑、经络所形成的病证，如食积、癥瘕、痞块、蓄水、痰饮、瘰疬及虫积等，均可应用。根据邪气的性质和积聚的部位不同，消法可分为消食导滞、消痞化积、驱虫消积三类。

总之，八法各有一定的作用和适应范围，但因病情复杂，往往不是一种治法能完全符合病情需要的。所以在具体运用时要知常达变，既可单独应用，亦可结合使用，以全面照顾，达到治愈疾病的目的。

# 第十章　中　药

中药，指在中医理论指导下，用以预防、诊断、治疗疾病及康复保健的物质。中药的来源有植物、动物、矿物三种，大部分为植物，故又称“本草”，取“诸药以草为本”之意，“药有玉石草木虫兽，而直言本草者，草类药为最多也”。草药，系流传于民间，正规中医院应用较少，为民间医生所习用，且加工炮制欠规范的部分中药；中草药则是中药与草药的混称；民族药是指中国少数民族习用，药源与中药基本相同，但应用有很强的民族特色及地域性的药物，如藏药、蒙药、维药等；中成药，则是以中药材为原料，在中医理论指导下，按照规定的处方和方法，加工制成一定剂型，标明功效、组成、适应证等的复方药，中成药也必须在中医理论指导下使用。

中药学，是研究中药基本理论和中药来源、采集、炮制、性能、功效及临床应用的一门学科，是中医学的重要组成部分。

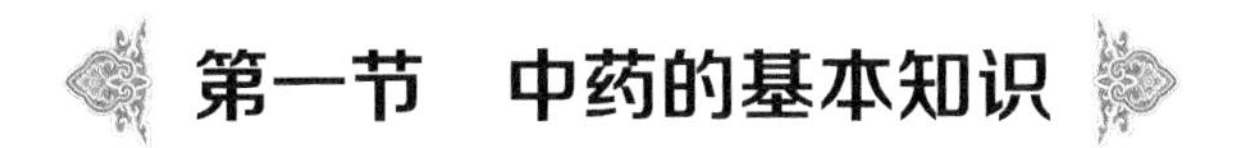

## 第一节　中药的基本知识

### 一、中药的采集

中药的质量与药材的采集季节、采集时间和采集方法关系密切，如《用药法象》云：“凡诸草木昆虫产之有地，根叶花实采之有时，失其地则性味少异，失其时则性味不全”，说明不按时采药，对药材质量影响大。

**1. 动物类药**　视其生长周期及入药部位而定，如鹿茸于清明节后 40～50 天后采收；石决明、牡蛎等多在夏秋季采收；桑螵蛸、露蜂房多在秋季卵鞘、蜂巢形成后采集。

**2. 矿物类**　随时采收。

**3. 植物类**　应根据入药部位的不同，择时采收。

（1）全草、茎枝及叶：多在花前或开花时采收，此时长势最盛，药力最厚。如薄荷、车前草、艾叶等。也有例外，如桑叶在深秋霜打之后采收，即“霜桑叶”。

（2）花：多在花蕾或初开时采摘，过早则气味未全，全开则气散，如菊花、旋覆花、玫瑰花等。

（3）果实和种子：果实成熟后或将成熟时采收，如瓜蒌、槟榔、枸杞子、橘皮等，而枳实、青皮、乌梅则是未成熟时采集。因为大凡果实，嫩则气弱，青则气锐，熟则气缓，老则气衰。

（4）根：秋末至来年春初采收为佳，即阴历八月至翌年二月，因草木春初发芽前，“津润始萌，未充枝叶，势力淳浓”“至秋枝叶干枯，津润归流于下”，且“春宁宜早，秋宁宜晚”。

（5）树皮：通常在春夏时节剥取，此时植物浆汁丰富，易于剥离。

### 二、中药的炮制

**1. 概念**　炮制又称炮炙，是指根据中医药理论，按照医疗、调配、制剂的不同要求，以及药材自身性质对药材进行加工处理的过程。

**2. 炮制的目的**　①清除杂质；②便于制剂、煎服及贮藏；③矫味和矫臭，便于服用；④降低或消除毒副作用；⑤增强功能，提高疗效；⑥改变性能，扩大应用范围；⑦引药入经。

**3. 炮制方法** 除通用的一般晒干、切片等加工外，其他特定的炮制方法有水制法、火制法和水火共制三大类。

（1）水制法：包括洗、漂、泡、润、水飞等，可使药物洁净、柔软，便于加工，并能减低药物毒性、烈性及不良气味。

（2）火制法：把药物直接或间接放置火上，使之干燥、松脆、焦黄或炭化，包括炒、炙、煅、煨和烘焙等。

（3）水火同制法：包括蒸、煮、淬等方法，可以改变药性、增强疗效。

## 三、中药的性能

疾病的发生和发展，是邪气作用于人体，正邪斗争，致阴阳、气血失衡，脏腑、经络功能失常的结果。药物治疗疾病，不外乎祛除病邪，纠正阴阳、气血偏盛、偏衰，恢复脏腑、经络功能，以致“阴平阳秘”。可见，药物之所以能治病，与其自身的特性有关，古人称之为药性或偏性。中药治病的原理就是以其偏性（药性）来纠正人体之偏，即“以偏纠偏”。

每一味药物都有一定的适应范围，即个体特性，如黄芪补气、大黄泄下等，医家在众多药物功效应用的基础上，概括、归纳其共性，用以指导认识中药性质和功效，逐步形成药性理论，包括四气五味、升降浮沉、归经学说和毒性等，对指导临床用药意义重大。诚如徐灵胎所言：“凡药之用，或取其气，或取其味……或取其所生之时，或取其所生之地，各以其所偏盛而即资之疗效，故能补偏救弊，调和脏腑，深求其理，可自得之。”

### （一）四气五味

**1. 四气** 指药物的寒、热、温、凉四种不同药性，又称四性。

温热属阳，寒凉属阴，性质相反；温次于热，凉次于寒，程度不同。温热寒凉是医家在长期医疗实践中，根据药物作用于人体，从人体的反应中概括归纳出来的，如能治疗热证的药物，性多寒凉；能治疗寒证的药物，性多温热。另有“平性”药，温热寒凉不明显，药性平和，作用和缓。

温热药多具有温里散寒、助阳益火、芳香开窍等兴奋人体机能的作用，寒凉药多具有清热泻火、凉血解毒、平肝潜阳等抑制人体机能的作用。根据四气的用药原则是“疗寒以热药，疗热以寒药”“热者寒之，寒者热之”。即治热证用寒凉药，治寒证用温热药。以寒凉药治阳热证，如釜底抽薪；以温热药治阴寒证，似雪中送炭。反之，若阴寒证用寒凉药，则若雪上加霜；阳热证用温热药，又像火上浇油。所以王叔和说：“桂枝下咽，阳盛则毙；承气入胃，阴盛以亡。”“桂枝”即桂枝汤，以桂枝为君，药多温热；“承气”即大承气汤等，以大黄为君，药多寒凉。

**2. 五味** 指辛、甘、酸、苦、咸五种不同味道，其义有二：一是真实滋味，药物实际不止五种味道，还有淡、涩二味，古代医家认为涩为酸之变，淡为甘之余，分别附于其后，仍称五味，与五行、五脏等相应。二是赋味，即人为加上的，用以标识药物性能，即味辛辣的药物，多能发散、行气活血，为标明药物功效，其他具有发散、行气活血功效的药物，不论其实际滋味如何，一律标记为味辛。如生姜味辛是真实滋味，生姜能发汗、解表散寒，而麻黄味辛，是因其同样具有发汗、解表散寒功效，是赋味，实际味道并不辣。

五味与功效的关系，《黄帝内经》早有论述，如《素问·至真要大论》曰：“辛甘发散为阳，酸苦涌泄为阴，咸味涌泄为阴，淡味渗泄为阳。”《素问·脏气法时论》曰：“辛散、酸收、甘缓、苦坚、咸软。”后世不断补充，现归纳如下。

（1）辛：“能散、能行”，即具有发散、行气活血的作用。解表药、行气活血药、散寒药、祛湿化痰药多味辛，治疗表证、气血阻滞不通、寒凝、痰湿阻滞等。如桑叶、紫苏叶、薄荷味辛发散，木香、沉香、小茴香味辛行气，红花、玫瑰花、月季花味辛活血，生姜、干姜、高良姜味辛散寒等。

（2）甘："能补、能和、能缓"，即具有补益、和中、调和药性和缓急止痛作用。补益药、调和药、缓急止痛药多味甘，如人参、党参、西洋参味甘补气，菟丝子、沙苑子、蛇床子味甘温阳，阿胶、龟板胶、鳖甲胶味甘养阴等，甘草味甘调和药性，甘草、饴糖味甘补益、缓急止痛等。

此外，淡味能渗泄，多附于甘而不单列，如茯苓、猪苓、薏苡仁等，多用于水肿胀满。

（3）酸："能收、能涩"，即有收敛、固涩的作用。固表止汗、敛肺止咳、涩肠止泻、固精缩尿、固崩止带药多味酸，如五味子止汗、诃子止咳、五倍子止泻、金樱子固精、覆盆子缩尿等。

此外，酸入肝经，尚有补肝作用，用治肝阴血虚，如酸枣仁味酸，补肝血，宁心安神；白芍味酸，养肝血、敛肝阴；木瓜味酸，舒筋活络。酸尚有生津作用，如乌梅。涩和酸的功效相似，故附于酸，如莲子止带。

（4）苦："能泄、能燥、能坚"，即有泻火、燥湿和坚阴作用。所谓坚阴，即热盛阴伤，苦能泻火而存阴。清热泻火、降逆止呕、泄下、破气散结、破血消癥、辛温化湿（燥湿）、清热燥湿药多味苦，治疗热证、便秘、湿证、阴虚火旺等。如黄芩、黄连、黄柏味苦清热燥湿，大黄味苦清热燥湿泄下，藿香、砂仁、苍术味苦化湿燥湿，鱼腥草、败酱草、白花蛇舌草味苦清热解毒等。

（5）咸："能下、能软"，有泻下通便、软坚散结作用。泻下药、消痞散结药、破血消癥药多味咸，治疗大便干结、瘿瘤瘰疬、癥瘕痞块等，如芒硝味咸泻下软坚；海藻、昆布味咸软坚散结，水蛭、虻虫、穿山甲味咸破血消癥。

另外，《素问·宣明五气》有"咸能走血"之说，因咸入肾，属水，心主血，属火。咸入血分，即水胜火之意，如水牛角、玄参等味咸，入血分，能清热凉血、解毒消斑。

五味从另一角度看，也可视为其偏性，如应用不当则成为副作用，故应有所避忌，如辛能散气，气虚者不宜单独用，以防耗气；甘能助湿，腹部胀满者不宜单独用，以防生湿；苦能燥湿，津液不足者慎用，以防伤阴；酸能敛涩，余邪未尽者慎用，以防恋邪；咸多滋润，故脾胃虚寒者慎用，以防涌泄。

每味药都有气和味，气、味各有其作用，所以其功效由两者综合而定。同气的药物可有五味不同，同味的药物可能四气各异。如同为性寒，有辛寒（浮萍）、苦寒（黄连）、甘寒（生地黄）、酸寒（白芍）、咸寒（玄参）之差，功效不同；同为味辛，有辛寒（石膏）、辛凉（薄荷）、辛温（半夏）、辛热（附子）、辛平（佩兰）之别，功效各异。一般来说，性、味均相同的药，功效大致相近。

某些药物，有一气（性）而兼数味者，如桂枝辛甘温；当归甘辛温；生地黄甘苦寒等，说明药物之性味是复杂的，也体现了药物作用的多面性，应针对不同病证，在不同的配伍下分别发挥不同作用。

### （二）升降浮沉

**1. 概念** 升降浮沉指药物作用于人体的几种趋向。升，即上升，向上；降，即下降，向下；浮，即发散，向外；沉，即收敛，向内。所以，升降浮沉是指药物向上、向下、向内、向外四种不同作用趋向。

**2. 产生** 病位有在上（如头痛目赤）、在下（如肠鸣泄泻）、在表（如风寒表证）、在里（如胃寒腹痛）之别，疾病趋势有上逆（如呕吐、咳嗽）、下陷（如内脏下垂、崩漏）、内闭（如无汗、肠燥便秘）、外脱（如大汗淋漓、大出血）之异，能治疗这些疾病的各类药物，自然具有升降浮沉的作用趋向，或与病势相反，调整脏腑气机紊乱，恢复平衡；或与病势相同，因势利导。即《素问·阴阳应象大论》曰："其高者，因而越之；其下者，引而竭之；中满者，泻之于内；其有邪者，渍形以为汗；其在皮者，汗而发之；其慓悍者，按而收之；其实者，散而泻之。"

**3. 应用** 升阳举陷、涌吐药多升；潜阳、降逆、平喘、泻下、渗利药多降；发表、散寒、祛风、开窍药多浮；固表止汗、敛肺止咳、涩肠止泻、涩精、止带药多沉。故病在上者，用药宜升；病在下者，用药宜降；病在表者，用药宜浮；病在里者，用药宜沉，旨在"药达病所"。

病势上逆者，宜降；病势下陷者，宜升；病势内闭者，宜浮（发散）；病势外散者，宜沉（收敛）。这是药物的趋向（药势）与病势相反，即"逆势"而为。此外，亦有病势向外而用浮药者，如肺中有痰咳嗽，用宣肺化痰药；有病势向下而用降药者，如大肠湿热，用大黄等泻下，此为药势与病势一致，即"顺势"而为，因势利导，祛邪外出。

**4. 影响因素** 药物的升降浮沉主要取决于以下几方面。

（1）气味厚薄：大抵气厚味薄者多升浮，味厚气薄者多沉降，气味俱薄者可升可降，气味俱厚者能浮能沉。

（2）性味：温热药多升浮，辛甘淡药味多升浮；反之，寒凉药多沉降，酸苦咸味药多沉降。李时珍有"酸咸无升，辛甘无降，寒无浮，热无沉"之说。

（3）质地轻重：质轻药物，如花叶之类质轻，多主升浮，如菊花、紫苏叶、金银花等；种子、矿石、贝壳质重，多主沉降，如紫苏子、代赭石、牡蛎等。但也有少数例外，故有"诸花皆升，旋覆独降；诸子皆降，苍耳独升"。

（4）炮制：如酒制则升，盐炒下行，姜汁炒则散，醋炒则收。

### （三）归经

**1. 概念** 归经是药物对脏腑、经络的选择性作用。归经指明了药物的适用范围，有定向与定位作用。

**2. 形成** 归经是历代医家通过长期用药实践，不断总结出来的一种用药规律。如肺病咳、喘、痰症状，杏仁能止咳平喘，说明杏仁归入肺经；肝病胁痛，用青皮能治，说明青皮归入肝经等。因归经不同，药物虽性味相同，但功效不尽相同，如黄芩、黄连，黄柏同属苦寒清热药，但黄芩入肺经而长于清肺热；黄连入心、胃经而善泻心火、善清胃热；黄柏入肾经而重于泻相火；又如肉桂、干姜同为温里药，但干姜入肺、脾、胃经，故肺、脾、胃有寒，多用干姜；而肉桂入肝、肾经，故肝、肾有寒多选肉桂。

**3. 意义** 归经理论有重要的应用价值，它是选方用药和随证加减的依据。大凡每经每脏的病证都有其主方，而方中的主药、使药多归本经。如风寒犯表，常用麻黄汤，入肺经之麻黄、桂枝作为解表之主药。又如头痛部位有所不同，即代表不同的经脉之病证，前额为阳明经所过，故前额痛加白芷，因白芷归阳明经，用之以为引经报使；两侧头痛者（少阳经）加柴胡，枕部连项疼痛者（太阳经）加用羌活等同理。

以上性能理论中，四气五味是对药物的定性，升降浮沉是对药物的定向，归经是对药物的定位，三者综合，才能全面地理解药物的功效。例如，肺病咳嗽有寒热虚实之别，入肺经可治咳的药有麻黄、干姜、黄芩、百合、桑白皮、葶苈子等，麻黄、干姜温肺之寒以疗咳；黄芩、桑白皮清肺泻热以止咳；百合滋补肺虚而止咳；葶苈子以泄肺实而止咳。临床上要针对病机，结合药性选药。

## 四、中药的配伍与禁忌

### （一）配伍

**1. 概念** 两种或两种以上的药物配合应用，即为中药的配伍。

**2. 目的** 在医药萌芽期，多使用单味入药，随着用药经验不断丰富，通过配伍，可以获得比单味药更好的疗效。加上对疾病认识的深化，认识到疾病的复杂性，或表里同病，或寒热错杂，或虚实夹杂等，复方可以兼顾复杂的病机。即“药有个性之专长，方有合群之妙用”。

**3. 内容** 古代医家经过长期认识与实践，对药物的配伍关系积累了丰富的知识，将其概括为“七情”，即单行、相须、相使、相畏、相杀、相恶、相反。

（1）单行：《本草纲目》谓之“独行”，或“单方不用辅也”，仅以单味药治疗疾病。如独参汤，治疗气虚欲脱证。

（2）相须：即“同类不可相离”，性能相类似的药物相伍为用，可起协同作用，增强疗效。如石膏、知母合用以增强清热泻火之力。

（3）相使：即“我之佐使”，性能功效有某些方面的共性，或性能功效虽不相同，但治疗目的一致的药物配合应用，以一药为主，一药为辅，能提高主药的疗效。如补气利水之黄芪与利水之茯苓合用，茯苓能增强黄芪的补气利水之功。

（4）相畏：即“受彼之制”，一药的毒副作用，能被另一药减轻或抑制。如半夏毒性能被生姜减轻或消除，故半夏畏生姜。

（5）相杀：即“制彼之毒”，一药能减轻或消除另一药的毒副作用。如生姜杀半夏。

（6）相恶：即“夺我之能”，一药的功效被另一药降低或破坏。如人参恶莱菔子等。

（7）相反：即“两不相合”，两种药物合用后能产生毒性反应或副作用。如乌头反半夏，甘草反芫花等。

七情中，相须、相使属协同作用；相畏、相杀属拮抗作用；相恶、相反属药物配伍禁忌。

### （二）禁忌

**1. 配伍禁忌** 即上述“相恶”“相反”配伍，指两种药物伍用产生毒副作用或使疗效降低或消除。前人有“十八反”与“十九畏”的记述，并编成歌诀，以便诵记，作为禁忌，在处方时避免。

#### 十 八 反 歌

本草明言十八反，半蒌贝蔹及攻乌，
藻戟遂芫俱战草，诸参辛芍叛藜芦。

乌头反半夏、瓜蒌、贝母、白蔹、白及；甘草反甘遂、大戟、芫花、海藻；藜芦反人参、沙参、丹参、玄参、苦参、细辛、芍药。

#### 十 九 畏 歌

硫黄原是火中精，朴硝一见便相争。
水银莫与砒霜见，狼毒最怕密陀僧。
巴豆性烈最为上，偏与牵牛不顺情。
丁香莫与郁金见，牙硝难合京三棱。

川乌草乌不顺犀，人参最怕五灵脂。
官桂善能调冷气，若逢石脂便相欺。
大凡修合看顺逆，炮爁炙煿莫相依。

**2. 妊娠用药禁忌** 指某些中药，对母体或胎儿不利，致胎漏下血、胎动不安、堕胎小产或胎萎不长、胎死腹中或胎儿畸形等。根据影响程度，分禁用与慎用两类。

禁用药大多毒性较强或药性猛烈。如泻下药芦荟、番泻叶，逐水药芫花、甘遂、大戟、牵牛子，催吐药瓜蒂、藜芦，破血通经药三棱、莪术、水蛭、虻虫，通窍药麝香、蟾酥、穿山甲，剧毒药如水银、砒霜、生附子等。

慎用药大多是性烈或有小毒的药物。如泻下药大黄、芒硝；活血祛瘀药桃仁、红花、乳香、没药、五灵脂等；通淋利水药车前子；重镇降逆药磁石；其他如半夏、天南星、牛黄、贯众等。

凡禁用药都不能使用，慎用药可根据病情酌情使用，即《素问·六元正纪大论》所谓“有故无殒，亦无殒也”。可用可不用者尽量避免使用，以免发生意外。

**3. 服药时的饮食禁忌** 简称食忌，也就是通常所说的“忌口”，包括病证食忌和服药食忌。

（1）病证食忌：即患什么病证，忌什么类型食物。如热证忌胡椒、辣椒、大蒜、白酒、煎炸等温热性食物；寒证忌生冷瓜果、冰镇饮品等寒凉性食物；脾虚者忌油炸黏腻、寒冷坚硬、肥甘厚味；易生风者忌虾蟹、猪头肉、韭菜、公鸡、羊肉等；痔疮肛裂者忌辛辣酒炙之品。

（2）服药食忌：即吃什么药，忌什么类型食物。在古代文献上有常山忌葱，地黄、何首乌忌葱、蒜、萝卜，薄荷忌鳖肉，茯苓忌醋，鳖甲忌苋菜，蜜反生葱等记载。此外，服用发汗药应忌生冷，因寒性收引，有碍发汗；调理脾胃药应忌油腻，因其滋腻；消肿、理气药应忌豆类，因其壅气；止咳平喘药应忌鱼腥，以防生风；止泻药应忌生冷瓜果，因其寒凉碍胃。

## 五、中药的用量与用法

### （一）用量

用量即中草药在临床上应用的分量，包括重量（克）、数量（片、支）、容量（汤匙、毫升）。所谓“中医不传之秘在于药量”，中医治病，更是治人，且是处于天地之间的人，用药剂量会因人、因时、因地之不同而各异。故除识证准确、圆机活法组方外，剂量准确一样重要。药物用量与下列因素相关。

**1. 药物性质** 凡有毒的、峻烈的药物用量宜小，逐渐加量，且“中病即止”，不可久服，如乌头、芫花、大戟之类；性质温和、作用和缓的药物，用量宜大，如薏苡仁、茯苓、山药等。质重的药物，用量要大，如代赭石、牡蛎等；质轻的用量宜轻，如蝉蜕、薄荷、通草等；芳香类药物用量宜轻，如丁香、檀香、沉香等。

**2. 患者年龄、体质、病情** 儿童用量宜小，5 岁以下，用成人量的 1/4，6～10 岁，用 1/2。妇女、老年、体弱、儿童用量宜轻，男子、体壮、年轻用量宜重。病轻或病缓，用量宜轻；病重或病急，用量宜大。

**3. 剂型、配伍** 单味用药，用量宜重；复方用药，用量宜轻。汤剂，用量宜重；丸、散剂，用量宜轻。

**4. 气候** 如同为辛温发汗解表药，夏季容易出汗，用量宜轻；冬天不易发汗，用量宜重。同为苦寒清热药，冬天用量宜轻，夏天用量宜重。

各类药用量大致规律为：花叶类、芳香走窜之品 3～10g；根茎类 10～15g；矿石贝壳类 15～30g；特殊药物例外，如细辛入散剂不超过 3g，沉香、麝香一般用 1～1.5g。

### （二）用法

中药的煎煮、服法多样，应根据病情和药性决定，煎服方法恰当与否，与疗效直接相关。

**1. 煎药法**

（1）用具：砂锅、陶罐最好，瓷罐、不锈钢容器次之，忌铜铁器。

（2）用水：古时煎药用水比较讲究，《本草纲目》开篇即是“水部”，有江河长流水、井水、雨水、泉水、雪水等，现代多用山泉水、蒸馏水、矿泉水、自来水、井水。

（3）火候：先“武”（急火）后“文”（慢火），即大火煮沸后，以小火慢煎。补益中药应该文火为主，水开后半小时至一小时。而治疗外感表证的中药大火急煎，水开后3～5分钟即可。

（4）汤剂煎煮方法：煎药前应将药物洗净，冷水泡半小时至一小时，水以浸过药物寸许为宜。一般煎煮两次，复煎加水为头煎的1/3～1/2，两次煎液混合，一次或分两次服。因临床需要，或因药物本身特性，采用特殊煎服法，常见如下。

1）先煎：部分矿物类、贝壳类中药，如石膏、磁石、鳖甲、代赭石等，质地坚硬，应打碎先煎20～30分钟；有些有毒药物，如附片、川乌等应先煎45～60分钟，以降低毒性。

2）后下：某些芳香药、解表药、清热药，不宜久煎，以防有效成分挥发，如薄荷、藿香、陈皮等。

3）单煎：也称另煎。如名贵药材价格较高，为了减少浪费，避免与他药同煎，可另煎后与其他药液同服。如人参、羚羊角、犀角等。

4）烊化：胶类药材，如阿胶、鹿角胶等，为了避免粘锅，用单独的锅微煮后烊化，再加上其他药液一起服用。

5）装胶囊吞服：有的药物如三七、肉桂，可以将其磨成极细粉后，装空胶囊吞服。

6）包煎：有的药物如旋覆花、车前子、葶苈子，可用纱布包后与其他药一起煎。

此外，中药与西药最好不在一起服用，可能互相之间作用，产生毒副作用，隔1～2小时为宜。

**2. 服药法** 服药方法多样，时间也不定，要根据病情需要。一般中药都是煎好后温服。

至于服药时间，补药饭前服；对胃有刺激的药应饭后服；安神药宜睡前服；慢性病宜定时服；驱虫药宜空腹服；呕吐患者少量频服；治寒性病的药宜温服；治热性病的药宜冷服。服药次数，一般每天一剂，或一次服完，或分早晚二次服，可以煎汤频频代茶饮；病重者，不拘一日一剂，一直不停服，直到好转。

# 第二节 常用中药

## 一、解表药

凡能疏解肌表，促使发汗，解除表证的药物称为解表药。

解表药味多辛，辛能发散，多归肺和膀胱经，使患者出汗，外邪从汗而出，表证得以解除，主要用于六淫外感之表证，或疹透不畅，或风湿痹痛有表证者。表证有感寒、感热等不同，故解表药有温性和凉性之分，外感风寒者宜辛温解表；外感风热者宜辛凉解表。若兼气、血、阴、阳不足，需要配伍补益药，以扶正祛邪，使正胜邪退。

解表药不宜久煎，以免耗散药性，减低功效。服药后宜避风寒，如外感风寒之表证，增加衣被以利汗出。解表药发汗，以微汗出为度，中病即止，大汗易耗气伤阴。

### （一）辛温解表药

辛温解表，指用辛温药物发散风寒邪气，治疗风寒表证的方法。辛以发散，温可祛寒，故可主治风寒表证，症见：恶寒发热，无汗，头身疼痛，鼻塞流涕，口不渴，舌苔薄白，脉浮紧等。

#### 麻黄

麻黄为麻黄科植物的草麻黄、中麻黄和木贼麻黄的干燥茎枝。生用或蜂蜜炙用。

性味归经：辛、微苦，温。归肺、膀胱经。

功效：发汗解表，宣肺平喘，利水消肿。

应用：

**1. 风寒感冒**　本品质轻上浮，中空而通，宣肺气、开腠理、透毛窍，发汗解表，发汗力强，为发汗解表之要药。治恶寒无汗之表实证，常伍用桂枝，如《伤寒论》麻黄汤。

**2. 咳嗽气喘**　主入肺经，宣发肺气而止咳平喘，既可用于外邪束肺所致之咳喘，亦可用于肺气壅遏所致喘咳。属寒喘多配伍杏仁，如《太平惠民和剂局方》三拗汤；肺热喘者，配生石膏、杏仁、甘草，如《伤寒论》麻杏石甘汤。

**3. 风水水肿**　本品中空，性善通利，上宣肺气、下利膀胱，治风邪袭表，风水相搏，一身悉肿，常伍用石膏、生姜、甘草，如《金匮要略》越婢汤。

用量用法：2～10g。解表宜用生麻黄，平喘宜用炙麻黄。

使用注意：发汗力强，表证有汗、气虚咳喘、脾虚水肿者不宜。

#### 桂枝

桂枝为樟科植物肉桂的嫩枝。

性味归经：辛、甘，温。归心、肺、膀胱经。

功效：发汗解肌，温经通脉，通阳化气。

应用：

**1. 风寒感冒**　本品开腠理之力较麻黄缓，而善于宣阳气于卫分，畅营气于肌表，故有助卫实表，发汗解肌，外散风寒之力。外感风寒，无论表虚、表实，皆可用之，治表虚证有汗者，常与白芍、大枣、生姜配伍，调和营卫，如《伤寒论》桂枝汤。无汗表实证，与麻黄相须为用，如麻黄汤。

**2. 寒凝血瘀之风寒湿痹、痛经、闭经**　本品辛温发散，温经通脉，治寒邪阻滞经络之肢节疼痛，尤以肩臂疼痛为佳，常与防风、羌活、桑枝配伍。还可治寒凝血瘀之月经不调、痛经、闭经，可配伍牡丹皮、赤芍、茯苓等，如《金匮要略》桂枝茯苓丸。

**3. 心悸、水肿**　本品温通以振奋心阳，治心悸、脉结代，常与炙甘草、人参、阿胶配伍，如《伤寒论》炙甘草汤；本品温阳化气，治阳虚水湿不化，痰饮、水饮内停等，可配伍茯苓、白术、泽泻等，如《伤寒论》五苓散。

用量用法：3～10g。

使用注意：温热病，阴虚火旺，出血患者忌用；孕妇、月经过多者慎用。

#### 紫苏

紫苏为唇形科植物紫苏的干燥茎叶。

性味归经：辛，温。归肺、脾经。

功效：发表散寒，行气宽中，解鱼蟹毒。

应用：

**1. 风寒感冒** 本品气味芳香发散，祛邪外出，药性温和，治四时感冒，无论寒热。如治虚人外感风寒，内伤痰饮，常与葛根、前胡、人参等同用，如《太平惠民和剂局方》参苏饮；本品兼能行气宽中，故外感兼有脾胃气滞者最宜，如《太平惠民和剂局方》香苏散，以之与香附、陈皮等配伍。

**2. 鱼蟹中毒** 鱼蟹所致腹痛吐泻，可单用或配生姜、白芷合用。

用量用法：3～10g。

使用注意：芳香易散，不宜久煎。

### 防风

防风为伞形科多年生草本植物防风的根。生用或炒用。

性味归经：辛、甘，微温。归膀胱、肝、脾经。

功效：祛风解表，祛风湿，解痉。

应用：

**1. 外感风寒** 本品升发能散，李时珍称“其功疗风最要”，为治风通用药，无论外风、内风，夹寒、夹热或夹湿均可配伍用之。如外感风寒湿，头重项强，肢体酸痛，与苍术、白芷、细辛等同用，如《此事难知》引张元素方九味羌活汤；常与荆芥相须为用，如《摄生众妙方》荆防败毒散。

**2. 风寒湿痹** 本品祛风散寒，胜湿止痛，治行痹，疼痛游走不定，与秦艽、麻黄、葛根、桂枝等同用，如《圣济总录》防风汤。

**3. 破伤风** 既祛外风，又能息内风止痉，治外风引动内风之破伤风，常与天南星、白附子、蝉蜕、全蝎等同用，如《外科正宗》玉真散。

用量用法：3～10g。

使用注意：血虚发痉、阴虚火旺者忌用。

### 生姜

生姜为多年生草本植物姜之根茎。用鲜品，或晒干用，或煨用。

性味归经：辛，微温。归肺、脾、胃经。

功效：发汗解表，温中止呕，解鱼蟹毒。

应用：

**1. 风寒表证** 本品辛散温通，发汗解表，祛风散寒，作用较温和，风寒感冒轻证，合红糖煎服，如生姜红糖汤；或伍用其他辛温解表药，如桂枝汤。

**2. 胃寒呕逆** 辛散温通，治胃气上逆之呕吐，有“呕家圣药”之称，可随证配伍用于各种呕吐。因其性温，胃寒呕吐最宜，常与半夏同用，如《伤寒论》小半夏汤；治少阳证欲呕者，配柴胡、黄芩、半夏等，如《伤寒论》小柴胡汤；若胃虚客热之呕吐，常配伍橘皮、竹茹、人参等，如《金匮要略》橘皮竹茹汤。

**3. 半夏、天南星、鱼蟹毒** 可用生姜绞汁冲服。

用量用法：煎服，3～10g；或绞汁冲服；外用捣敷擦患处或炒热熨。

使用注意：阴虚内热者忌服。

其他辛温解表药简表见表 10-1。

表 10-1 其他辛温解表药简表

| 药名 | 性味归经 | 功效主治 | 用量用法 | 使用注意 |
|---|---|---|---|---|
| 荆芥 | 辛，微温。归肺、肝经 | 1. 解表祛寒：治表证。性温和，风寒风热皆可<br>2. 透疹止痒：治风疹瘙痒，配苦参、防风等<br>3. 止血：炒炭止血，治便血、崩漏等 | 3～10g | 表虚自汗慎用 |
| 羌活 | 辛，甘，温。归肾、膀胱经 | 1. 解表散寒：治外感风寒或夹湿之头痛、身痛<br>2. 祛风胜湿止痛：风寒湿痹证 | 3～10g | 血虚痹痛忌服 |
| 白芷 | 辛，温。归肺、胃、脾经 | 1. 祛风除湿、通窍止痛：外感头痛、眉棱骨痛、牙痛、鼻渊，风湿痹痛，皮肤风湿瘙痒，妇女白带量多<br>2. 消肿排脓：治疮痈肿毒 | 3～10g | 阴虚血热者忌服 |
| 藁本 | 辛，温。归肺、膀胱、肝经 | 1. 祛风散寒：风寒感冒，巅顶头痛<br>2. 胜湿止痛：用于风寒湿痹 | 3～10g | 血虚头痛忌服 |
| 细辛 | 辛，温。归肺、肾经 | 1. 散寒解表：外感风寒或阳虚感寒<br>2. 祛风止痛：治头身痛、牙痛<br>3. 温肺化痰：治肺寒咳嗽痰多 | 1～3g | 阴虚阳亢、热咳不宜。反藜芦 |
| 香薷 | 辛，微温。归膀胱、胃、大肠经 | 1. 解表祛暑：治夏季暑湿表证<br>2. 利水消肿：治小便不利，浮肿 | 3～10g | 表虚多汗者慎用 |

## （二）辛凉解表药

辛凉解表，指用辛凉药物疏散风热邪气，治疗风热表证或温病初起的方法。辛以发散，凉可祛热，故以发散风热为主要作用。主要适用于风热表证及温病初起邪在卫分，症见：发热，微恶风寒，咽干口渴，头痛目赤，舌边尖红，苔薄黄，脉浮数等。

### 薄荷

薄荷为唇形科多年生草本植物薄荷的茎叶。

性味归经：辛，凉。归肺、肝经。

功效：疏散风热，清利头目，疏肝解郁。

应用：

**1. 风热表证及温病初起** 本品芳香发散，凉以清热，质轻上行归肺经，善散肺卫之热，与金银花、连翘、牛蒡子等同用，如《温病条辨》银翘散。

**2. 风热上攻** 本品轻清上行，芳香发散，善散头面之风热，治风邪头痛，配伍川芎、荆芥、防风，如《太平惠民和剂局方》川芎茶调散；治风热上攻，咽喉肿痛，常配牛蒡子、菊花、荆芥、桔梗。

**3. 肝气郁滞** 芳香能散，入肝经，疏肝解郁，治肝气郁结、胸闷、胁痛、情志抑郁等，与柴胡、白芍等配伍，如《太平惠民和剂局方》逍遥散。

用量用法：3～9g，后下。

使用注意：芳香易散，不宜久煎。

### 桑叶

桑叶为桑科落叶小乔木植物桑树的叶，初霜后采收。生用或蜂蜜炙用。

性味归经：甘、苦，寒。归肺、肝经。

功效：疏散风热，清肺润燥，清肝明目。

应用：

**1. 外感风热，温病初起** 甘寒质轻，轻清疏散，疏风散热，又能清肺止咳，常与菊花、薄荷、连翘、金银花等配伍，如《温病条辨》桑菊饮。

**2. 燥热伤肺** 本品外宣燥邪，治燥热伤肺，干咳无痰，合杏仁、沙参、贝母，如《温病条辨》桑杏汤，重者配生石膏、麦冬、阿胶，如《症因脉治》清燥救肺汤。

**3. 肝经风热、肝火上炎** 本品苦寒清热，经深秋霜打后，得金秋肃降之性，故能平肝，治肝阳上亢，头痛眩晕，配菊花、石决明等；肝经热盛，热极生风，配羚羊角、钩藤等，如《重订通俗伤寒论》羚角钩藤汤。

**4. 肝阴虚、肝阳上亢** 眼睛干涩，视物模糊，合黑芝麻，作蜜丸，如《医级》桑麻丸。

用量用法：5～10g。润肺止咳蜜炙用。

### 菊花

菊花为菊科多年生草本植物菊的头状花序。

性味归经：辛、甘、苦，微寒。归肺、肝经。

功效：疏风散热，养肝明目，平抑肝阳，清热解毒。

应用：

**1. 外感风热及温病初起** 本品质轻上升，气清外浮，寒能散热，常配桑叶、薄荷、连翘等，如《温病条辨》桑菊饮。

**2. 肝经风热，肝阴虚证** 本品疏风散热、清肝、养肝、平肝，治肝火、肝阴虚、肝阳上亢之目赤肿痛、两目干涩等。治风热上攻所致偏正头痛，配荆芥、防风、薄荷等，如《银海精微》菊花茶调散；用于肝经风热，肝阴虚，虚火上炎，症见目赤昏花，目赤肿痛，常配桑叶、夏枯草；用于肝阴不足之头昏眼花、视物不清者，常合用枸杞子、熟地黄，如杞菊地黄丸。

**3. 肝阳上亢** 常与生地黄、白芍、钩藤等配伍，如《重订通俗伤寒论》羚角钩藤汤。

**4. 疔疮肿毒** 野菊花苦寒，善于清热解毒，常合用紫花地丁、金银花、连翘，如《医宗金鉴》五味消毒饮。

用量用法：5～10g。白菊味甘，长于清肝明目、平肝潜阳，而清热疏风之力逊；黄菊味苦，疏风清热之力强。

使用注意：头痛属风寒者忌用。

### 柴胡

柴胡为伞形科多年生草本植物柴胡和狭叶柴胡或同属植物的根或全草，生用或醋炒、酒制用。

性味归经：苦、辛，微寒。归肝、胆、三焦经。

功效：和解退热，疏肝解郁，升举阳气。

应用：

**1. 感冒发热** 本品芳香疏泄，味苦微寒，解表退热，如小柴胡汤、柴葛解肌汤等。

**2. 少阳半表半里证** 寒热往来，胸胁苦满，心烦喜呕，常配黄芩，如《伤寒论》小柴胡汤。

**3. 肝气郁结** 症见头晕目眩、胁肋胀痛，常合白芍、香附，如《景岳全书》柴胡疏肝散；治肝郁血虚，头痛目眩，月经不调，经行腹痛，与当归、白芍等同用，如《太平惠民和剂局方》逍遥散。

**4. 脾虚气陷** 本品可助肝气升发，亦助脾升清，治食少便溏、久泻脱肛、内脏下垂等，常伍用升麻、黄芪、党参等，如《脾胃论》补中益气汤。

用量用法：3～15g。解郁用量宜重，升举阳气宜轻。醋炒者能活血止痛；酒制者能升阳止泻；

鳖血拌炒者能退虚热。

使用注意：阴虚、肝阳上亢者忌用。

其他辛凉解表药简表见表 10-2。

**表 10-2　其他辛凉解表药简表**

| 药名 | 性味归经 | 功效主治 | 用量用法 | 使用注意 |
| --- | --- | --- | --- | --- |
| 升麻 | 甘、辛，微寒。归肺、脾胃、大肠经 | 1. 发表透疹：用于麻疹初起，疹发不透<br>2. 清热解毒：治阳明胃热所致头痛、牙痛、口舌生疮<br>3. 升举阳气：治脾虚气陷，气短乏力，久泻，内脏下垂 | 3～10g | 阴虚火旺、麻疹已透及喘满气逆者不宜 |
| 葛根 | 辛、甘，凉。归脾胃经 | 1. 解表透疹：用于外感伴有项背强者<br>2. 生津止渴：热病口渴或消渴证 | 3～15g | |
| 蔓荆子 | 辛、苦，微寒。归膀胱、肝、胃经 | 1. 疏散风热：治风热感冒所致头痛，头风<br>2. 清利头目：治目赤肿痛，目昏多泪 | 5～10g | |
| 牛蒡子 | 辛、苦，寒。归肺、胃经 | 1. 疏风清热：治外感风热，咽喉肿痛，发热咳嗽<br>2. 解毒透疹：治风疹瘙痒<br>3. 利咽消肿：治咽痛，热毒疮肿，痄腮 | 5～12g | 性寒滑利，气虚便溏慎用 |
| 蝉蜕 | 甘，寒。归肺、肝经 | 1. 疏散风热：外感风热，发热咽痛，音哑<br>2. 透疹止痒：治麻疹不畅，风疹瘙痒<br>3. 明目退翳：治风热目赤或目翳<br>4. 息风止痉：治肝经风热，小儿惊哭，破伤风 | 3～6g | 孕妇慎用 |

## 二、清热药

凡以清解里热为主要作用的药物，称为清热药。本类药物性均寒凉，辛凉散热，苦寒泻火，甘寒清热养阴生津，具有清热泻火、解毒凉血等功效，主要用于高热、热痢、痈肿疮毒等里热证。

热证有邪在卫分、气分、营分、血分，以及虚热、实热之不同，故清热法可分为清热泻火、清热燥湿、清热解毒、清热凉血和清虚热五种。

**1. 清热泻火药**　多辛寒或苦寒，辛能散，苦能泻热，能泻气分邪热，主要用于温热病邪入气分。

**2. 清热燥湿药**　多苦寒，苦以燥湿，寒以泻热，能清热燥湿，主要用于湿热证，因药多苦寒，并能泻热，亦用于热毒炽盛证。

**3. 清热解毒药**　因善治痈肿疔疮，丹毒发斑，痄腮喉痹，水火烫伤等“肿毒”，此类中药有解“毒”之功，主要用于热毒证。

**4. 清热凉血药**　多咸寒或甘寒，能入血分，清营分、血分热邪，主要用于温热病热入营血。

**5. 清虚热药**　主要用于肝肾阴虚、虚火内扰所致骨蒸潮热，或温热病后期邪热未尽、阴液已伤之虚热证。

本类药物，药性寒凉，易伤脾胃，凡脾胃气虚，食少便溏者慎用；热证易伤津液，苦寒药物又易化燥伤阴，故阴虚者亦当慎用；苦寒伤胃，中病即止。

### （一）清热泻火药

本类药物性味多苦寒（或兼甘味），入气分，能清气分之热，泻气分之火，故又名清气分热。适用于高热，烦渴引饮，汗多，舌红苔黄，脉洪大等气分实热证。

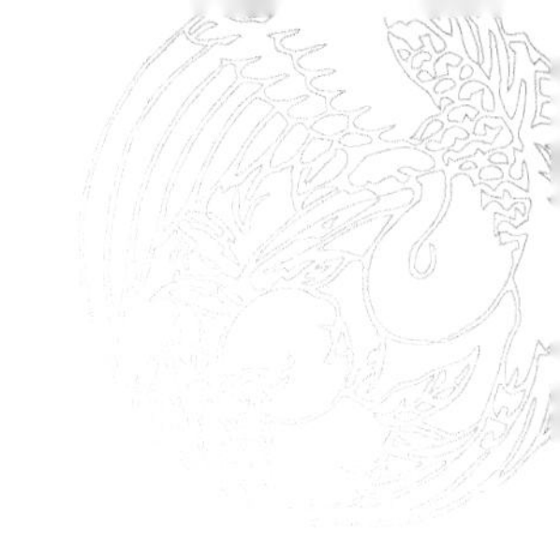

## 石膏

石膏为硫酸盐类矿物，主要含 $CaSO_4 \cdot 2H_2O$。研细生用或煅用。

性味归经：辛、甘，大寒。归胃、肺经。

功效：生用：清热泻火，除烦止渴；煅用：生肌敛疮。

应用：

**1. 实热亢盛** 善清肺、胃二经气分实热，又有除烦止渴之功，适用于温热病邪在气分，症见壮热，口渴，烦躁，汗出，脉洪大等，常与知母相须为用，如《伤寒论》白虎汤。

**2. 肺热咳喘** 能清肺热，用于邪热郁肺，肺气上逆，气急喘促，咳嗽痰稠，发热口渴，常配伍麻黄、杏仁以宣肺平喘，如《伤寒论》麻杏石甘汤。

**3. 胃火牙痛、头痛** 本品清泻胃火，用于胃火上炎所致的头痛、齿痛、牙龈肿痛，可与升麻、黄连等配伍，如《外科正宗》清胃散；若阴虚胃热，烦渴牙痛，可与熟地黄、麦冬等配伍，如《景岳全书》玉女煎。

**4. 疮疡不敛** 本品煅用清热收湿、敛疮生肌，用于湿疮、水火烫伤、疮疡溃后不敛及创伤久不收口等，与黄连、青黛等研细外用；或与枯矾、地榆等份，研细外敷。

用量用法：生石膏煎服，15～60g，先煎。煅石膏适量外用，研末撒敷患处。

使用注意：脾胃虚寒及阴虚内热者忌用。

## 知母

知母为百合科多年生草本植物知母的根茎，生用或盐水炙用。

性味归经：苦、甘，寒。归肺、胃、肾经。

功效：清热泻火，生津润燥。

应用：

**1. 热病烦渴** 本品甘寒质润，善清肺、胃气分实热，而除烦止渴，用于温热病气分热甚、高热烦躁、口渴、脉洪大等肺、胃实热证，常与石膏相须为用，如《伤寒论》白虎汤。

**2. 肺热咳嗽、阴虚燥咳** 本品清肺热、滋阴润肺，治肺热咳嗽或阴虚肺燥，燥咳痰少，常与贝母、桔梗、甘草等同用。

**3. 阴虚骨蒸潮热** 本品能滋肾阴、润肾燥而退骨蒸，治阴虚火旺之骨蒸潮热、心烦、盗汗等，常与黄柏相须为用，如《医方考》知柏地黄丸；此外，二药又可与熟地黄、龟板同用，如《丹溪心法》大补阴丸。

用量用法：6～12g。清热泻火宜生用；滋阴降火宜盐水炙。

使用注意：本品性寒质润，有滑肠之弊，故脾虚便溏者不宜。

## 栀子

栀子为茜草科常绿灌木植物栀子的成熟果实。生用、炒焦或炒炭用。

性味归经：苦，寒。归心、肺、三焦经。

功效：泻火除烦，清热利湿，凉血解毒。

应用：

**1. 热病烦闷** 本品苦寒清降，泻三焦之热，清心除烦。治温热病，邪热扰心，心烦懊侬、躁扰不宁等，与淡豆豉合用，以宣泻邪热，如《伤寒论》栀子豉汤；若火毒炽盛，高热烦躁，神昏谵语，三焦俱热者，又常与黄芩、黄连、黄柏同用，以直折火势，如《外台秘要》黄连解毒汤。

**2. 湿热黄疸、热淋** 本品既清肝胆湿热而退黄疸，又能利小便，使湿热从小便而解，治湿热郁结之黄疸、发热、小便短赤等，与茵陈、大黄同用，如《伤寒论》茵陈蒿汤；治热结膀胱、小便不畅或淋沥涩痛等，常与木通、滑石等同用，如《太平惠民和剂局方》八正散。

**3. 血热吐衄** 本品可清热凉血止血，用于血热妄行之吐血、咳血、咯血等，常配伍白茅根、小蓟、牡丹皮等，如《十药神书》十灰散。

用量用法：3～10g。生用，走气分而泻火；炒黑，走血分而凉血止血。

使用注意：本品苦寒，脾虚便溏者忌用。

其他清热泻火药简表见表 10-3。

**表 10-3 其他清热泻火药简表**

| 药名 | 性味归经 | 功效主治 | 用量用法 | 使用注意 |
|---|---|---|---|---|
| 夏枯草 | 苦、辛，寒。归肝胆经 | 1. 清肝火：治肝火上炎，目赤肿痛，羞明流泪，头痛，眩晕<br>2. 散郁结：治痰火郁结所致瘰疬、瘿瘤 | 6～12g | |
| 芦根 | 甘，寒。归肺、胃经 | 1. 清热生津：治热病津伤口渴<br>2. 止呕除烦：治胃热呕逆，肺热咳嗽 | 10～30g，鲜品加倍 | 脾胃虚寒者忌服 |
| 天花粉 | 苦、微甘，寒。归肺、胃经 | 1. 清热生津：治热邪伤津，口干烦渴，消渴证，肺热咳嗽<br>2. 消肿排脓：治痈肿疮疡 | 10～15g | 孕妇忌服；反乌头 |
| 决明子 | 甘、苦、咸，微寒。归肝、大肠经 | 1. 清热明目：治目赤肿痛，羞明多泪，目暗不明<br>2. 平肝潜阳：治肝阳上亢之头痛、眩晕<br>3. 润肠通便：治肠燥便秘 | 10～15g | 气虚便溏者不宜 |

### （二）清热燥湿药

本类药物性味苦寒，苦能燥湿，寒能清热，故有清热燥湿的功效，并能泻火解毒。适用于湿热证、火热证及热证痈肿疮毒等。如湿温或暑温夹湿，因湿热蕴结，气机不畅，而见身热不扬，胸膈痞闷，小便短赤，舌苔黄腻；湿热蕴结脾胃，升降失常，而致痞满吐利；湿热壅滞大肠，传导失职，则见泄泻、痢疾、痔漏肿痛；湿热蕴蒸肝胆，可见黄疸尿赤，耳肿流脓；湿热下注，则见带下色黄，或热淋灼痛；湿热流注关节，则见关节红肿热痛；湿热浸淫肌肤，则成湿疮等。

本类药苦寒伐胃，性燥伤阴，故一般用量不宜过大，且中病即止。凡脾胃虚寒，津伤阴亏者慎用。

#### 黄芩

黄芩为唇形科多年生草本植物黄芩的根。生用、酒炙或炒炭用。

性味归经：苦，寒。归肺、胃、胆、大肠经。

功效：清热燥湿，泻火解毒，安胎。

应用：

**1. 湿热痞满，泻痢** 本品苦寒，善清中、上二焦湿热。用于湿热中阻之心下痞满，常与黄连、干姜、半夏等配伍，辛开苦降，如《伤寒论》半夏泻心汤；若大肠湿热之泻痢，可与黄连、葛根同用，如《伤寒论》葛根芩连汤。

**2. 肺热咳嗽，热病烦渴** 善清肺热及上焦火热。治肺热咳嗽，单用有效，如《本草纲目》一味黄芩汤；亦可与桑白皮、苏子、杏仁等配伍，以清肺止咳，如《万病回春》清肺汤。

**3. 少阳证** 本品入足少阳胆经，清胆经郁热，用于少阳病，症见往来寒热，胸胁苦满，心烦喜呕等，常与柴胡、半夏、人参等同用，以和解少阳，如《伤寒论》小柴胡汤。

**4. 痈肿疮毒** 治火毒炽盛的疮痈肿毒，咽喉肿痛，身热烦渴，可与黄柏、栀子配伍，如《外台秘要》黄连解毒汤。

**5. 胎动不安** 本品能凉血止血，且清中、上焦之热，无犯下焦，清热而无滑胎之弊，常与白术同用，如《金匮要略》当归散。

用量用法：3～10g，清热多生用，安胎多炒用，清上焦热可酒炙用。

使用注意：肺寒咳嗽、胎寒欲坠、无湿热者忌用。

### 黄连

黄连为毛茛科多年生草本植物黄连、三角叶黄连或云连的根茎。生用或清炒、酒炙、姜汁炙、吴茱萸水炙用。

性味归经：苦，寒。归心、肝、胆、胃、大肠经。

功效：清热燥湿，泻火解毒。

应用：

**1. 湿热诸证** 本品大苦大寒，清热燥湿之力胜于黄芩，尤善清中焦湿热，用于湿热中阻之心下痞满，常与黄芩、干姜、半夏等配伍，如《伤寒论》半夏泻心汤；胃肠湿热壅滞之泻痢，单用即效，湿热方盛、腹痛里急者配木香，如《兵部手集方》香连丸；热甚者配黄芩，如《伤寒论》葛根芩连汤。

**2. 心火亢盛，心烦失眠** 本品苦寒，苦入心经，寒能清热，治心火亢盛，烦躁不眠，配朱砂，如《内外伤辨惑论》朱砂安神丸；若邪热伤阴，心烦失眠，配伍阿胶、白芍，如《伤寒论》黄连阿胶汤。

**3. 胃火** 既清胃火，又长于解毒，治阳明热毒牙痛，常与石膏、升麻等同用，如《脾胃论》清胃散；胃热呕吐，多与姜汁拌炒用，配吴茱萸，即左金丸。

**4. 痈肿疮毒** 与黄芩、黄柏等同用，如《外台秘要》黄连解毒汤。

用量用法：煎服，2～10g；研末吞服，1～1.5g，每日 3 次。

使用注意：大苦大寒，过服易伤脾胃；苦燥伤阴，阴虚津伤者慎用。

### 黄柏

黄柏为芸香科落叶乔木植物黄檗（关黄柏）和黄皮树（川黄柏）的树皮。生用或盐水炙用。

性味归经：苦，寒。归肾、膀胱、大肠经。

功效：清热燥湿，泻火解毒，清虚热。

应用：

**1. 湿热带下、泻痢** 本品苦寒，清热燥湿，质重下行，善清泻下焦湿热。治湿热下注，带下黄浊秽臭，常与山药、芡实、车前子等同用，如《傅青主女科》易黄汤；湿热泻痢，下利脓血，可配白头翁、黄连，如《伤寒论》白头翁汤。

**2. 阴虚发热，盗汗遗精** 本品长于清相火、退骨蒸。治阴虚火旺，潮热盗汗，腰酸梦遗，常与知母相须为用，如知柏地黄丸。

**3. 热毒疮疡** 本品清热解毒，用于痈肿疔毒，常与栀子、黄连、黄芩同用，如《外台秘要》黄连解毒汤。

用量用法：5～10g。

使用注意：脾胃虚寒，便溏泄泻者忌用。

### 龙胆草

龙胆草为龙胆科多年生草本植物龙胆和三花龙胆或东北龙胆的根。

性味归经：苦，寒。归肝、胆经。

功效：泻肝火，除湿热。

应用：

**1. 肝胆实火** 本品苦寒沉降，善泻肝胆实火，如胁痛口苦，头痛耳鸣，目赤肿痛等，常与柴胡、生地黄、当归配伍，如《兰室秘藏》龙胆泻肝汤。

**2. 下焦湿热** 本品苦寒，清热燥湿，长于清泻下焦湿热、阴肿阴痒、带下黄稠、阴囊湿肿等，常配伍黄芩、车前子、生地黄等，如《兰室秘藏》龙胆泻肝汤。

用量用法：3～9g。

使用注意：凡脾胃虚寒及肝经无实热者忌用。

其他清热燥湿药简表见表10-4。

**表10-4 其他清热燥湿药简表**

| 药名 | 性味归经 | 功效主治 | 用量用法 | 使用注意 |
|---|---|---|---|---|
| 苦参 | 苦，寒。归心、肝、胃、大肠、膀胱经 | 1. 清热燥湿：治下焦湿热，黄疸，泻痢，带下，阴痒<br>2. 祛风杀虫止痒：治皮肤瘙痒，脓疱疮，疥癣，麻风<br>3. 利尿：治湿热蕴结之小便不利，灼热涩痛 | 3～10g | 脾胃虚寒忌服。反藜芦 |
| 秦皮 | 苦，寒。归肝胆、大肠经 | 1. 清热解毒燥湿：治湿热泻痢，带下<br>2. 清肝明目：治目赤肿痛，目翳<br>3. 止咳平喘：治肺热咳喘 | 6～12g | 脾胃虚寒忌用 |

## （三）清热解毒药

凡能清解热（火）毒，为清热解毒药。此处之“毒”，指火热壅盛。本类药物于清热泻火之中长于解毒。主要适用于痈肿疔疮、丹毒、瘟毒发斑、痄腮、咽喉肿痛、热毒下痢、虫蛇咬伤、水火烫伤及其他急性热病等。

本类药物，性多寒凉，中病即止，不可多服，以免伤脾胃。

### 金银花

金银花为忍冬科多年生植物金银花的花蕾。生用、炒炭或制露用。

性味归经：甘，寒。归肺、胃、心经。

功效：清热解毒，疏风散热。

应用：

**1. 痈肿疔疮，肠痈肺痈** 本品清热解毒力强，为治外痈、内痈要药。用于疮痈初起，红肿热痛，常与皂角刺、穿山甲、白芷等同用，如《校注妇人良方》仙方活命饮；若疔疮肿毒，坚硬根深者，又与紫花地丁、蒲公英、野菊花等配伍，如《医宗金鉴》五味消毒饮。

**2. 外感风热，温病初起** 本品甘寒，芳香疏散，善散肺经热邪，而透热达表。用于外感风热或温病初起，身热头痛、咽痛口渴等，常与连翘、荆芥、薄荷等同用，如《温病条辨》银翘散。

用量用法：10～15g。

使用注意：脾胃虚寒及气虚疮疡脓清者不宜。

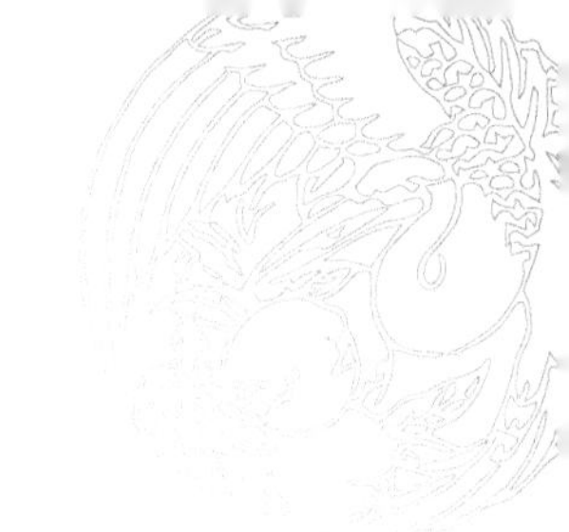

### 连翘

连翘为木犀科落叶灌木植物连翘的果实。

性味归经：苦，微寒。归心、肺、小肠经。

功效：清热解毒，消痈散结，疏风散热。

应用：

**1. 痈肿疮毒，瘰疬痰核**　“诸痛痒疮，皆属于心”，本品苦寒，主入心经，既清心火、解疮毒，又能消痈散结，故有“疮家圣药”之称。治痈疽疮毒属阳证实热者，多与金银花、野菊花、蒲公英等同用；治瘰疬则多与夏枯草、玄参、牡蛎等同用。

**2. 外感风热，温病初起**　本品苦能泻火，寒能清热，入心、肺二经，长清心火，散上焦风热，治温病初起，发热头痛，咽痛口渴，常与金银花、薄荷、牛蒡子同用，如《温病条辨》银翘散。

用量用法：6～15g。

使用注意：脾胃虚寒及气虚脓清者不宜。

### 蒲公英

蒲公英为菊科多年生草本植物蒲公英及其多种同属植物的带根全草。

性味归经：苦、甘，寒。归肝、胃经。

功效：清热解毒，消肿散结。

应用：

**1. 痈肿疔毒，乳痈内痈**　本品苦寒清热，性兼发散，为消痈散结佳品，又能疏郁通乳，为治疗乳痈要药，单用即可。治痈疽疔毒，多与金银花、野菊花、紫花地丁等同用，如《医宗金鉴》五味消毒饮。

**2. 目赤咽痛**　本品兼有清肝明目之效。用于肝火上炎，目赤肿痛，羞明多泪，可单用本品水煎，熏洗两眼，如《医学衷中参西录》蒲公英汤。

用量用法：煎服，10～30g。

使用注意：痈疽属阴证及已溃者忌用。用量过大时可致缓泻。

其他清热解毒药简表见表 10-5。

**表 10-5　其他清热解毒药简表**

| 药名 | 性味归经 | 功效主治 | 用量用法 | 使用注意 |
|---|---|---|---|---|
| 板蓝根 | 苦，寒。归心、胃经 | 清热解毒，凉血，利咽：用于温病初起，咽喉肿痛 | 10～15g | 虚热、无实火热毒忌用 |
| 紫花地丁 | 苦、辛，寒。归心、肝经 | 清热解毒：治疮痈肿毒，丹毒，毒蛇咬伤，目赤肿痛 | 10～20g | 阴证疮疡慎用 |
| 穿心莲 | 苦，寒。归肺、胃、大小肠经 | 1. 清热解毒：治温病初起，肺热咳嗽，喉痹，痈肿，毒蛇咬伤<br>2. 燥湿止痢：治湿热泄痢，热淋，湿疮 | 6～15g | 苦寒伤胃，不宜久服、多服 |
| 鱼腥草 | 辛，微寒。归肺经 | 1. 清热解毒、排脓：治肺痈，疮痈<br>2. 利尿通淋：治热淋小便涩痛 | 10～30g | |
| 山豆根 | 苦，寒。归心、肺、大肠经 | 清热解毒、利咽散肿：治咽喉肿痛，痈肿疮毒 | 6～10g | 脾胃虚寒，食少便溏者不宜 |
| 白头翁 | 苦，寒。归大肠经 | 清热解毒、凉血止痢：治热毒血痢，疟疾，阴痒，痔疮 | 6～15g | |

续表

| 药名 | 性味归经 | 功效主治 | 用量用法 | 使用注意 |
|---|---|---|---|---|
| 白花蛇舌草 | 微苦、甘，寒。归胃、大小肠经 | 1. 清热解毒：用于痈肿疮毒，咽喉肿痛，毒蛇咬伤<br>2. 利湿通淋：治热淋涩痛 | 15～60g | 阴疽及脾胃虚寒者忌用 |

### （四）清热凉血药

清热凉血药，多甘苦咸寒，咸能入血，寒能清热。多归心经、肝经，具有清解营分、血分热邪的作用。本类药物主要用于营分、血分等实热证。如营分证，症见舌绛，身热夜甚，口渴不甚，心烦不寐，脉细数，甚则神昏谵语，斑疹隐隐；血分证，症见舌色深绛，吐血衄血，尿血便血，斑疹紫暗，躁扰不安，甚或昏狂。亦可用于其他疾病引起的血热出血。

#### 水牛角

水牛角为牛科动物水牛的角。镑片或锉成粗粉用。

性味归经：苦、咸，寒。归心、肝、胃经。

功效：清热解毒，凉血止血。

应用：

**1. 热入营血，高热神昏** 本品苦寒，清热泻火，咸入血分，凉血解毒，用于温病热入营血，壮热不退，烦躁神昏，斑疹；或血热妄行之吐血、衄血，常与生地黄、牡丹皮、赤芍等清热凉血药同用，如《备急千金要方》犀角地黄汤，治温热病热盛，壮热不退，神昏谵语等，常与生地黄、玄参、连翘等同用，如《温病条辨》清营汤、清宫汤。

**2. 热毒发斑** 本品既能泻火解毒，又能凉血消斑，故可用于温热病热毒炽盛、斑疹及丹毒等。

用量用法：15～30g。先煎 3 小时以上。

使用注意：脾胃虚寒者慎用。

注：由于犀牛属国家保护动物，犀角已被禁止使用，故多用水牛角来代替犀角，用量为犀角的 8～10 倍。

#### 生地黄

生地黄为玄参科多年生草本植物地黄或怀庆地黄的根。

性味归经：甘、苦，寒。归心、肝、肾经。

功效：清热凉血，养阴生津。

应用：

**1. 热入营血，斑疹吐衄** 本品甘寒质润，苦寒清热，入营血分，为清营、凉血止血要药。常用于温热病，热入营血，壮热烦渴，神昏、舌绛等，多与玄参、水牛角等同用，如《温病条辨》清营汤；若血热妄行，吐血衄血，斑疹紫黑，常与水牛角、赤芍、牡丹皮同用，如《备急千金要方》犀角地黄汤；或血热妄行，吐血、衄血、尿血、便血、崩漏下血等，则与侧柏叶、茜草根等同用，如《妇人良方》四生丸。

**2. 津伤口渴** 甘寒质润，清热养阴，生津止渴，治热病伤阴，口干咽燥，烦渴多饮，常与玉竹、沙参、麦冬同用，如《温病条辨》益胃汤；若热盛津伤，大便燥结，咽干口渴，常与玄参、麦冬同用，如《温病条辨》增液汤。

用量用法：10～30g，鲜品加倍。

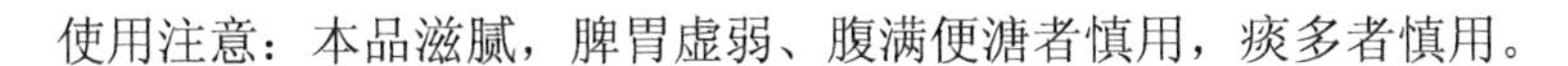
使用注意：本品滋腻，脾胃虚弱、腹满便溏者慎用，痰多者慎用。

### 玄参

玄参为玄参科多年生草本植物玄参的根。

性味归经：甘、苦、咸，寒。归肺、胃、肾经。

功效：凉血滋阴，解毒软坚。

应用：

**1. 热入营血** 本品咸，寒，入血分，清热凉血。用于热入营分，症见身热夜甚，心烦口渴，舌绛，脉数，常与生地黄、犀角、麦冬同用，如《温病条辨》清营汤。

**2. 热病伤阴** 本品甘、苦，寒，苦寒泻火，甘寒质润，养阴生津，因此热毒、阴虚内热均可使用。适用于热病伤阴，斑疹，口渴，烦热，便秘及咽喉肿痛等，常配麦冬、生地黄等，如《温病条辨》增液汤；治肺肾阴虚，虚火上炎，骨蒸潮热，劳嗽咯血，常与百合、贝母、生地黄等同用，如《慎斋遗书》百合固金汤。

**3. 瘰疬痰核** 本品有清热解毒、软坚散结之功，适用于阴虚火旺、痰火郁结所致的瘰疬、痰核、瘿瘤等，常与牡蛎、浙贝母同用，如《医学心悟》消瘰丸。

用量用法：10～15g。

使用注意：本品性寒而滞，脾胃虚寒、食少便溏者不宜；反藜芦。

### 牡丹皮

牡丹皮为毛茛科多年生落叶小灌木植物牡丹的根皮。生用或炒用。

性味归经：辛、苦，微寒。归心、肝、肾经。

功效：清热凉血，活血散瘀。

应用：

**1. 热病斑疹，血热吐衄** 本品入心、肝血分，能清营分之热、凉血止血，用于热入营血，迫血妄行所致斑疹，或吐血衄血，与水牛角、生地黄、赤芍同用，如《备急千金要方》犀角地黄汤。

**2. 阴虚发热** 本品辛寒，又入阴分，于清热凉血中，兼能透达。故善透阴分伏火，为治无汗骨蒸之佳品。用于温病后期，邪伏阴分，夜热早凉、骨蒸无汗，常与青蒿、鳖甲等同用，如《温病条辨》青蒿鳖甲汤。

**3. 血瘀证** 本品味辛，入血分，能行能散，活血行瘀，通经消癥，用于血瘀闭经、痛经，或瘀血积聚，腹中包块等，可与桂枝、茯苓、桃仁等同用，如《金匮要略》桂枝茯苓丸；用于肠痈，常配伍大黄、冬瓜仁等，如《金匮要略》大黄牡丹皮汤。

用量用法：6～12g。

使用注意：血虚有寒，月经过多者及孕妇禁用。

其他清热凉血药简表见表 10-6。

**表 10-6 其他清热凉血药简表**

| 药名 | 性味归经 | 功效主治 | 用量用法 | 使用注意 |
|---|---|---|---|---|
| 紫草 | 甘、咸，寒。归心、肝经 | 1. 清热凉血：治温病血热毒盛，斑疹紫黑<br>2. 活血解毒：治疮疡，湿疮，水火烫伤 | 5～10g | 脾虚便溏者忌服 |
| 赤芍 | 苦、辛，微寒。归肝经 | 1. 清热凉血：治血热发斑，吐衄，热淋、血淋<br>2. 祛瘀止痛：治血瘀经闭，痛经，跌打损伤，痈肿疮毒 | 6～15g | 虚寒证忌用。反藜芦 |

## （五）清虚热药

本类药性寒凉，主入阴分，以清虚热、退骨蒸为主要功效。适用于虚热内扰所致的骨蒸潮热，午后发热，手足心热，虚烦不寐，盗汗遗精，舌红少苔，脉细而数等，亦可用于温热病后期，邪热未尽，伤阴劫液所致的夜热早凉，热退无汗，舌质红绛，脉象细数等。

### 青蒿

青蒿为菊科一年生或二年生草本植物青蒿的全草。

性味归经：苦、辛，寒。归肝、胆经。

功效：清虚热，凉血除蒸，解暑。

应用：

**1. 温邪伤阴，夜热早凉** 本品苦寒清热，辛香透散，长于透阴分伏热。用于温热病后期之热伏阴分，夜热早凉，热退无汗等，常与鳖甲、生地黄、知母等同用，如《温病条辨》青蒿鳖甲汤。

**2. 阴虚发热，骨蒸潮热** 本品清透虚热、凉血除蒸。治阴虚发热，症见骨蒸潮热，盗汗，五心烦热等，常与银柴胡、胡黄连、地骨皮等同用，如《证治准绳》清骨散。

**3. 暑热口渴** 本品芳香发散，善解暑热。治暑热证身热无汗等，常与藿香、佩兰、滑石等同用。

用量用法：6～12g。或鲜用绞汁服。芳香，不宜久煎。

使用注意：多汗者慎用。

其他清虚热药简表见表 10-7。

**表 10-7 其他清虚热药简表**

| 药名 | 性味归经 | 功效主治 | 用量用法 | 使用注意 |
|---|---|---|---|---|
| 地骨皮 | 甘，寒。归肺、肾经 | 1. 清虚热：治阴虚骨蒸、潮热、盗汗<br>2. 泻肺热：治肺热咳嗽 | 6～15g | 脾胃虚寒者慎用 |
| 银柴胡 | 甘，微寒。归肝、胃经 | 退虚热，清疳热：治阴虚发热，骨蒸盗汗，小儿疳热 | 3～10g | 血虚无热者忌用 |
| 白薇 | 苦、咸，寒。归胃、肝经 | 1. 清热凉血：治热入营血，久热不退，阴虚内热<br>2. 利尿通淋：治热淋，血淋<br>3. 解毒疗疮：治疮痈肿痛，咽喉肿痛 | 3～12g | |
| 胡黄连 | 苦，寒。归心、肝、胃、大肠经 | 1. 退虚热，清疳热：治阴虚发热，骨蒸潮热，小儿疳热<br>2. 清湿热：治湿热泄痢及痔疮 | 3～10g | 脾胃虚寒者慎用 |

# 三、泻下药

凡能通利大便的药物，称泻下药。泻下药具有攻下胃肠积滞、荡涤实热、攻逐水饮等作用，治疗胃肠实热积滞、燥屎内结，以及体内蓄水等病邪结聚于里而正气未虚者。泻下药又分为攻下、峻下逐水及润下三种。前两者作用峻猛，尤以峻下为甚，而润下作用缓和。

泻下药除润下药外，孕妇及经期慎用，体虚者慎用，或配伍扶正之品。

## （一）攻下药

本类药多苦寒，性沉降，入胃、大肠经。具有泻热通便作用，主治里热便秘，日晡潮热，神昏谵语，口渴，腹满痛，大便秘结，舌苔焦黄，脉滑数等。或火热炽盛、迫血妄行所致吐衄、咯血等，无论有无便秘，均可酌情用之，导热下行，起到“釜底抽薪”的作用。

### 大黄

大黄为蓼科多年生草本植物掌叶北大黄或南大黄的根茎。生用，或酒炙、酒蒸、炒炭用。

性味归经：苦，寒。归脾、胃、大肠、心包、肝经。

功效：泻下攻积，清热泻火，凉血解毒，逐瘀通经。

应用：

**1. 大便秘结** 本品有较强的泻下通便作用，尤善治疗热结便秘，单用即有效。治温热病热结便秘，高热不退，甚则神昏谵语，常与芒硝、枳实、厚朴等同用，如《伤寒论》大承气汤；治肠胃燥热，脾津不足，大便秘结者，常与火麻仁、枳实同用，如《伤寒论》麻子仁丸。

**2. 湿热黄疸** 本品泻热通便，以导湿热外出，用于湿热黄疸，尿赤便秘者，常与栀子、茵陈配伍，即《伤寒论》茵陈蒿汤。

**3. 痈肿疔疮，水火烫伤** 因其泻下通便作用，可使热毒从下而解，治肠痈腹痛，与牡丹皮、芒硝、桃仁、冬瓜仁同用，即《金匮要略》大黄牡丹皮汤；治水火烫伤，单用即效，或配地榆粉、麻油调敷。

**4. 血瘀证** 本品性通泄，入血分，活血化瘀作用强，酒制者尤佳，用于瘀血闭经，可与桃仁、桂枝配伍，如《伤寒论》桃核承气汤；亦可应用于妇女产后瘀阻腹痛、恶露不尽，常与桃仁、土鳖虫、穿山甲同用，如《金匮要略》下瘀血汤。

用量用法：3～15g。攻下时宜生用，后下，泻下力较强；酒制泻下力减弱，活血作用好。

使用注意：本品苦寒，易伤胃气，脾胃虚弱者慎用。其性沉降，可活血化瘀，故孕妇、产后、月经期间、哺乳期间均应慎用。

### 芒硝

芒硝为含 $Na_2SO_4 \cdot 10H_2O$ 的天然矿物，经精制而成的结晶体。

性味归经：咸、苦，寒。归胃、大肠经。

功效：泻热通便，润燥软坚，外用：清火消肿。

应用：

**1. 实热积滞，大便燥结** 本品咸、苦寒，其性降泄，能泻热通便，润燥软坚，治实热积滞，大便燥结，腹满胀痛等，常与大黄、甘草同用，如《伤寒论》调胃承气汤。

**2. 咽痛，目赤，口疮及痈疮肿痛** 皮肤疮肿、疮疹红热痛痒，可用本品溶于冷开水中涂抹；用于目赤肿痛，可用芒硝置豆腐上蒸化，取汁点眼；治口腔及咽喉肿痛糜烂，玄明粉配硼砂、冰片，共研末吹患处，如《外科正宗》冰硼散。

用量用法：6～12g，冲入药汁内或开水溶化后服，不入煎剂。

使用注意：孕妇及哺乳期慎用。

## （二）润下药

本类药物性味多属甘平，富含油脂，具有润燥滑肠的作用，使大便易于排出，泻下作用较缓。适用于老年津枯，病后津液亏虚或产后血虚所致大便秘结，习惯性便秘等。

### 火麻仁

火麻仁为大麻科一年生草本植物大麻的成熟种仁。

性味归经：甘，平。归脾、胃、大肠经。

功效：润肠通便。

应用：

**肠燥便秘** 本品多脂质润，功能润燥滑肠，性质平和，兼有滋养作用，为常用的润下药。用于邪热伤阴，或素体火旺，津枯肠燥而致大便燥结证，常与杏仁、白芍、大黄同用，如《伤寒论》麻子仁丸；如老年津枯，病后津亏及产后血虚所致的肠燥便秘，常与当归、生地黄同用，如《兰室秘藏》润肠丸。

用量用法：9～15g，打碎。

### （三）峻下逐水药

本类药物大多苦寒有毒，泻下作用峻猛，药后可引起剧烈腹泻，能使体内积水通过大便排出，消除积水肿胀。适用于水肿、臌胀、胸胁停饮而正气未衰者。

#### 甘遂

甘遂为大戟科多年生草本植物甘遂的根。生用或醋制用。

性味归经：苦，寒。有毒。归肺、肾、大肠经。

功效：泻水逐饮，消肿散结。

应用：

**1. 水肿胀满，臌胀，胸胁停饮** 本品苦寒沉降，善行经隧之水湿，泻水逐饮力峻，药后可连续泻下，凡水肿、大腹臌胀、胸胁停饮、正气未衰者，均可用之。治水湿停滞胸胁，咳嗽痰唾，胸胁引痛者，常与大戟、芫花等份为末，大枣煎汤调服，如《伤寒论》十枣汤。

**2. 痈肿疮毒** 本品外用，有解毒消肿散结之功，治湿热壅滞，痈肿疮毒，以甘遂末调敷患处。

用量用法：0.5～1.5g，本品有效成分不溶于水，故宜入丸散剂。醋制可降低毒性。

使用注意：反甘草。体虚者及孕妇忌用。

其他泻下药简表见表 10-8。

**表 10-8 其他泻下药简表**

| 药名 | 性味归经 | 功效主治 | 用量用法 | 使用注意 |
|---|---|---|---|---|
| 番泻叶 | 甘、苦，寒。归大肠经 | 泻下，清热：治实积便秘，腹水。或用于摄片检查前及手术前清洁肠道 | 1.5～3g，泡服 | 孕期、哺乳、经期忌用 |
| 郁李仁 | 辛、苦、甘，平。归脾、大小肠经 | 1. 润肠通便：治肠燥便秘<br>2. 利水消肿：治水肿 | 5～10g，打碎 | 孕妇慎用 |
| 大戟 | 苦、辛，寒。有毒。归肺、肾、大肠经 | 1. 泻下逐水：治水肿，腹水，胸胁停饮<br>2. 消肿散结：治痈肿疮毒，瘰疬 | 1.5～3g，丸散 0.5～1g | 孕妇忌用。反甘草 |
| 芫花 | 辛、苦，温。有毒。归肺、肾、大肠经 | 1. 泻下逐水：治水肿，腹水，胸胁停饮<br>2. 祛痰止咳：治咳嗽气喘<br>3. 杀虫、消痈：治头疮，顽癣，痈肿 | 同上 | 孕妇忌用。反甘草 |

## 四、祛湿药

凡具有祛除湿邪作用的药物，为祛湿药。本类药物，或芳香温燥，芳香健脾化湿，燥可去湿；或甘淡渗利，导湿从小便而出，可治各类湿证：外感湿邪，症见恶寒发热、头胀头重、肢体浮肿、身重疼痛等；内伤湿滞，症见胸痞腹满、呕恶黄疸、泄痢淋浊、足跗浮肿等。

湿邪致病广泛，可泛滥各处，有湿滞脾胃、肝胆湿热、膀胱湿热、大肠湿热等不同，又有兼寒、兼热之别，故祛湿药可分为芳香化湿、淡渗利湿、清热利湿三种。

本类药多辛香温燥，或甘淡渗利，易伤耗阴津，病后体虚或孕妇均应慎用。

### （一）芳香化湿药

本类药物气味芳香，性温而燥，芳香能助脾健运，燥可祛湿，故有芳香化湿、辟秽除浊的作用。适用于湿浊内阻，脾为湿困，运化失职所致的胸腹痞闷，食少体倦，口淡不渴，或呕吐泛酸，大便溏泄，舌苔白腻等。

#### 藿香

藿香为唇形科一年生或多年生草本植物广藿香或藿香的地上部分。

性味归经：辛，微温。归脾、胃、肺经。

功效：解表化湿，和中止呕。

应用：

**1. 湿阻中焦** 本品辛温芳香，辛散而不峻烈，微温而不燥热，为芳香化湿要药。常与苍术、厚朴等同用，如《太平惠民和剂局方》不换金正气散。

**2. 暑湿及湿温证初起** 本品性温而不燥，既散表寒，又化湿浊，治湿温初起，症见身热不渴，肢体倦怠，胸闷口腻，与半夏、厚朴、茯苓等同用，如《医原》之藿朴夏苓汤。

**3. 呕吐** 本品辛香温通，运脾化湿，湿去则胃气自降，呕吐自止，用于治疗湿阻中焦之呕吐，单用即有效；治外感风寒，内伤湿滞，症见恶寒发热，头痛脘闷，呕恶吐泻等，配紫苏、厚朴、半夏等，如《太平惠民和剂局方》藿香正气散。

用量用法：5～10g，后下。鲜品加倍。藿香叶偏于发表，藿香梗偏于和中，鲜藿香解暑力强。

使用注意：阴虚、无湿邪及胃虚作呕者忌用。本品易挥发，不宜久煎。

#### 苍术

苍术为菊科多年生草本植物茅苍术和北苍术的根茎。

性味归经：辛、苦，温。归脾、胃经。

功效：燥湿健脾，祛风除湿，发汗解表。

应用：

**1. 湿阻中焦，脾失健运** 本品芳香性燥，归脾、胃经，善健脾燥湿。治脾为湿困，运化失司，症见食欲不振，脘闷呕恶，腹痛泄泻，苔白厚腻等，常与厚朴、陈皮等同用，如《太平惠民和剂局方》平胃散。

**2. 风寒湿痹** 本品辛散，苦燥性温，尤善燥湿，用于湿痹，肢体困重，常与独活、秦艽等同用；对于热痹，配伍苦寒之石膏、知母等，如《伤寒论》之白虎加苍术汤。

**3. 风寒夹湿表证** 本品芳香发散，温可祛寒，苦能燥湿。长于散风寒、祛湿，治风寒湿袭表，恶寒发热，无汗，肢体酸楚，头痛项强，如《此事难知》引张元素之九味羌活汤。

用量用法：6～9g。

使用注意：性燥伤阴，阴虚有热者不宜用；辛温能发汗，汗多者忌用。

其他芳香化湿药简表见表 10-9。

**表 10-9 其他芳香化湿药简表**

| 药名 | 性味归经 | 功效主治 | 用量用法 | 使用注意 |
|---|---|---|---|---|
| 厚朴 | 苦、辛，温。归脾、胃、肺、大肠经 | 1. 行气燥湿：治湿阻中焦，症见脘腹胀满；或食积，胃肠气滞，腹胀便秘<br>2. 下气消痰：治痰饮阻肺之咳喘 | 3～10g | 气虚津亏及孕妇慎用 |
| 佩兰 | 辛，平。归脾、胃、肺经 | 化湿祛暑：治湿阻中焦证，湿温证，暑湿证 | 5～10g，后下 | |
| 砂仁 | 辛，温。归脾、胃经 | 1. 行气化湿健脾：治脾胃气滞，湿阻证<br>2. 温中止泻：治脾虚寒之泄泻<br>3. 安胎：治妊娠恶阻，胎动不安 | 3～6g，后下 | 阴虚有热者忌用 |
| 扁豆 | 甘，微温。归脾、胃经 | 健脾化湿：治脾虚夹湿证，暑湿证 | 10～30g | |
| 白豆蔻 | 辛，温。归肺、脾、胃经 | 1. 化湿行气：治脾胃气滞，湿阻中焦<br>2. 温中止呕：治胃寒湿阻，气滞呕吐 | 3～6g | 阴虚血燥者慎用 |

### （二）淡渗利湿药

本类药物，味多甘、淡，性平或微寒，通利小便，使湿邪得以从小便而出。适用于水湿停蓄体内所致的小便不利、泄泻或水肿、淋浊、痰饮等。

#### 茯苓

茯苓为多孔菌科植物茯苓菌寄生于松根部的菌核。

性味归经：甘、淡，平。归心、脾、肾经。

功效：渗湿利尿，健脾补中，宁心安神。

应用：

**1. 水湿内停** 本品淡能渗利，甘能补脾，药性平和，既能祛邪，又可扶正，为利水消肿之要药。治水湿内停，膀胱气化失司，小便不利、水肿腹胀等，常配用猪苓、泽泻、白术等，如《伤寒论》五苓散；若阳虚气化失司之水肿，则配伍附子、生姜等，如《伤寒论》真武汤。

**2. 脾气虚证** 本品既能健脾补中，又能利水渗湿止泻。治脾虚湿盛之食少脘闷或泄泻，常配用党参、白术、陈皮等，如《太平惠民和剂局方》四君子汤；尤宜脾虚湿盛之久泻，常与薏苡仁、山药等合用，如《太平惠民和剂局方》参苓白术散。

**3. 心神不安，惊悸失眠** 本品益心脾之气，养心安神；利水渗湿，以防其上扰心神。治心脾两虚，气血不足之心悸怔忡、健忘失眠等，常与人参、当归、酸枣仁等配用，如《济生方》归脾汤。

用量用法：10～15g。

**附药 茯神**

茯神为茯苓中间有松根穿过者，又称抱木神。功善宁心安神，用于心神不安、惊悸健忘等症。

#### 薏苡仁

薏苡仁为禾本科一年生或多年生草本植物薏苡的成熟种仁。生用或炒用。

性味归经：甘、淡，微寒。归脾、胃、肺、大肠经。

功效：利水渗湿，健脾止泻，清热排脓。

应用：

**1. 水肿脚气、小便不利**　本品甘淡利水渗湿，微寒清热，兼能健脾补中，治水湿内停，或湿热内蕴，或脾虚不运的水肿胀满、小便不利等，可配伍茯苓、猪苓，或健脾祛湿的扁豆、白术、玉米须等。

**2. 脾虚有湿盛**　本品淡以渗湿，甘以益脾，祛邪而不伤正，扶正而不滋腻，为清补淡渗佳品。对脾虚湿盛所致之食少泄泻，多炒用，并与党参、白术、山药等配伍，如《太平惠民和剂局方》参苓白术散。

**3. 肺痈肠痈**　本品渗利，上清肺热，下利胃肠之湿，治肺痈咳吐脓痰，可单用或与苇茎、冬瓜仁配伍，如《备急千金要方》苇茎汤；治肠痈脓已成，常与败酱草、附子等配伍，如《金匮要略》薏苡附子败酱散。

用量用法：10～30g，生用利湿清热，炒用健脾止泻。

使用注意：本品性滑利，孕妇慎用。

其他淡渗利湿药简表见表 10-10。

**表 10-10　其他淡渗利湿药简表**

| 药名 | 性味归经 | 功效主治 | 用量用法 | 使用注意 |
| --- | --- | --- | --- | --- |
| 泽泻 | 甘、淡，寒。归肾、膀胱经 | 1. 利水渗湿：治水湿停滞所致的小便不利，水肿，淋浊、泄泻<br>2. 泻热：治肾阴虚，虚火内扰之梦遗 | 6～12g | 寒湿或肾虚滑精者忌用 |
| 猪苓 | 甘、淡，平。归肾、膀胱经 | 利水渗湿：治小便不利，水肿，淋证，泄泻 | 5～10g | |
| 冬瓜皮 | 甘，凉。归脾、小肠经 | 1. 利水消肿：治水肿，小便不利<br>2. 清热解暑：治夏日暑热口渴，小便短赤 | 10～30g | |

### （三）清热利湿药

本类药物味多苦、甘，性多寒凉，甘淡能渗湿，苦能燥湿，寒能清热，故具有清热利湿的作用，适用于水湿内停，或湿从热化的湿温病，以及湿热下注、蕴蓄膀胱的小便不利、尿道灼热涩痛、淋沥不畅等。

#### 车前子

车前子为车前科多年生草本植物车前或平车前的成熟种子。生用或盐水炒用。

性味归经：甘，寒。归肾、肝、肺、膀胱、小肠经。

功效：清热利水，清肝明目。

应用：

**1. 热淋涩痛**　本品甘寒，性滑利，能清热利湿，利水通淋，为治淋要药。治热结膀胱，小便淋沥涩痛，可与木通、滑石、山栀子等同用，如《太平惠民和剂局方》八正散。

**2. 肝火上炎，目赤肿痛**　本品性寒利水泻热，清肝火明目，治肝火目赤肿痛，常配伍菊花、青葙子、龙胆草等。

用量用法：9～15g。纱布包煎。

使用注意：本品性滑利，肾虚滑精者慎用。

### 茵陈

茵陈为菊科多年生草本植物茵陈的幼苗。

性味归经：苦，微寒。归脾、胃、肝、胆经。

功效：清湿热，退黄疸。

应用：

**湿热黄疸** 本品善渗泄而利小便，使湿邪从小便而去，为治黄疸之要药。单用即效；如治黄疸热重者，尿少色黄，大便秘结，苔黄腻，配栀子、大黄，如《伤寒论》茵陈蒿汤；治黄疸湿重者，尿少腹胀，水肿，配五苓散，即《金匮要略》茵陈五苓散；治阴黄寒湿偏重者，尿少色黄，大便泄泻、苔白腻，配四逆汤，即《卫生宝鉴・补遗》茵陈四逆汤。

用量用法：10～30g。

使用注意：因瘀血而引起的发黄，或血虚萎黄者均忌用。

### 木通

木通为木通科木通、三叶木通和白木通的木质茎。

性味归经：苦，寒。有毒。归心、小肠、膀胱经。

功效：清热利水，清心火，通乳。

应用：

**1. 小便涩痛、水肿** 本品清热利水通淋，治膀胱湿热，小便短赤、淋沥涩痛，配瞿麦、萹蓄，如《太平惠民和剂局方》八正散。

**2. 心火** 本品上清心火，下泻小肠之热，导热下行，从小便而出。治心火上炎，口舌生疮、心烦尿赤，配伍生地黄、竹叶、甘草梢等，如《小儿药证直诀》导赤散。

**3. 乳汁不通** 本品通利血脉，通利水道，利窍下乳。治产后乳汁不通，常与穿山甲、王不留行、猪蹄煎汤。

用量用法：3～10g。

使用注意：苦寒通利，既伤津液，又能堕胎，故无湿热、热病伤津及孕妇均忌用。

鉴别用药：关木通为马兜铃科植物东北马兜铃的藤茎，《中华人民共和国药典》（1963 年第一版）定为正品。近年屡见关木通肾脏损害的报道，但据考证，历代所用木通，来自木通科，而非马兜铃科关木通。有鉴于此，有关部门决定，重新以木通作为正品。

其他清热利湿药简表见表 10-11。

**表 10-11 其他清热利湿药简表**

| 药名 | 性味归经 | 功效主治 | 用量用法 | 使用注意 |
|---|---|---|---|---|
| 滑石 | 甘、淡，寒。归胃、膀胱经 | 1. 利尿通淋：治热结膀胱之小便赤热涩痛<br>2. 清热解暑：治暑热烦渴之小便短赤<br>3. 外用敛湿：治湿疮、痱子等 | 10～20g | 阴虚、气陷、孕妇慎用 |
| 萹蓄 | 苦，微寒。归膀胱经 | 1. 清热通淋：治湿热淋病，小便短赤、淋沥涩痛，或湿热黄疸<br>2. 杀虫：煎药外洗，治皮肤湿疮，阴痒等 | 9～15g | 脾虚者慎用 |
| 金钱草 | 甘、淡、咸，微寒。归肝、胆、肾、膀胱经 | 1. 清热利湿通淋：治热淋、石淋<br>2. 清肝胆湿热：治黄疸，肝胆结石<br>3. 清热解毒：治热毒痈肿，毒蛇咬伤 | 15～30g，可至 60g | |
| 海金沙 | 甘、咸，寒。归膀胱、小肠经 | 利尿通淋止痛：治诸淋涩痛，尤善止尿道疼痛 | 6～15g，包煎 | 肾阴亏虚者慎服 |

续表

| 药名 | 性味归经 | 功效主治 | 用量用法 | 使用注意 |
|---|---|---|---|---|
| 灯心草 | 甘、淡，微寒。归心、肺、小肠经 | 1. 利尿通淋：治小便不利，淋沥涩痛<br>2. 清心降火：治心烦失眠，口舌生疮 | 1～3g | |
| 萆薢 | 苦，平。归肝、肾、胃、膀胱经 | 1. 利湿祛浊：治膏淋，白浊<br>2. 祛风除痹：治风湿痹痛 | 9～15g | |

## 五、祛风湿药

凡能祛除风寒湿邪，解除痹痛的药物，称为祛风湿药。本类药味多辛、苦，辛能行能散，苦可燥湿，可祛除留着于肌肉、经络、筋骨间的风湿，部分药兼有散寒止痛、舒筋活络、补肝肾、强筋骨作用，故用于风寒湿所致之痹证，肢体疼痛、关节不利、筋脉拘挛等。

痹证属慢性病，为服药方便，祛风湿药可制作酒剂或丸剂，酒性辛温发散，以助温通之性。也可制成膏药、外搽剂等外用。本类药多辛燥，易伤阴血，故阴血不足者慎用，必须用时，须配滋阴养血药。

### 独活

独活为伞形科多年草本植物重齿毛当归的根。

性味归经：辛、苦，微温。归肾、膀胱经。

功效：祛风除湿，通痹止痛。

应用：

**1. 风湿痹痛** 本品芳香发散，苦燥温通，为治风寒湿痹的常用药。性善下行，入足少阴肾经，善治腰背及下半身酸重疼痛。治痹久正虚，腰膝酸软，关节屈伸不利，常与桑寄生、防风、细辛等同用，如《世医得效方》独活寄生汤。

**2. 风寒夹湿表证** 辛温发散风寒，苦能燥湿，又能止痛。可用于外感风寒夹湿，肢体沉重，关节酸痛等，常与羌活配伍入解表药中，如《内外伤辨惑论》羌活胜湿汤。

用量用法：3～10g。

使用注意：本品性温燥，阴虚血燥者慎用，盛夏时慎用。

### 威灵仙

威灵仙为毛茛科灌木植物威灵仙和直立草本棉团铁线莲的根。

性味归经：辛、咸，温。归膀胱经。

功效：祛风除湿，通络止痛，消骨鲠。

应用：

**1. 风湿痹痛** 本品辛散温通，且能走表，又通经络，故治行痹最宜，《千金方》单用本品为末，温酒调服，亦可配伍羌活、独活、秦艽等。

**2. 诸骨鲠喉** 本品味咸，咸能软坚，消骨鲠，可与砂糖、酒、醋同煎，慢慢咽下。古谚有云：“铁脚威灵仙，砂糖和醋煎，一口咽下去，铁剑软如棉。”虽不免夸饰之辞，但疗效显著。现代治食管肿瘤有效。

用量用法：6～10g，消骨鲠可至30g。

使用注意：本品作用较强烈，气虚血弱者慎用。

### 木瓜

木瓜为蔷薇科落叶灌木植物木瓜的成熟果实。生用或炒用。

性味归经：酸，温。归肝、脾经。

功效：舒筋活络，和胃化湿。

应用：

**1. 湿痹拘挛，足膝肿痛** 本品味酸入肝经，肝主筋，酸能生津，故有舒筋活络、除痹止痛之功，为治风湿痹痛常用药。尤以湿痹、筋脉拘挛者最宜，可配伍防己、牛膝、威灵仙等。

**2. 吐泻转筋** 本品和胃化湿，舒筋活络。治呕吐泄泻，腹痛转筋等，单用即可，或配伍蚕沙、薏苡仁、吴茱萸等，如《霍乱论》蚕矢汤。

用量用法：6～9g。外用：煎水熏洗。

使用注意：本品酸收，内有郁热、小便短赤者忌用。

### 乌梢蛇

乌梢蛇为脊椎动物游蛇科乌梢蛇，除去内脏的干燥全体。生用或浸酒。

性味归经：甘，平。归肝经。

功效：祛风通络，止痉。

应用：

**1. 风湿顽痹** 本品为蛇类，具走窜之性，搜风通络。治风湿顽痹，麻木拘挛，手足缓弱，不能伸举，可配天南星、全蝎、白附子、白僵蚕等研粉制丸，即《太平圣惠方》乌蛇丸。

**2. 惊痫，疥癣** 本品祛风止痒，燥湿杀虫，用治干湿皮癣，瘙痒难忍者，本品配荷叶、枳壳为散，蜜酒调服，即《圣济总录》三味乌蛇散。惊痫抽搐，可配伍蜈蚣、全蝎等。

用量用法：煎服6～12g，浸酒或焙干研末为丸散。外用烧灰调敷。

其他祛风湿药简表见表10-12。

**表10-12 其他祛风湿药简表**

| 药名 | 性味归经 | 功效主治 | 用量用法 | 使用注意 |
|---|---|---|---|---|
| 秦艽 | 辛、咸，温。归膀胱经 | 1. 祛风湿，止痹痛：治风湿肢节疼痛，筋脉挛急<br>2. 退虚热：治骨蒸潮热 | 6～15g | |
| 防己 | 苦、辛，寒。归膀胱、肾、脾经 | 1. 祛风湿，止痛：治风湿痹痛<br>2. 利水：治水肿，如腹水、脚气浮肿等 | 6～10g | 胃弱、阴虚及无湿热者不宜 |
| 桑枝 | 苦，平。归肝经 | 祛风通络：治风湿痹痛，四肢挛急，上肢尤宜 | 10～30g | |
| 桑寄生 | 苦，平。归肝、肾经 | 1. 祛风湿，补肝肾，强筋骨：治风湿痹痛、腰膝酸痛<br>2. 安胎：治胎动不安 | 10～20g | |
| 五加皮 | 辛、苦，温。归肝、肾经 | 1. 祛风湿，强筋骨：治风湿痹痛，腰膝酸软<br>2. 利水消肿：治水肿，小便不利 | 5～10g | |
| 白花蛇 | 甘、咸，温，有毒。归肝经 | 1. 祛风活络：治顽痹麻痛，半身不遂，皮肤瘙痒、顽癣<br>2. 定惊止抽：治破伤风，惊风抽搐 | 3～10g | 阴虚血燥及血虚生风者慎用 |
| 络石藤 | 苦，微寒。归心、肝、肾经 | 1. 祛风通络：用于风湿痹痛，筋脉拘挛<br>2. 凉血消肿：用于疮痈肿痛之证 | 3～9g | |
| 豨莶草 | 苦，寒。归肝、肾经 | 1. 祛风湿、利筋骨：用于风湿麻痹，筋骨疼痛<br>2. 清热解毒：用于痈肿疮毒及风疹瘙痒 | 9～15g | |

## 六、温里药

凡药性温热，能祛除里寒、扶助阳气的药物，称为温里药。本类药多辛散温通，偏走脏腑，具有温里散寒、回阳救逆、温经止痛作用。适用各种里寒证，手足不温，胸腹冷痛，呕吐泄泻，苔白，脉沉迟无力等；或阴寒内盛，阳气衰微证，恶寒蜷卧，四肢厥冷，下利清谷，神疲汗出，舌淡苔白，脉沉微，甚则脉微欲绝等。

本类药多辛温燥热，天气炎热及素体火旺者，减少用量；易伤阴动火，热证、阴虚火旺、津血亏虚者忌用；性温热，易动血致出血，孕妇慎用或忌用。

### 附子

附子为毛茛科多年生草本植物乌头的块根上所附生的子根。生用或经盐、胆巴水炮制后使用。

性味归经：辛、甘，大热。有毒。归心、肾、脾经。

功效：回阳救逆，补火助阳，散寒止痛。

应用：

**1. 亡阳** 本品辛甘热，为纯阳之品，上通心阳以行血，中温脾阳而散寒，下助肾阳以益火，复散失之元阳，故为“回阳救逆第一品药”。治久病阳气衰微、阴寒内盛，或因大汗、大吐、大泻所致之四肢厥冷，冷汗自出，下利清谷，脉微欲绝等，常与干姜、甘草同用，如《伤寒论》四逆汤；治久病气虚欲脱，或出血过多，气随血脱者，配人参，回阳救逆，益气固脱，如《校注妇人良方》参附汤。

**2. 肾阳虚** 本品辛甘温热，益火消阴，治肾阳不足，命门火衰所致阳痿，宫冷不孕，腰膝冷痛，夜尿频多，常与肉桂、山茱萸、熟地黄等同用，如《景岳全书》右归丸；脾肾阳虚，水气不化之水肿，常与生姜、茯苓、白术等同用，如《伤寒论》真武汤。

**3. 脾阳虚** 本品能温肾阳，又能温脾阳，治脾肾阳虚，少腹冷痛，大便溏泄，常与党参、白术、干姜等配伍，如《太平惠民和剂局方》附子理中丸。

**4. 寒痹** 本品大辛大热，辛散温通，走而不守，通行十二经脉，散寒止痛。凡风寒湿痹，周身关节疼痛，寒痹痛剧者最宜，多与桂枝、白术、甘草同用，如《伤寒论》甘草附子汤。

用量用法：3～15g，有毒，宜先煎 0.5～1 小时，至口尝无麻辣为度。

使用注意：本品辛热燥烈，阴虚火旺忌用；大热动血，故孕妇忌用。生用有毒，内服须炮制。若内服过量，或炮制、煎煮不当，皆可中毒。

### 干姜

干姜为姜科多年生草本植物姜的干燥根茎。切片生用或炮黑用。

性味归经：辛，热。归心、肺、肾、脾、胃经。

功效：温中散寒，回阳救逆，温肺化痰，温经止血。

应用：

**1. 脘腹冷痛** 本品辛热燥烈，主入脾、胃经，善于温中散寒，健运脾阳，为温中焦之主药。治脾胃虚寒，四肢不温，呕吐泄泻，脘腹冷痛等，配党参、白术等同用，如《伤寒论》理中丸。

**2. 亡阳证** 本品辛热，入心、脾、肾经，治心肾阳虚，阴寒内盛所致之厥逆、脉微欲绝，每与附子相须为用，守而不走，以增回阳救逆之功，故有“附子无姜不热”之说，如《伤寒论》四逆汤。

**3. 寒饮喘咳** 本品入肺经，善温肺散寒化饮。治寒饮咳喘，形寒背冷，痰多清稀，常与细辛、五味子同用，如《伤寒论》小青龙汤、《金匮要略》苓甘五味姜辛汤。

**4. 阳虚出血** 干姜炮焦名为炮姜，辛散之力减弱，苦温而涩，黑入血分，适用于脾阳虚不能统血之吐血、便血、血崩等，可单味用之，或配其他温经、收敛止血药同用。

用量用法：3～10g。

使用注意：本品辛热，故阴虚有热、血热妄行者忌用；大辛大热，孕妇忌用。

### 肉桂

肉桂为樟科常绿乔木植物肉桂树的树皮。

性味归经：辛、甘，大热。归肝、肾、心、脾经。

功效：补火助阳，散寒止痛，温经通脉。

应用：

**1. 肾阳虚证** 本品辛甘大热，温补肝肾，补火助阳，并能引火归原，为治命门火衰要药。治命门火衰，阳痿宫冷，腰膝冷痛，夜尿频多，滑精遗尿，多与附子、熟地黄、山茱萸等同用，如《金匮要略》肾气丸、《景岳全书》右归丸。

**2. 寒凝血瘀** 本品辛能行散，大热温通，能走血分，故能温经通脉，治寒凝血瘀之闭经、痛经，可与当归、川芎、小茴香等同用，如《医林改错》少腹逐瘀汤；治产后瘀阻腹痛，《肘后备急方》单用肉桂末，温酒送服；治阳虚寒凝，血瘀痰阻所致阴疽、流注等，可与鹿角胶、炮姜、麻黄等同用，如《外科证治全生集》阳和汤。

用量用法：1～5g。其味芳香，后下或焗服；研末冲服，每次1～2g。

使用注意：阴虚阳亢者及孕妇忌用。

其他温里药简表见表10-13。

**表10-13 其他温里药简表**

| 药名 | 性味归经 | 功效主治 | 用量用法 | 使用注意 |
|---|---|---|---|---|
| 丁香 | 辛，温。归脾、胃、肺、肾经 | 1. 温中降逆：治胃寒呕吐，呃逆<br>2. 散寒止痛：治胃寒脘腹冷痛<br>3. 温肾助阳：治阳痿 | 1～3g | 阴虚内热者忌用。畏郁金 |
| 小茴香 | 辛，温。归肝、肾、脾、胃经 | 1. 散寒止痛：治寒疝腹痛，睾丸偏坠胀痛，少腹冷痛，痛经<br>2. 理气和胃：治胃寒气滞之脘腹胀痛 | 3～6g | 阴虚火旺者慎用 |
| 吴茱萸 | 辛、苦，热，有小毒。归肝、脾、胃、肾经 | 1. 散寒止痛，行气燥湿：治脘腹冷痛，脚气，厥阴头痛，疝气冷痛<br>2. 疏肝下气：治吞酸、呕吐<br>3. 温中止泻：治寒湿泄泻，痢疾 | 1.5～5g | 不宜久服、多服。阴虚有热忌用 |

## 七、行气药

凡能疏畅气机，治疗气滞证或气逆证的药，称为行气药。本类药味多辛，芳香发散，性多温通，具有行气解郁功效。气行则自能升降，气行则有形之邪易散，故本类药又有降气、破气散结之功；通则不痛，故又能行气止痛。此类药多归脾、胃、肝、肺经，可理气健脾、疏肝解郁、理气宽胸，主治脾胃气滞、肝气郁结、肺气壅滞等。

本类药多辛香温燥，易耗气伤阴，气虚及阴亏者慎用。

### 陈皮

陈皮为芸香科常绿小乔木植物橘及其栽培变种的成熟果实之果皮。

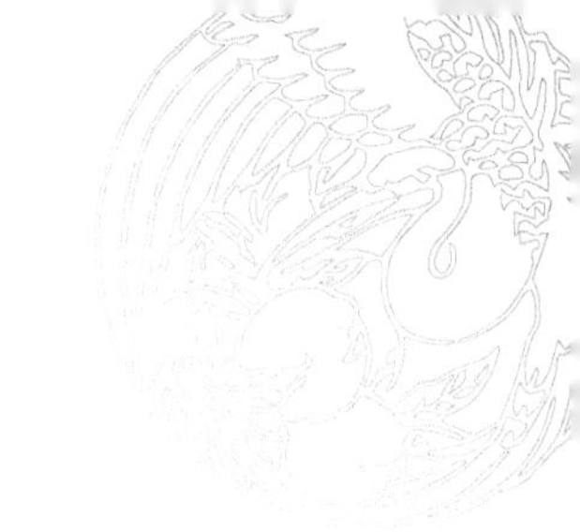

性味归经：辛、苦，温。归肺、脾经。

功效：行气健脾，燥湿化痰。

应用：

**1. 脾胃气滞** 本品辛行温通，芳香醒脾，主入脾经而行脾胃气滞。治湿阻中焦，脾胃气滞，症见脘腹胀痛，纳呆倦怠，便溏，配苍术、厚朴等，如《太平惠民和剂局方》平胃散；若食积气滞，脘腹胀满，常与山楂、神曲等配伍，如《丹溪心法》保和丸；本品作用缓和而不峻，亦可用于脾虚气滞，腹痛喜按，纳呆便溏，常配党参、白术，如《小儿药证直诀》异功散；脾胃气滞、胃失和降之恶心呕吐，可配竹茹、生姜、大枣，即《金匮要略》橘皮竹茹汤。

**2. 湿痰** 本品能燥湿化痰，“治痰先治气”，又能行气化痰，且芳香发散，兼能宣肺。治痰湿阻肺，咳嗽痰多，可配半夏、茯苓同用，如《太平惠民和剂局方》二陈汤；治脾虚运化失司，停津为痰，可配党参、白术等，如《医学正传》六君子汤。

本品芳香醒脾、行气、燥湿化痰。因补血、滋阴药多滋腻，易生痰湿，故常配本品，使补而不滞。

用量用法：3～10g。

使用注意：本品辛散苦燥，温能助热，故阴虚及内有实热者慎用。

### 枳实

枳实为芸香科小乔木植物酸橙及其栽培变种或甜橙的未成熟果实。生用或麸炒用。

性味归经：苦、辛、酸，温。归脾、胃、大肠经。

功效：破气消积，化痰除痞。

应用：

**1. 胃肠积滞** 本品辛行苦降，行气之力峻猛，主入脾、胃、大肠经，破气除痞，消积导滞而治胃肠积滞。治便秘腹痛，常与大黄、厚朴配伍，即《伤寒论》大承气汤、小承气汤；治湿热泻痢，里急后重，常和大黄、黄连、黄芩等同用，如《内外伤辨惑论》枳实导滞丸。

**2. 痰浊阻滞，胸痹结胸** 本品辛行苦泄，行气化痰以消痞。治痰阻胸痹见胸闷脘胀者，常与薤白、桂枝、瓜蒌等配伍，如《金匮要略》枳实薤白桂枝汤；治疗脾虚湿阻气滞之痞胀者，常和白术同用，即《金匮要略》枳术丸；治痰饮咳喘，胸中痞闷，可配半夏、陈皮，如《济生方》导痰汤、涤痰汤。

用量用法：3～10g。

使用注意：脾胃虚弱及孕妇慎用。

### 附药 枳壳

枳壳为芸香科小乔木植物酸橙及其栽培变种的接近成熟果实（去瓤），其性味归经同枳实，功效亦相似，但枳实力锐，枳壳作用较缓，以行气宽中除胀为主。

### 木香

木香为菊科多年生草本植物云木香、川木香的根。生用或煨用。

性味归经：辛、苦，温。归脾、胃、大肠、三焦、胆经。

功效：行气止痛。

应用：

**1. 脾胃气滞** 脘腹胀满疼痛，单用即效，如《简便验方》以广木香磨浓汁，入热酒调服，或配砂仁、藿香同用，如《张氏医通》木香调气散；治脾气虚，推动无力，气滞腹胀者，常和党参、白术、砂仁等同用，如《时方歌括》香砂六君子汤。

**2. 大肠气滞**　治大肠湿热，症见腹泻腹痛、里急后重，常与黄连等配伍，如《太平惠民和剂局方》香连丸。

此外，本品芳香醒脾助胃，故在补益方剂中使用，能减轻补药的腻滞，有助于脾胃运化，如《济生方》归脾汤以木香与补益药同用。

用量用法：3～6g。生用行气力强，煨用行气力缓而多用于止泻。

使用注意：本品辛温香燥，阴虚火旺者慎用。

### 香附

香附为莎草科多年生草本植物莎草的根茎。生用或醋炙用。

性味归经：辛、微苦、微甘，平。归肝、脾、三焦经。

功效：疏肝理气，调经止痛。

应用：

**1. 肝气郁结**　本品芳香善行，主入肝经，散肝气郁结，味苦降泄以平肝气横逆，为疏肝解郁、行气止痛要药。治肝气郁滞，胸胁胀痛，与柴胡、白芍、枳壳等配伍，如《景岳全书》柴胡疏肝散；治寒凝气滞、肝气犯胃，胃脘胀痛，常和木香、佛手等同用，如《良方集腋》良附丸。

**2. 月经不调、痛经、乳房胀痛**　本品疏肝理气，调经止痛，为妇科常用药。治肝郁月经不调、痛经，可单用，如古方以四制香附为丸服用，或以醋煮，再焙研末为丸，米汤送服，如《校注妇人良方》醋附丸；或与当归、白芍、川芎、柴胡等配伍。

用量用法：6～12g。

其他行气药简表见表 10-14。

**表 10-14　其他行气药简表**

| 药名 | 性味归经 | 功效主治 | 用量用法 | 使用注意 |
|---|---|---|---|---|
| 佛手 | 辛、苦，温。归肝、脾、胃、肺经 | 1. 疏肝理气：治肝气郁结之胁肋胀闷、胸腹痞满、食欲不振<br>2. 脾胃气滞：治脘腹胀满，恶心呕吐<br>3. 燥湿化痰：治咳嗽痰多 | 3～10g | |
| 乌药 | 辛，温。归肺、脾、肾、膀胱经 | 1. 行气止痛：治寒郁气滞之脘腹胁肋疼痛，痛经，疝痛<br>2. 温肾散寒：治肾阳不足，膀胱失约之遗尿，尿频 | 3～10g | |
| 沉香 | 辛、苦，温。归脾、胃、肾经 | 1. 行气止痛：治寒凝气滞疼痛<br>2. 温中止呕：治胃寒呕逆<br>3. 温肾纳气：治肾不纳气之虚喘 | 1.5～4.5g | 气虚下陷、阴虚火旺者慎用 |
| 川楝子 | 苦，寒，小毒。归肝、胃、小肠、膀胱经 | 1. 行气止痛：治肝郁化火之诸痛证<br>2. 杀虫：治虫积腹痛，外用可疗癣 | 5～9g，外用适量 | 不宜过量或久服 |
| 延胡索 | 辛、苦，温。归肝、脾经 | 1. 行气止痛：治气滞诸痛，如肝气郁滞，胁肋胀痛，或脾胃气滞，脘腹胀痛<br>2. 活血止痛：治血瘀诸痛，痛经、产后腹痛，风湿痹痛 | 3～10g | 孕妇忌用 |

## 八、消导药

凡能促进消化、消积导滞的药物称消食药，又称消导药。本类药多味甘性平，归脾、胃经，除消食、导滞外，兼健脾开胃。适用于伤食、食滞所致脘腹胀痛、嗳腐吞酸、大便不畅或泄泻，以及

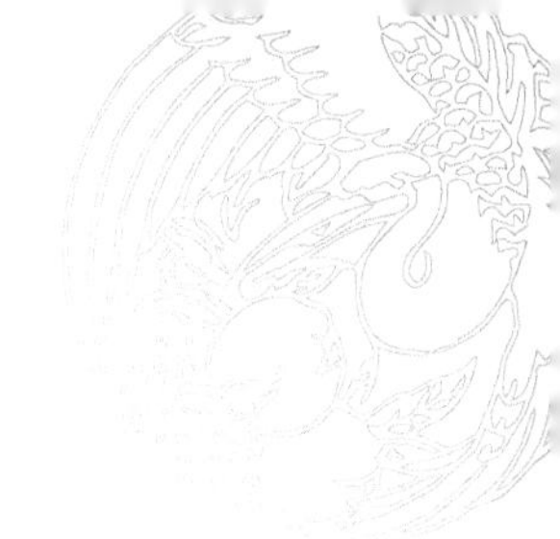

脾胃虚弱，纳谷不香，消化不良等。

使用本类药物，对于脾虚运化失司所致食滞，应配以健脾和胃药。

### 山楂

山楂为蔷薇科植物山楂、山里红的干燥成熟果实。生用或炒用。

性味归经：酸、甘，微温。归脾、胃、肝经。

功效：消食化积，活血化瘀。

应用：

**1. 肉食积滞** 本品味酸而甘，性微温，健脾开胃，为治油腻肉食所致积滞的要药。治肉积不消，腹胀腹痛等，也用于呕吐、泄泻、厌食嗳腐等，单用煎服即效，或配神曲、莱菔子、茯苓等，如《丹溪心法》保和丸。

**2. 瘀阻胸腹痛、痛经** 本品兼入血分，性温活血祛瘀止痛。产后瘀滞腹痛，恶露不尽者，朱丹溪经验方，单用本品，煎汤入砂糖服，亦可配伍当归、川芎、益母草。用于瘀滞失血，可与蒲黄、茜草根等同用。

用量用法：9～12g。大剂量30g。炒用可消食散瘀，炒焦、炒炭可止血。

使用注意：脾胃虚弱者，勿单用本品。

### 神曲

神曲为面粉、麸皮和其他药物混合后经发酵而成的加工品。生用或炒用。

性味归经：甘、辛，温。归脾、胃经。

功效：消食，和胃。

应用：

**饮食积滞** 辛能行气消食，甘温健脾开胃，和中止泻，适用于食积，脘腹胀满，食少纳呆，肠鸣腹泻者，配山楂、麦芽、木香；宿食留饮，脘痛，吞酸嘈杂，或吐清水，配苍术、陈皮、姜汁为丸，如《丹溪心法》曲术丸。

用量用法：6～15g。消食宜炒焦用。

### 鸡内金

鸡内金为雉科动物家鸡的干燥胃壁内膜。生用或炒用。

性味归经：甘，平。归脾、胃、小肠、膀胱经。

功效：消食积，涩精止遗，固精缩尿，通淋化石。

应用：

**1. 食积** 本品消食化积作用较强，广泛适用于米面薯芋肉食等各种积滞，病轻者单用即效，如《备急千金要方》单用本品治食滞、反胃呕吐；治脾虚食少，完谷不化而腹泻者，与白术、干姜同用，如《医学衷中参西录》益脾气。

**2. 结石** 如胆结石、肾及膀胱结石等，常配金钱草、海金沙等。

**3. 遗精、遗尿** 配龙骨、桑螵蛸等。

用量用法：6～10g。

使用注意：脾虚无积者忌用。

其他消食药简表见表10-15。

表 10-15　其他消食药简表

| 药名 | 性味归经 | 功效主治 | 用量用法 | 使用注意 |
| --- | --- | --- | --- | --- |
| 麦芽 | 甘，平。归脾、胃经 | 1. 消食健胃：消米面薯芋积滞及小儿乳食不化之吐乳<br>2. 回乳：治妇女断乳，或乳汁郁积引起的乳房胀痛 | 回乳 60～120g，炒用，消食 10～30g，生用或炒用 | 哺乳妇女忌用 |
| 谷芽 | 甘，平。归脾、胃经 | 消食化积，健脾开胃：治饮食停滞，消化不良及脾虚食少等 | 10～15g | |

## 九、化痰止咳平喘药

凡能消除痰涎，减轻或制止咳喘的药物，称为化痰止咳平喘药。本类药味多辛、苦、甘，辛能开郁散结，苦可降气平喘，甘能润肺止咳。“脾为生痰之源，肺为贮痰之器”，本类药物多归肺、脾经。痰有寒痰、热痰、燥痰、湿痰之不同，因此治疗上，寒痰宜温、热痰宜清、燥痰宜润、湿痰宜燥。根据功效不同，此大类药分为温化寒痰药、清化热痰药及止咳平喘药三类。

### （一）温化寒痰药

本类药味多辛、苦，性多温燥，可温肺祛寒，燥湿化痰。主治寒痰、湿痰，咳嗽气喘，痰多色白，苔腻；并可治由寒痰、湿痰所致的眩晕、肢体麻木等。

本类药物，多辛温燥烈，易助火伤津、动血，燥痰忌用；痰热、阴虚燥咳有出血倾向者忌用或慎用。

#### 半夏

半夏为天南星科多年生草本植物半夏的地下块茎。生用或制用。经白矾制者，称清半夏；经生姜、白矾制者，称姜半夏；经石灰、甘草制者，称法半夏。

性味归经：辛，温，有毒。归脾、胃、肺经。

功效：燥湿化痰，降逆止呕，消痞散结。

应用：

**1. 寒痰、湿痰咳喘**　本品辛温而燥，燥湿化痰，为治湿痰、寒痰之要药。治痰湿阻肺，咳嗽痰多，色白易咯，常配伍陈皮、茯苓等，如《太平惠民和剂局方》二陈汤；寒饮犯肺，咳嗽喘息，吐痰清稀，配伍干姜、桂枝、细辛等，如《伤寒论》小青龙汤；配息风药天麻，亦可治疗风痰眩晕，如《医学心悟》半夏白术天麻汤。

**2. 呕吐反胃**　入脾胃经，辛温而通，胃主通降，通即能降，降逆和胃止呕，性温而燥，治痰饮或胃寒呕吐尤宜，为止呕要药。治痰湿阻滞，停饮犯胃所致之呕逆，与生姜相须为用，如《金匮要略》小半夏汤。

**3. 胸脘痞闷、痰热结胸**　辛开散结、化痰消痞。治脾胃虚弱，痰湿或水饮结于胸中，痞塞不通，配伍黄连、黄芩、干姜，如《伤寒论》半夏泻心汤、生姜泻心汤；若痰气郁结之梅核气，与厚朴、苏叶等同用，如《金匮要略》半夏厚朴汤。

用量用法：3～9g。生半夏有毒，仅作外用。经炮制后毒性减弱，姜半夏长于降逆止呕，法半夏长于燥湿，半夏曲可化痰消食。

使用注意：性温燥，阴虚血少，津液不足者不宜，孕妇慎用。反乌头。

#### 桔梗

桔梗为桔梗科多年生草本植物桔梗的根。

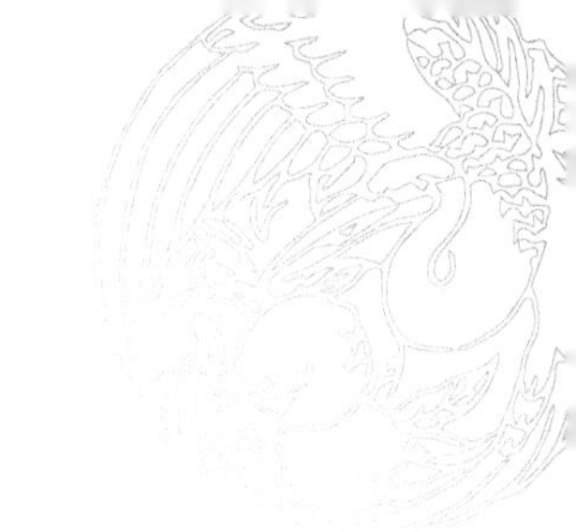

性味归经：辛、苦，平。归肺经。

功效：宣肺，祛痰，利咽，排脓。

应用：

**1. 咳嗽痰多**　本品辛开苦泄，宣肺祛痰，性平不燥，故咳嗽痰多，无论外感内伤、属寒属热，皆可应用。风寒犯肺咳嗽，合苏叶、杏仁、陈皮等，如《温病条辨》杏苏散；或与百部、紫菀、白前等配伍，如《医学心悟》止嗽散；风热犯肺咳嗽，与桑叶、菊花配伍，如《温病条辨》桑菊饮。

**2. 咽痛音哑**　本品能宣肺利咽开音，肺气不宣，咽痛音哑，可与甘草同用，如《伤寒论》桔梗汤；肺肾阴虚，虚火上炎，咽燥口干，咳嗽失音，与生地黄、玄参、麦冬配伍，如《慎斋遗书》百合固金汤。

**3. 肺痈**　桔梗辛开上行，祛痰又善排脓，治肺痈咳吐脓血，痰黄腥臭，与苇茎、薏苡仁、冬瓜仁等同用，以奏祛痰排脓之效。

此外，本品能开提肺气，载药上行，“可为诸药舟楫，载之上浮，能引苦泄峻下之剂，至于至高之分”，如配伍桃仁、红花等活血化瘀药，载药上行，治胸中瘀血，如《医林改错》血府逐瘀汤。

用量用法：煎服，3～10g。

使用注意：药性升散，凡气机上逆、呕吐眩晕、阴虚火旺、久咳者不宜。

### （二）清化热痰药

本类药多寒凉质润，清热化痰，润燥化痰，治痰热证所致咳喘，痰黄质稠，或燥痰犯肺，干咳少痰，痰黏难咯；部分药物味咸，兼可软坚散结，治疗痰火郁结，瘿瘤瘰疬等。

本类药性寒凉而润，易伤阳气、助湿，故脾胃虚寒及寒痰、湿痰者不宜用。

#### 瓜蒌

瓜蒌为葫芦科多年生草质藤本植物瓜蒌的成熟果皮及种子。

性味归经：甘，寒。归肺、胃、大肠经。

功效：清热化痰，宽中散结，润肠通便。

应用：

**1. 痰热壅肺**　本品甘寒清润，清热化痰，润肺下气。治痰热壅肺，胸闷咳嗽，痰黄黏稠，常与黄芩、枳实、胆南星等同用，如《医方考》清气化痰丸；若燥痰袭肺，痰黏难咯，咽干咽痛，与贝母、桔梗、天花粉等配伍，如《医学心悟》贝母瓜蒌散。

**2. 胸痹结胸**　本品既能涤痰导滞，又能利气宽胸。治胸阳不振，气滞痰阻，心痛者，与薤白、白酒、半夏等同用，以通阳散结，如《金匮要略》瓜蒌薤白白酒汤、瓜蒌薤白半夏汤；用于痰热互结的小结胸病，正在心下，按之则痛，则与黄连、半夏同用，以清热化痰、散结消痞，如《伤寒论》小陷胸汤。

**3. 乳痈初起**　本品清热化痰，消肿散结，治乳痈初起，红肿热痛，常配伍蒲公英、连翘、陈皮等。

**4. 肠燥便秘**　瓜蒌仁质润，治肠燥便秘，配火麻仁、桃仁等。

用量用法：全瓜蒌12～30g，瓜蒌皮6～12g，瓜蒌仁6～15g。瓜蒌皮长于清热化痰，利气宽胸；瓜蒌仁功善润肺化痰、润肠通便，全瓜蒌兼具两者功效。

使用注意：甘寒滑利，脾虚便溏及湿痰、寒痰者忌用。

#### 贝母

川贝母为百合科多年生草本植物的川贝母、暗紫贝母和甘肃贝母的地下鳞茎。浙贝母为百合科多年生草本植物的浙贝母的地下鳞茎。

性味归经：川贝母：苦、甘，微寒；浙贝母：苦，寒。归肺、心经。

功效：川贝母：清热润肺，化痰止咳；浙贝母：清热化痰，开郁散结。

应用：

**1. 痰热咳嗽、阴虚燥咳** 本品性寒质润，既可清热化痰，又能润肺止咳。治痰热咳嗽，痰黄质稠，咽喉干燥，用浙贝母，与桑白皮、桔梗、橘红等配伍，如《统旨方》清金化痰汤；治阴虚燥咳，痰少咽燥，用川贝母，与生地黄、玄参、麦冬合用，如《慎斋遗书》百合固金汤。

**2. 疮痈肿毒，肺痈乳痈** 本品清热化痰、散结消肿，以浙贝母为佳。治疮痈初起，红肿热痛，常与金银花、白芷、天花粉同用，如《妇人良方》仙方活命饮；治瘰疬痰核，合用玄参、牡蛎，如《医学心悟》消瘰丸；治瘿瘤初起，肿硬未破者，与海藻、昆布、青皮等配伍，如《外科正宗》海藻玉壶汤。

用量用法：煎服，3～10g。川贝母研末冲服，每次1～2g。

使用注意：本品性寒质润，寒痰、湿痰者不宜用。反乌头。

### （三）止咳平喘药

本类药物味多苦、辛，辛开苦泄，具有宣肺祛痰、降气平喘、润肺止咳等功效。用治咳喘，无论外感、内伤，随证配伍，皆可治之。

咳喘病情复杂，有外感、内伤之别，寒热、虚实之异，应根据辨证选择适当药物，且须针对病因，配伍恰当药物。

#### 杏仁

杏仁为蔷薇科落叶乔木植物山杏及杏的成熟种子。生用或炒用。

性味归经：苦、辛，微温，有小毒。归肺、大肠经。

功效：止咳平喘，润肠通便。

应用：

**1. 咳喘** 本品味苦，质重而降，主入肺经，且兼疏利之性，于肃降肺气中兼能宣肺，止咳平喘，为治咳喘要药。治风寒犯肺，症见咳喘痰多，鼻塞声重，与麻黄、甘草配伍，如《太平惠民和剂局方》三拗汤；治风热犯肺咳嗽，合用桑叶、菊花等，如《温病条辨》桑菊饮；治外感凉燥，症见咳嗽鼻塞，与苏叶、半夏等配伍，如《温病条辨》杏苏散；而外感温燥，症见干咳少痰，则与桑叶、贝母、沙参等合用，如《温病条辨》桑杏汤；治肺热咳喘，合用麻黄、石膏、甘草，如《伤寒论》麻杏石甘汤。

**2. 肠燥便秘** 本品多脂而润，质重味苦而下气，故能润肠通便。治阴虚津枯，肠燥便秘，常与柏子仁、松子仁等同用，如《杨氏家藏方》五仁丸；若气虚津少，肠燥便秘，又与火麻仁、枳实、芍药等配用，如《伤寒论》麻子仁丸。

用量用法：煎服，3～10g，打碎入煎。

使用注意：有小毒，用量不宜过大；婴儿慎用。

**附药 甜杏仁**

甜杏仁为蔷薇科植物杏的栽培品种的干燥成熟味不苦的种子，较苦杏仁粒大而稍薄，又称大杏仁。苦杏仁又名北杏仁，故甜杏仁又名南杏仁。甜杏仁性味甘平，润肺止咳，药性和缓，但润肠通便之功，甚于苦杏仁。甜杏仁主要用治肺虚久咳或津伤便秘等。

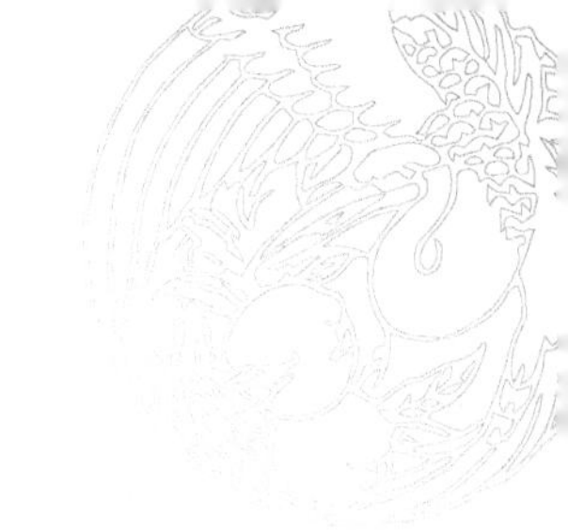

## 紫菀

紫菀为菊科多年生草本植物紫菀的根茎及须根。生用或蜜炙用。

性味归经：辛、苦，温。归肺经。

功效：润肺下气，化痰止咳。

应用：

**咳嗽痰多、劳嗽咳血** 本品辛开苦降，温而不热，润而不燥，润肺下气，为润肺化痰、止咳平喘要药。其药性平和，其治咳嗽，不论新久、外感内伤、寒热虚实，皆可用之。治外感风寒，咯痰不爽，配百部、款冬花等，如《医学心悟》止嗽散；治肺虚久咳、痰中带血者配伍款冬花、百合、川贝母、麦冬等。

用量用法：煎服，5～10g，外感暴咳者生用；肺虚久咳者蜜炙。

## 款冬花

款冬花为菊科多年生草本植物款冬花的花蕾。生用或蜜炙用。

性味归经：辛，温。归肺经。

功效：润肺下气，止咳化痰。

应用：

**咳喘** 辛温不燥，为润肺下气、止咳化痰良药。本品温润不燥，为化痰止咳平喘良药，有邪可散，散而不泄；无邪可润，润而不寒。凡咳喘，无论外感内伤、寒热虚实，皆可用之，常与紫菀配伍。治寒饮犯肺，咳而上气，与射干、麻黄、半夏同用，如《金匮要略》射干麻黄汤；若肺虚久咳，痰中带血，可与百合同用，如《济生方》百花膏。

用量用法：煎服，5～10g。外感暴咳者生用；肺虚久咳者蜜炙。

其他化痰止咳平喘药简表见表10-16。

**表10-16 其他化痰止咳平喘药简表**

| 药名 | 性味归经 | 功效主治 | 用量用法 | 使用注意 |
|---|---|---|---|---|
| 旋覆花 | 苦、辛、咸，微温。归肺、脾、胃、大肠经 | 1. 降气止呕：用于恶心呕吐，嗳气<br>2. 祛痰平喘：治痰壅气滞之咳嗽多痰、胸膈痞闷 | 3～10g | 包煎 |
| 白前 | 辛、苦，微温。归肺经 | 降气化痰：治咳嗽痰多气喘。外感内伤、新嗽久咳均可用之，湿痰与寒痰最宜 | 3～10g | |
| 天南星 | 苦、辛，温，有毒。归肺、肝、脾 | 1. 燥湿化痰：治湿痰咳嗽或肺热咳嗽<br>2. 祛风止痉：治风痰眩晕，中风痰壅，癫痫，破伤风<br>3. 散结止痛：治痰核 | 5～10g | 孕妇慎用 |
| 白附子 | 辛、温，有毒。归脾、胃经 | 1. 燥湿化痰、祛风止痉：治中风口眼㖞斜，破伤风，偏头痛<br>2. 解毒散结：治瘰疬痰核，毒蛇咬伤<br>3. 燥湿化痰，止痛：治湿疮，风寒湿痹 | 3～5g | 孕妇忌服，过量易致中毒 |
| 前胡 | 苦、辛，微寒。归肺经 | 1. 降气化痰：治痰热咳嗽，痰黄稠量多<br>2. 疏散风热：治风热咳嗽，身热头痛，咳嗽痰多 | 6～10g | |
| 竹茹 | 甘，微寒。归肺、胃、胆经 | 1. 清热化痰：治肺热咳嗽，痰热上扰<br>2. 除烦止呕：治胃热呕吐及妊娠恶阻 | 6～10g | |
| 天竺黄 | 甘，寒。归心、肝经 | 1. 清热化痰：治痰热咳喘<br>2. 清心定惊：治小儿惊风，中风癫痫，热病神昏 | 3～6g；冲服，0.6～1g | |

续表

| 药名 | 性味归经 | 功效主治 | 用量用法 | 使用注意 |
|---|---|---|---|---|
| 竹沥 | 甘，大寒。归心、肺、肝经 | 1. 清热豁痰：治痰热咳喘，顽痰胶结、痰稠难咯<br>2. 定惊利窍：治中风痰迷，惊痫癫狂 | 15～30ml，冲服 | 寒痰及便溏者忌用 |
| 昆布 | 咸，寒。归肝、胃、肾经 | 1. 消痰软坚：治痰结之瘰疬，瘿瘤<br>2. 利水退肿：治脚气浮肿，水肿 | 10～15g | |
| 胖大海 | 甘，寒。归肺、大肠经 | 1. 清肺化痰，利咽开音：治肺热声哑，咽喉疼痛，咳嗽<br>2. 润肠通便：治燥热便秘 | 2～4 枚，开水泡服 | |
| 葶苈子 | 苦、辛，大寒。归肺、膀胱经 | 1. 泻肺平喘：治痰涎壅盛，喘息不得卧<br>2. 利水消肿：治水肿，悬饮，胸腹积水，小便不利 | 5～10g；<br>研末，3～6g | 体虚慎用 |
| 百部 | 甘、苦，微温。归肺经 | 1. 润肺止咳：治咳嗽，不论新咳、久咳、寒咳、热咳均可用之<br>2. 外用杀虫：灭虱杀虫，如头虱、体虱 | 6～9g | 大便溏泄者慎用 |
| 苏子 | 辛，温。归肺、大肠 | 1. 止咳平喘：治痰涎壅盛，气逆喘咳<br>2. 润肠通便：治肠燥便秘 | 5～10g | 肠滑、气虚者慎用 |
| 枇杷叶 | 苦，微寒。归肺、胃经 | 1. 清肺止咳：治肺热咳嗽，气逆喘急<br>2. 降逆止呕：治胃热呕吐，哕逆 | 5～10g | |
| 桑白皮 | 甘，寒。归肺经 | 1. 泻肺平喘：治肺热咳喘<br>2. 利水消肿：治风水水肿，小便不利，面目浮肿 | 10～15g | 肺寒喘嗽忌用 |

## 十、止血药

凡以制止体内外出血为主要作用的药物，称止血药。本类药味多苦、涩，性或寒凉或温热，归心、肝二经，适用于各种出血证，如咯血、吐血、衄血、尿血、便血、崩漏及创伤出血等。止血药药性有寒、温、散、敛之不同，故可分为凉血止血、收敛止血、化瘀止血、温经止血等几类。凉血止血药用于血热妄行之出血；化瘀止血药用于瘀血阻滞、血不归经之出血；温经止血药用于阳（气）虚不摄之出血；收敛止血药用于虚证出血和出血日久不止。

凉血止血药，性寒，过用有凉遏之弊；收敛止血药，过用易留瘀，变生他患，出血兼瘀血者，不可单独使用。止血药炒炭后，色变焦黑，味变苦涩，止血作用增强。也有部分止血药，特别是凉血止血药，生用寒凉之性更著，止血效果更好。

### 小蓟

小蓟为菊科多年生草本植物刺儿菜的地上部分或根。用鲜品、生用或炒炭用。

性味归经：甘、苦，凉。归心、肝经。

功效：凉血止血，消散痈肿，利尿。

应用：

**1. 血热妄行** 本品味甘性凉，入血分，功擅泻血分之热以凉血止血，治血热妄行所致咯血、衄血、吐血等，如《十药神书》十灰散。

**2. 血淋，尿血** 本品既能凉血止血，又能利尿通淋，善治下焦热结所致小便涩滞、刺痛，血淋尿血及痔疮便血。对血淋尿血，可配伍生地黄、滑石、栀子，如《重订严氏济生方》小蓟饮子。

**3. 热毒疮痈** 本品甘寒清热，凉血解毒，消痈散肿，治热毒疮痈，可单用内服，《简要济众方》取鲜品捣烂外敷。

用量用法：10～15g，鲜品30～60g；外用：适量，研末，撒或调敷，亦可鲜品捣敷或煎汤外洗。凉血解毒生用，或用鲜品；炒炭止血。

### 地榆

地榆为蔷薇科多年生草本植物地榆的根。

性味归经：微苦、酸，微寒。归肝、大肠经。

功效：凉血止血，解毒敛疮。

应用：

**1. 出血** 本品性寒，味苦而酸，有凉血泻热、收敛止血之功。治下焦血热所致之便血、痔血、血痢及崩漏等尤宜。治便血、痔血，与砂仁、甘草合用，如《杂症源流犀烛》地榆甘草汤；治血热崩漏，《太平圣惠方》以本品与醋煎服；亦可与生地黄、黄芩、炒蒲黄、小蓟等配伍。

**2. 水火烫伤** 能泻火解毒敛疮，可单用，研细粉末，麻油调敷，或配大黄或配黄连、冰片用，敛疮，促进愈合。

**3. 湿疮** 治皮肤溃烂，单用本品煎浓汁，纱布浸湿外敷；亦可配煅石膏、枯矾研末外撒。

用量用法：10～15g，大剂量可至30g；入丸散1.5～3g，鲜品可捣汁饮。生用性微寒，凉血解毒力胜，炒炭则寒凉之性减，止血力强。

使用注意：本品性凉酸涩，凡出血属虚寒者慎用；出血有瘀者慎用；大面积烧伤忌用。

### 三七

三七为五加科多年生草本植物三七的根。打细粉生用。

性味归经：甘、微苦，温。归肝、胃经。

功效：化瘀止血，活血定痛。

应用：

**1. 出血** 本品甘温微苦，入血分，功善止血，诸种出血皆可用之；又能活血化瘀，止血而不留瘀，对有瘀血者尤宜。无论内服外用、单味复方，皆有殊功。如《濒湖简易方》单用研末吞服，米汤送下治吐血、衄血；也可配伍花蕊石、血余炭等同用；研末外敷，可治创伤出血。

**2. 跌打损伤** 为跌打损伤，筋断骨折，瘀血肿痛者首选。可单用为末，黄酒或开水送服，若皮已破，亦可以三七粉敷之；也可配伍乳香、没药。

**3. 痈疽疮疡** 对痈疽肿痛亦有良效。其初起者，用之可消；已溃者，用之则可助其生肌敛疮。如《本草纲目》单味三七，米醋调涂，治无名痈肿，疼痛不止；若已溃破，当研末干涂。

用量用法：3～10g，研粉吞服，每次1～1.5g；若失血重证，可至3～6g。外用：研末掺撒或调敷。

使用注意：本品性温，凡出血而见阴虚口干者，须配滋阴凉血药同用。

### 蒲黄

蒲黄为香蒲科水生草本植物狭叶香蒲或香蒲属其他植物的花粉。生用或炒用。

性味归经：甘，平。归肝、心经。

功效：化瘀止血，祛瘀止痛，利尿通淋。

应用：

**1. 吐血、衄血** 本品味甘性平，收敛止血，兼能活血，止血不留瘀，广泛用于各种出血，吐血、衄血尤宜，如《简要济众方》以之捣散服用。蒲黄尚能利尿，故又可治血淋、尿血，如《圣济总录》蒲黄散，以蒲黄、郁金捣末服；治膀胱热，尿血不止，单用水煎服或粉末吞服。

**2. 血瘀诸痛** 生用活血化瘀，治心腹诸痛，妇科诸痛。常与五灵脂相须配伍使用，即《太平惠民和剂局方》失笑散。

用量用法：内服：煎服，3～10g。外用：适量，掺用或调敷。生用活血化瘀，利尿，炒炭止血。

使用注意：孕妇忌服。包煎。

### 艾叶

艾叶为菊科多年生灌木状草本植物艾的叶片。生用或炒炭用。

性味归经：苦、辛，温。归肝、脾、肾经。

功效：散寒止痛，温经止血，安胎。

应用：

**1. 崩漏，胎漏下血** 本品辛温，温经散寒，治阳气亏虚，温煦、固摄失司，冲任不固，症见崩漏，或胎漏下血，血不养胎，胎动不安，配阿胶、芍药、当归等，如《金匮要略》胶艾汤。

**2. 月经不调** 多用于虚寒性的月经过多，崩漏，经行腹痛等，常与阿胶、熟地黄等同用，如胶艾汤；虚寒较甚者，配吴茱萸、官桂等，如《仁斋直指方论》艾附暖宫丸。

**3. 脘腹冷痛** 本品温中散寒止痛，治脾胃虚寒，脘腹冷痛，单味煎服；炒热熨敷脐腹，治少腹冷痛或产后感寒腹痛。

用量用法：煎服，3～9g。外用适量，煎水熏洗或炒热温熨，及捣绒温灸用。炒炭止血，生用散寒止痛，捣绒用来烧灸。

使用注意：艾叶性温，主治寒证，故热证者慎用。

其他止血药简表见表 10-17。

**表 10-17 其他止血药简表**

| 药名 | 性味归经 | 功效主治 | 用量用法 | 使用注意 |
|---|---|---|---|---|
| 大蓟 | 甘、苦，凉。归心、肝经 | 1. 凉血止血：治血热妄行所致各种出血证<br>2. 散瘀解毒消痈：治热毒痈肿 | 10～15g | |
| 白茅根 | 甘，寒。归肺、胃、膀胱经 | 1. 凉血止血：治血热妄行之衄血、吐血、尿血，尤以尿血为佳<br>2. 清热利尿：治热淋、小便不利、水肿及湿热黄疸<br>3. 热病烦渴：治胃热呕哕，肺热咳嗽 | 15～30g；鲜品30～60g | |
| 紫珠 | 苦、涩，凉。归肝、肺、胃经 | 1. 凉血收敛止血：治各种出血，尤多用于肺胃出血<br>2. 清热解毒：治烧伤烫伤，热毒疮疡 | 10～15g；冲服1.5～3g | |
| 花蕊石 | 酸、涩，平。归肝经 | 化瘀止血：治咯血、吐血、外伤出血 | 10～15g，煅用力强 | 孕妇慎用 |
| 侧柏叶 | 苦、涩，微寒。归肺、肝、大肠 | 1. 凉血止血：治各种出血，血热出血最宜<br>2. 祛痰止咳：治咳喘痰多 | 10～15g | |
| 仙鹤草 | 苦、涩，平。归肺、肝、脾经 | 1. 收敛止血：治各种出血<br>2. 止痢：治泻痢<br>3. 杀虫、治疟：治阴道滴虫 | 10～15g，可至60g | |
| 白及 | 苦、甘、涩，微寒归肺、肝、胃经 | 1. 收敛止血：治咯血吐血，外伤出血，肺痈<br>2. 消肿生肌：治疮痈肿毒 | 3～10g | 反乌头 |
| 棕榈炭 | 苦、涩，平。归肺、肝、大肠经 | 收敛止血：治各种出血无瘀滞者，尤以崩漏为宜 | 3～10g | |
| 茜草 | 苦，寒。归肝经 | 1. 凉血止血：治血热出血<br>2. 活血化瘀：治血瘀经闭，跌打损伤，关节疼痛 | 10～15g | |

## 十一、活血化瘀药

具有通利经脉、促进血行、消散瘀血作用，用于治疗血瘀证的药物，称活血化瘀药。此类药物多辛、苦，温，部分动物药味咸，辛能行、能散，苦能通泄，咸入血分，能通利血脉，消散瘀血，入心肝经。适用于血瘀诸病证，如跌打损伤、月经不畅、产后恶露不净、肿块等。

活血化瘀，功效从弱至强，分别称之为和血、活血化瘀、破血逐瘀；根据善治瘀血部位的不同，本类药可分为活血止痛药、活血调经药、活血疗伤药、破血消癥药。

应根据瘀阻程度及特点，选择适当的药物配伍。同时，气行则血行，气滞则血瘀，使用活血化瘀药时，常配伍行气药，以加强行血散瘀的作用。

本类药物易耗血、动血，妇女经期慎用，以防月经过多；孕妇慎用或忌用，以防出血，胎无所养，导致小产。

### 川芎

川芎为伞形科多年生草本植物川芎的根茎。生用或酒炒用。

性味归经：辛，温。归肝、胆、心包经。

功效：活血行气，祛风止痛。

应用：

**1. 血瘀诸痛**　本品辛温，能升能降，通行血脉，行气止痛，张元素谓之“上行头目，下行血海”。用于血瘀气滞所致的月经不调、痛经、闭经、产后瘀阻腹痛等。如瘀血内阻，经行腹痛，配桃仁、红花等，如《医宗金鉴》桃红四物汤；若冲任虚寒，瘀血内阻，经行少腹冷痛者，配桂枝、吴茱萸等，如《金匮要略》温经汤；治产后恶露不行，少腹疼痛，证属血虚有寒，兼夹瘀滞者，配当归、桃仁、炮姜等，如《傅青主女科》生化汤；瘀血内停，胸胁刺痛，与桃仁、赤芍等配伍，如《医林改错》血府逐瘀汤。

**2. 气滞诸痛**　本品既能活血祛瘀，又能行气止痛，《本草纲目》谓之“血中之气药”，除治血瘀诸痛之外，亦治气滞诸痛。如治肝气郁结，胁肋胀痛，常与柴胡、香附等同用，如《景岳全书》柴胡疏肝散。

**3. 头痛、牙痛**　本品辛香升散，上行头目，祛风止痛，前人有“头痛不离川芎”之说，为头痛之要药，其治头痛，无论风寒、风热、风湿、血虚、血瘀，均可随证配伍应用。治风寒头痛，常与细辛、防风、白芷等同用，如《太平惠民和剂局方》川芎茶调散；治风热头痛，常和蔓荆子、菊花、生石膏等配伍，如菊花茶调散；治风湿头痛，每和藁本、白芷、羌活、苍术等同用，如《此事难知》引张元素之九味羌活汤；治牙痛，《普济本事方》配细辛为末，揩牙。

用量用法：煎服，3～10g；研末吞服，1～1.5g。

使用注意：其性上行，故阴虚火旺者不宜，月经过多者忌用。

### 郁金

郁金为姜科多年生宿根草本植物郁金、广西莪术或莪术的块根。生用或矾水炒用。

性味归经：辛、苦，寒。归心、肝、胆经。

功效：行气解郁，活血祛瘀，清心开窍，利胆退黄。

应用：

**1. 气滞血瘀诸痛**　本品既能活血化瘀，又能行气解郁止痛，气滞血瘀之胸、腹、胁痛皆可用之，如《医宗金鉴》颠倒木金散，取本品与木香同用，偏气郁者倍木香，偏血瘀者倍郁金；治胸腹胁肋胀痛，常与柴胡、香附、枳壳、丹参等配伍；治痛经，可与柴胡、当归、白芍等同用，如《傅青主女科》宣郁通经汤。

**2. 热病神昏，癫痫** 本品辛散苦泄，解郁开窍，性寒清心开窍，治湿温病湿浊蒙蔽清窍，与石菖蒲、连翘等配伍，如《温病全书》菖蒲郁金汤；治癫痫痰气闭塞心窍，与明矾同用，即《外科全生集》白金丸。

**3. 湿热黄疸** 本品性寒，入肝胆经，清湿热用于黄疸症，常与茵陈、栀子、枳壳等配伍使用。

用量用法：煎服，3～10g；研末服，2～5g。

使用注意：不宜与丁香同用。

### 丹参

丹参为唇形科多年生草本植物丹参的根。生用或酒炙用。

性味归经：苦，微寒。归心、心包、肝经。

功效：活血祛瘀，凉血消痈，除烦安神。

应用：

**1. 血瘀证**

（1）月经不调，闭经，痛经，产后瘀痛：本品活血祛瘀，活血而不耗血，《妇人明理论》谓“一味丹参散，功同四物汤”，可单用研末酒调服，如《妇人良方》丹参散；亦可与川芎、红花等同用。

（2）血瘀心痛，癥瘕积聚：治瘀血气滞之胃脘痛，常和檀香、砂仁配伍，如《时方歌括》丹参饮；治癥瘕积聚，常与三棱、莪术、鳖甲等配伍；跌打损伤，瘀血疼痛，与当归、乳香、没药配伍，如《医学衷中参西录》活络效灵丹。

**2. 热入营血** 本品性寒凉，清热凉血。治温热病热入营血，高热神昏，烦躁，与生地黄、玄参、黄连等配伍，如《温病条辨》清营汤。

**3. 心悸怔忡，失眠健忘** 本品活血祛瘀，促新血再生，活血而不耗血。治心血虚，虚烦不眠，常与生地黄、酸枣仁、当归等配伍，如《摄生秘剖》天王补心丹。

用量用法：煎服，5～15g。活血祛瘀宜酒炙用。

使用注意：反藜芦。

### 红花

红花为菊科二年生草本植物红花的花。

性味归经：辛，温。归心、肝经。

功效：活血祛瘀，通经。

应用：

**1. 痛经闭经，难产，产后瘀痛** 本品辛散温通，专入肝经血分，化瘀通经，为妇科血瘀证常用药。治妇人经闭，常与桃仁、当归、赤芍等同用，如《医宗金鉴》桃红四物汤；治血瘀痛经，可单用酒煎，如《金匮要略》红蓝花酒。亦可配伍赤芍、延胡索、香附等。

**2. 癥瘕积聚** 本品活血消癥，祛瘀止痛，常与三棱、莪术等药配伍。

**3. 心腹胁痛** 治瘀血阻滞胸中，配桃仁、川芎、牛膝等，如《医林改错》血府逐瘀汤；治瘀血留于胁下，配桃仁、柴胡、大黄等，如《医学发明》复元活血汤。

**4. 跌打损伤** 本品善通利血脉，活血化瘀，消肿止痛，为治跌打损伤要药，可用红花油或红花酊涂擦。

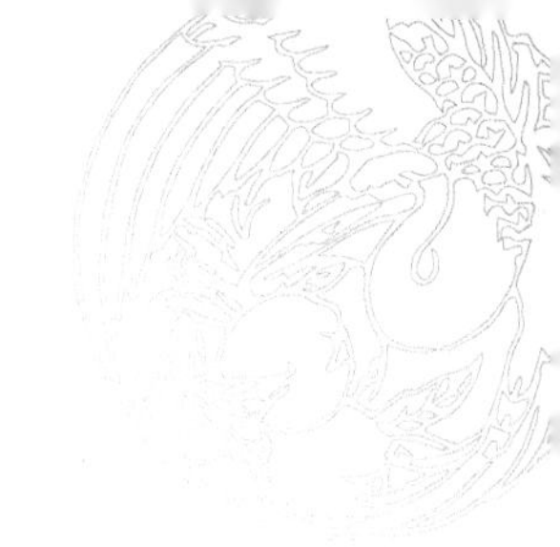

用量用法：3～9g。

使用注意：孕妇忌用。

**附药　番红花**

又名藏红花，为鸢尾科多年生植物番红花的干燥花柱头。甘、微寒，除活血祛瘀外，兼有凉血解毒之功，尤宜用于温热病之热入血分的发斑重证。常用量1～1.5g。

### 桃仁

桃仁为蔷薇科落叶小乔木桃或山桃的种仁。生用或炒用。

性味归经：苦，平，有小毒。归心、肝、大肠经。

功效：活血祛瘀，消痈排脓，润肠通便。

应用：

**1. 血瘀证**

（1）经闭癥瘕，产后瘀痛：本品入心肝血分，活血通经，祛瘀止痛，用治血瘀经闭、痛经、癥瘕等，常与红花、川芎、当归等配伍，如《医宗金鉴》桃红四物汤；治瘀血日久，癥瘕痞块，配桂枝、牡丹皮等，如《金匮要略》桂枝茯苓丸；治产后瘀滞腹痛，常配炮姜、川芎等，如《傅青主女科》生化汤。

（2）跌打损伤，瘀血肿痛：可与红花、酒大黄、川芎等同用，如《医学发明》复元活血汤。

**2. 肠痈、肺痈**　对于热毒壅滞局部，因热致瘀，瘀热互结所致内痈，用之能活血祛瘀，消痈排脓。治肺痈，与苇茎、薏苡仁、冬瓜仁同用，如《备急千金要方》苇茎汤；治肠痈，可配大黄、芒硝、牡丹皮等，如《金匮要略》大黄牡丹皮汤。

**3. 肠燥便秘**　质润多脂，可润肠通便。治津枯肠燥便秘，配伍杏仁、郁李仁等，如《世医得效方》五仁丸。

用量用法：煎服，5～10g。捣碎用。

使用注意：孕妇忌用。有小毒，不可过量。

### 牛膝

牛膝为苋科多年生草本植物牛膝及川牛膝的根。生用或酒炙用。

性味归经：怀牛膝：苦、酸，平；川牛膝：甘、微苦，平。归肝、肾经。

功效：活血通经，引（火）血下行，利尿通淋，补肝肾，强筋骨。

应用：

**1. 血瘀经闭，产后瘀阻腹痛**　本品活血化瘀，性善下行而通经，治血瘀痛经、经闭、月经不调及产后腹痛、难产、胞衣不下等。治血瘀经闭、痛经、月经不调，常与桃仁、红花、当归同用，如《医林改错》血府逐瘀汤；用于难产、胞衣不下，可单用本品酒蒸服，也可与川芎、龟板等配伍使用。

**2. 火热上炎**　性善下行，引上炎之火下行。火下则血亦下行，故可用于血热妄行之吐血、衄血、齿衄等上部出血，常配白茅根、栀子等；治胃火上炎、阴虚火旺之牙龈肿痛，与熟地黄、石膏、知母同用，如《景岳全书》玉女煎；治肝阳上亢、气血上逆之头痛，眩晕，目赤，常配代赭石、生龙骨、生牡蛎等，如《医学衷中参西录》镇肝息风汤。

**3. 肝肾不足之腰膝酸痛、下肢无力**　常与杜仲、续断、桑寄生等同用。

**4. 淋证、水肿、小便不利**　性善下行，利尿通淋，治肾阳虚水肿、小便不利，与车前子、泽泻等配伍，如《济生方》加味肾气丸。

用量用法：煎服，6～15g。川牛膝长于活血通经；怀牛膝长于补肝肾，强筋骨。

使用注意：性善下行，活血通经，孕妇及月经过多者忌用；肾虚滑精，脾虚泄泻慎用。

其他活血化瘀药简表见表 10-18。

**表 10-18　其他活血化瘀药简表**

| 药名 | 性味归经 | 功效主治 | 用量用法 | 使用注意 |
|---|---|---|---|---|
| 乳香 | 辛、苦，温。归心、肝、脾经 | 1. 活血止痛：治血瘀经闭、痛经，心腹痛，风湿痹痛<br>2. 消肿生肌：治疮痈久溃不敛 | 3～10g | 孕妇忌用，胃弱者慎用 |
| 没药 | 苦，平。归心、肝、脾经 | 1. 活血止痛：治瘀血阻滞疼痛，常与乳香相须为用<br>2. 消肿生肌：治疮疡久溃不敛 | 3～10g | 孕妇忌用，胃弱者慎用 |
| 姜黄 | 辛、苦，温。归肝、脾经 | 破血行气，通经止痛：治肝郁胁痛，血瘀经闭腹痛，风湿痹痛，疮痈 | 3～10g | |
| 莪术 | 辛、苦，温。归肝、脾经 | 1. 破血祛瘀：治经闭腹痛，癥瘕积聚<br>2. 行气止痛：治食积，脘腹胀满疼痛 | 3～10g | 月经量多及孕妇忌用 |
| 三棱 | 苦，平。归肝、脾经 | 1. 破血祛瘀：治经闭腹痛，癥瘕积聚<br>2. 行气止痛：治食积，脘腹胀满疼痛 | 3～10g | 月经量多及孕妇忌用 |
| 益母草 | 辛、苦，微寒。归心、肝、膀胱经 | 1. 活血化瘀：治月经不调，经闭，产后腹痛，跌打损伤<br>2. 利水消肿：治小便不利，水肿<br>3. 清热解毒：治疮痈肿毒 | 10～15g，大剂 30g | 阴虚血少者忌用 |
| 五灵脂 | 咸、温。归心、肝经 | 散瘀止痛：一切血瘀之痛证 | 3～9g，包煎 | |

## 十二、补益药

凡有补益气血阴阳之不足，改善脏腑功能，增强体质，提高抗病能力的药物，称为补益药。本类药多味甘性温，少数寒凉。甘能补益，适用于邪气已去，正气未复，以复正气；或邪盛正衰，与祛邪药同用，扶正以祛邪。虚证，有气虚、血虚、阴虚、阳虚的不同，故补益药可分为补气药、补血药、补阴药和补阳药四类。

使用此类药应注意：①实证勿用，以防恋邪，即“闭门留寇”；②补血滋阴药滋腻碍脾，宜与理气健脾药同用；③补气补阳药多甘温辛燥，易耗阴液，阴虚火旺者不宜；④脾胃虚弱者，宜配伍健脾益胃药，以防“虚不受补”。

### （一）补气药

具补气功能，能消除或改善气虚证的药物，称为补气药。本类药多甘温，甘能补，归脾、肺、肾、心经，治疗脾气虚所致食欲不振，便溏或泄泻，脱肛，子宫脱垂等；肺气虚所致气短声低，喘咳无力等；心气虚所致心悸怔忡，失眠等；肾气虚所致腰膝酸软等。

**人参**

人参为五加科多年生草本植物人参的根。野生者称山参；栽培者称园参。因加工方法不同而有生晒参、糖参、红参之别。产于朝鲜半岛者，称高丽参。生用或捣碎用。

性味归经：甘、微苦，微温。归脾、肺、心经。

功效：大补元气，补脾益肺，生津止渴，安神益智。

应用：

**1. 元气虚脱** 味甘性温，大补元气，为治虚劳第一要药，凡血脱、大汗、大吐、大泻，致元气虚极欲脱者，可单用本品，大量浓煎，即《景岳全书》独参汤；若兼汗出肢冷等，阳气欲脱者，可加附子，即参附汤；若兼亡阴，则加麦冬、五味子，即《内外伤辨惑论》生脉散。

**2. 脾气虚、脾虚气陷** 本品补中益气，助生化之源，为补脾要药。用于脾气虚，倦怠无力，食欲不振，常配伍白术、茯苓、炙甘草等，如《太平惠民和剂局方》四君子汤；脾虚气陷，头晕、便溏、内脏下垂者，配黄芪、柴胡、升麻等，如《脾胃论》补中益气汤。

**3. 肺气虚** 呼吸短促，神疲乏力，动则气喘，脉虚自汗等，多与胡桃、蛤蚧等药同用，如《济生方》人参胡桃汤；治肺热虚喘，痰中带血，配蛤蚧、贝母等，如《卫生宝鉴》人参蛤蚧散。

**4. 心气虚** 本品益心气，心气足则神得养而安宁，故又能安神。治心脾两虚，失眠健忘，与龙眼肉、当归等配伍，如《济生方》归脾汤；若心肾阴血虚，虚烦不眠，配生地黄、玄参、当归等，如《摄生秘剖》天王补心丹。

**5. 津伤口渴** 本品甘温不燥，补益脾肺，助脾运化，助肺输布津液，气旺津生。治热病气津两伤，多与石膏、知母同用，如白虎加人参汤；用治消渴证，常配伍生地黄、玄参、麦冬等养阴生津药同用，有益气生津之功效。

用量用法：3～9g，另煎兑服；也可研粉吞服。虚脱重证 15～30g，浓煎。

使用注意："气有余便是火"，无虚者勿用，以防助火；邪实者勿用，以防恋邪。反藜芦、畏五灵脂。服用期间不宜喝茶、吃萝卜，以防耗气。

### 黄芪

黄芪为豆科多年生草本植物膜荚黄芪、蒙古黄芪的根。生用或蜜炙用。

性味归经：甘，微温。归脾、肺经。

功效：补气升阳，益卫固表，托毒生肌，利水消肿。

应用：

**1. 脾气虚，脾虚气陷** 本品味甘微温，入脾经，补脾气，性善升阳举陷，用治脾虚不能升清，中气下陷等。治脾气虚，倦怠乏力，食少、便溏等，单用即效，如《全国中成药处方集》黄芪膏；治中气下陷，久泻脱肛、子宫脱垂等，则常与升麻、柴胡同用，如《脾胃论》补中益气汤。

**2. 肺气虚，表虚自汗** 甘温入肺，补肺气以司呼吸，治肺气虚咳喘无力，配人参、五味子等，如《永类钤方》补肺汤；治肺气虚、卫外不固，见表虚自汗，易感冒等，配白术、防风，如玉屏风散。

**3. 气血亏虚，脓成不溃，疮疡不敛** 甘温益气，托疮生肌、托毒排脓，为内托阴证疮疡要药。治脓成不溃，常与当归、穿山甲、皂角刺同用，如《外科正宗》透脓散；疮痈溃久不敛，与人参、当归、肉桂同用可生肌敛疮。

**4. 气虚血瘀** 气能行血，气虚则血行无力，留而为瘀。治气虚血瘀、气血不能周流全身之中风偏瘫、口眼㖞斜，可重用黄芪配地龙、当归、川芎等，如《医林改错》补阳还五汤；治肌肤失养，麻木不仁之血痹，配桂枝、生姜等，如《金匮要略》黄芪桂枝五物汤。

用量用法：10～30g，大剂量使用，可逐步加至 30～60g。生黄芪走表，偏于固表止汗，托毒排脓；炙则走里，重在补气升阳，利水消肿。

使用注意：本品性善升提，阴虚阳亢者不宜；痈疽初起，或溃后热毒炽盛者，不宜。

### 白术

白术为菊科多年生草本植物白术的根茎。生用或炒用。

性味归经：苦、甘，温。归脾、胃经。

功效：补脾益气，燥湿利水，止汗安胎。

应用：

**1. 脾胃气虚** 甘温，入脾胃经，有良好的补气健脾作用。治脾胃气虚，食少便溏，脘腹胀满，倦怠无力等，常与人参、茯苓、炙甘草同用，如《太平惠民和剂局方》四君子汤；如脾胃虚寒，脘腹冷痛，大便溏泄，可配党参、干姜、炙甘草同用，如《伤寒论》理中丸。

**2. 脾虚痰饮水湿内停** 脾主运化水谷，脾气虚则津液内停，为痰饮水湿，故曰“脾为生痰之源”。白术甘温性燥，补气健脾，燥湿化痰，为治痰饮水湿要药。治脾虚生痰，风痰上扰，眩晕头痛者，配半夏、天麻等，如《医学心悟》半夏白术天麻汤；支饮胸满，眩晕，配泽泻，如《金匮要略》泽泻汤；治腹胀泄泻，肢体浮肿，腹水，常与桂枝、茯苓、泽泻等同用，如《伤寒论》五苓散；治脾虚湿浊下注，带下清稀量多，与山药、苍术、车前子等合用，如《傅青主女科》完带汤。

**3. 治表虚自汗** 与黄芪、防风合用，如玉屏风散。

**4. 胎动不安** 本品健脾益气，“脾为气血生化之源”，脾失健运，则气血亏虚，胞胎失养，胎动不安，本品配黄芩、砂仁、杜仲、续断等，如《景岳全书》泰山磐石散。

用量用法：5～15g。

使用注意：本品味苦性燥，凡阴虚内热者忌用。

### 山药

山药为薯蓣科多年生蔓生草本植物薯蓣的块根。鲜用、生用或炒用。

性味归经：甘，平。归脾、肺、肾经。

功效：补脾胃，益肺肾。

应用：

**1. 脾胃虚弱** 甘平，既补脾气，又补胃阴，兼能收涩，无论脾气虚、胃阴虚，皆可用之，平补气阴，补而不腻。治脾虚食少体倦，便溏久泄等，常与党参、白术、茯苓同用，如《太平惠民和剂局方》参苓白术散；治小儿脾虚，食欲不振，消瘦乏力，单用和米煮粥。

**2. 肺虚咳喘** 甘平质润，既补肺气，又养肺阴。治肺虚咳喘，午后低热，自汗等，常与党参、五味子同用。

**3. 肾虚** 本品入肾经，平补阴阳，性善固涩，治肾虚不固。治肾阴虚腰膝酸软等，配熟地黄、山茱萸，如《小儿药证直诀》六味地黄丸；治肾阴虚火旺，相火扰动精室，遗精盗汗者，配知母、黄柏，如《医宗金鉴》知柏地黄汤；治肾气虚不固，遗精白浊，心神不宁者，与莲子肉、芡实等同用，如《证治准绳》金锁玉关丸。

用量用法：煎服，10～30g，大量可至60～250g。补阴宜生用，健脾止泻宜炒黄用。

使用注意：本品养阴助湿，量大易壅气，故湿盛中满，或有积滞者忌服。

### 甘草

甘草为豆科多年生草本植物甘草的根及根茎。生用或蜜炙用。

性味归经：生甘草：甘，平。炙甘草：甘，微温。归心、肺、脾、胃经。

功效：补脾益气，缓急止痛，调和药性。生用清热解毒。

应用：

**1. 脾胃气虚** 炙用甘温补中，治脾胃气虚，倦怠乏力，食少便溏，常与党参、白术同用，如《太平惠民和剂局方》四君子汤。

**2. 心气虚** 本品入心经，补心气，心气充足，鼓动血行。治气虚心动悸，脉结代，常与人参、桂枝、生地黄等，如《伤寒论》炙甘草汤；治心肝阴血不足，神魂不安，精神恍惚，喜悲伤欲哭，不能自主，配小麦、大枣，如《金匮要略》甘麦大枣汤。

**3. 挛急疼痛** 本品味甘能缓，缓急止痛。治阴血不足，筋脉失养，脘腹挛急疼痛，或肢体拘挛转筋，配芍药，如《伤寒论》芍药甘草汤；治中焦虚寒，脘腹隐痛，配饴糖、桂枝等，如《伤寒论》小建中汤。

**4. 调和药性** 味甘性平，得中正平和之性，故能调和诸药，有“国老”之称。一般处方中，药性多有不同，甘草能调和，故每常用之。

此外，生甘草用于痈疽疮毒，并可解食物或药物中毒，可单用或配伍他药同用。

用量用法：2～10g。清热解毒宜生用，补中缓急宜炙用。

使用注意：反海藻、大戟、甘遂、芫花；味甘壅气，湿盛、中满者勿用，呕吐者忌服；久服大剂甘草易致浮肿。

### （二）补阳药

凡能补助人体阳气，治疗阳虚证的药物称为补阳药。阳虚证包括心阳虚、脾阳虚、肾阳虚。肾阳为一身阴阳之根本，本节主要为温补肾阳药，补心阳、温脾阳药已在温里药中叙述。本类药物，味甘性温热，主入肝肾经，有补肾壮阳、填精益髓、强筋健骨之效。治肾阳虚之畏寒肢冷，腰膝酸软或冷痛，阳痿早泄，宫冷不孕，白带清稀，夜尿频多等，亦可用于肾虚水泛水肿、小便不利；脾肾阳虚之泄泻，以及肺肾两虚气喘等。

补阳药性多温燥，凡阴虚火旺不宜使用，以免助火伤阴。

#### 鹿茸

鹿茸为脊椎动物科梅花鹿或马鹿等雄鹿头上尚未骨化而带毛的幼角。

性味归经：甘、咸，温。归肾、肝经。

功效：补肾阳，益精血，强筋骨，调冲任。

应用：

**1. 肾阳虚** 本品甘温壮阳，味咸入血，填精益髓，为补肾壮阳要药。治肾阳不足，精血亏虚之畏寒肢冷，阳痿早泄，宫寒不孕，小便频数，腰膝酸痛，头晕耳鸣，精神疲乏等。可以单用研末服，也可配伍人参、熟地黄、枸杞子等补气益血养精药同用。

**2. 精血不足** 本品味咸入血，且为血肉有情之品，入肝肾经，填肾精、补肝血。治肝肾筋骨无力或小儿发育不良，骨软行迟，囟门不合等，可单用鹿茸磨粉吞服，或配伍熟地黄、山药、山茱萸等，如《医宗金鉴》加味地黄丸。

**3. 冲任虚寒** 治肝肾不足，冲任虚寒，带脉不固，崩漏不止，带下过多，可配伍当归、阿胶、蒲黄等，如《千金方》鹿茸散。

用量用法：1～3g，研粉冲服，或入丸散。

使用注意：本品补火助阳，宜从小量开始，缓缓增加，不可骤用大量，以免升阳动风、动血。其性善升，故阴虚阳亢，及温热病等病势向上者忌服。

**附药　鹿角、鹿角胶、鹿角霜**

（1）鹿角：是雄鹿已骨化的角，补肾助阳，强筋健骨。鹿角可作为鹿茸代用品，治疮疡肿毒、乳痈、瘀血作痛及腰脊筋骨疼等。

（2）鹿角胶：为鹿角煎熬浓缩而成的胶状物。补肝肾、益精血，并有良好的止血作用。适用于肾阳不足，精血亏虚，虚劳羸瘦、吐衄、崩漏、尿血之偏于虚寒者，以及阴疽内陷等。

（3）鹿角霜：为鹿角熬胶后所存残渣。益肾助阳，且有收敛作用。治肾阳不足，脾胃虚寒，呕吐食少便溏，妇女子宫虚冷、崩漏、带下等。外用，对创伤出血，疮疡多黄水或久不愈合者有收敛作用。

### 巴戟天

巴戟天为茜草科多年生藤本植物巴戟天的主根。生用或盐水炙用。

性味归经：辛、甘，微温。归肾经。

功效：补肾助阳，强筋健骨，祛风除湿。

应用：

**1. 肾阳虚**　本品补肾阳，温润不燥，治肾阳虚、命门不足之阳痿不育、遗精滑泄等，配淫羊藿、仙茅、枸杞子等同用，如《景岳全书》赞育丸。治肾阳虚不固，小便失禁，配伍益智仁、桑螵蛸、菟丝子等；肾阳虚，少腹冷痛，配高良姜、肉桂、吴茱萸等。

**2. 肾虚骨痿**　补肝肾、强筋骨，辛温发散，祛风除湿，除痹止痛。治肾阳虚，腰膝疼痛，或软弱无力，配萆薢、杜仲等，如《张氏医通》金刚丸。

用量用法：10～15g。

使用注意：阴虚火旺或有湿热者均不宜服。

其他补气药及补阳药简表见表 10-19。

**表 10-19　其他补气药及补阳药简表**

| 药名 | 性味归经 | 功效主治 | 用量用法 | 使用注意 |
|---|---|---|---|---|
| 党参 | 甘，平。归脾、肺经 | 1. 补中益气：治脾肺气虚证<br>2. 生津养血：治气津两虚、血虚及气血两虚 | 6～10g，重用 30g | |
| 西洋参 | 甘、微苦，寒。归肺、心、胃经 | 1. 补气养阴：治热病或大汗，大泻，大失血后气阴不足<br>2. 清热生津：治热证气津两伤 | 另煎兑服，3～6g | 反藜芦 |
| 太子参 | 甘、微苦，平。归脾、肺经 | 补气生津：用于热病后期气阴两亏 | 9～30g | |
| 大枣 | 甘、微温。归脾、胃、心、肝经 | 1. 补中益气：治脾胃虚弱<br>2. 调和营卫：治营卫不和，恶风自汗<br>3. 养血安神：治虚烦失眠，脏躁<br>4. 缓和药性：缓和峻烈药性，保护脾胃 | 6～15g | |
| 肉苁蓉 | 甘、咸，温。归肾、大肠经 | 1. 补肾益精：治阳痿不孕，腰膝冷痛或筋骨痿软<br>2. 润肠通便：治肠燥津枯，大便秘结 | 10～20g | 阴虚火旺，热秘者忌用 |
| 杜仲 | 甘，温。归肝、肾经 | 1. 补肝肾，强筋骨：治肝肾不足，腰膝酸痛或痿软<br>2. 安胎：治肝肾亏虚之胎动不安或滑胎 | 10～15g | 阴虚火旺者慎用 |
| 补骨脂 | 苦、辛，温。归肾、脾经 | 1. 补肾壮阳：治阳痿、腰膝冷痛酸软<br>2. 固精缩尿：治肾气虚冷，尿频及遗尿<br>3. 温脾止泻：治脾肾阳虚，五更泄泻 | 5～10g | 阴虚火旺及大便秘结者忌服 |

续表

| 药名 | 性味归经 | 功效主治 | 用量用法 | 使用注意 |
| --- | --- | --- | --- | --- |
| 淫羊藿 | 辛、甘，温。归肝、肾经 | 1. 补肾壮阳：治肾阳虚阳痿、不孕<br>2. 祛风除湿：治风湿痹证，筋骨拘挛<br>3. 平喘：治肾虚咳喘 | 10～15g | 阴虚火旺者不宜服 |
| 续断 | 苦、甘、辛，微温。归肝、肾经 | 1. 补肝肾：治肝肾不足，腰痛脚弱<br>2. 续筋接骨：治跌打损伤，筋伤骨折<br>3. 止血安胎：治胎漏，胎动，带下 | 10～20g | |
| 菟丝子 | 甘、辛，平。归肝、肾经 | 1. 补肾益精：治肾虚腰痛，遗精，阳痿，遗尿，崩漏<br>2. 养肝明目：治肝肾不足，两目昏花<br>3. 补脾止泻：治脾虚泄泻 | 10～15g | |
| 益智仁 | 辛，温。归脾、肾经 | 1. 温脾摄涎止泻：治脾阳虚泄泻，腹冷痛，口多涎唾<br>2. 温肾固精缩尿：治肾虚遗尿遗精，崩中漏血 | 3～10g | 阴虚火旺者忌服 |

### （三）补血药

凡能补血，治疗血虚证的药物，称为补血药。

本类药多甘温滋润，甘能补，入心肝经，因心主血脉，肝藏血。治面色萎黄，唇甲苍白，头晕，舌淡白，脉细等血虚证；心血虚证，可见心悸怔忡，失眠健忘；肝血虚，可见肢体麻木，视物模糊，两目干涩，月经后期，量少色淡甚至闭经等。

本类药多黏腻碍胃，故凡湿阻脾胃，脘腹胀满，食少便溏者不宜；脾胃虚弱者，配伍健脾药。

#### 当归

当归为伞形科多年生草本植物当归的根。生用或酒炒用。

性味归经：甘、辛，温。归心、肝、脾经。

功效：补血活血，调经止痛，润肠通便。

应用：

**1. 心肝血虚**　本品甘温质重，入心肝经，补血活血，为补血圣药。治血虚面白无华，唇舌色淡等，与熟地黄、白芍等配伍，如《太平惠民和剂局方》四物汤；若气血两虚，配伍黄芪，如《兰室秘藏》当归补血汤；可治思虑伤脾，脾虚不运，气血两虚所致心悸失眠等，与人参、白术、酸枣仁等同用，如《校注妇人良方》归脾汤。

**2. 血虚或血瘀月经不调、闭经、痛经**　本品味甘质润能补，气味芳香能散，既能补血，又能活血，补而不滞，为妇科调经要药。配伍川芎、熟地黄、白芍称四物汤，为调经第一良方；经闭不通上方加桃仁、红花，即《医宗金鉴》桃红四物汤；治寒凝血瘀之月经不调，痛经，与吴茱萸、桂枝、人参同用，如《金匮要略》温经汤。

**3. 胎产诸疾**　本品补中有动，行中有补，不仅为调经要药，亦是妊娠产后诸疾良药，治妊娠腹中酸痛，与白芍、茯苓、白术同用，如《金匮要略》当归芍药散；治产后血虚受寒，恶寒不行，小腹冷痛，配川芎、桃仁、炮姜，即《傅青主女科》生化汤。

**4. 血虚肠燥便秘**　本品补血，血能滋润，故可润肠通便，常与牛膝，枳壳、肉苁蓉同用，如《景岳全书》济川煎。

用量用法：煎服，5～15g。生用，酒制能加强活血功效。当归头偏上行而止血，当归身守中而补血，当归尾趋下而活血，全当归和血。

使用注意：味甘滑肠，故湿盛中满及腹泻者忌用。

### 熟地黄

熟地黄为玄参科多年生草本植物地黄的根。

性味归经：甘，微温。归肝、肾经。

功效：养血滋阴，补精益髓。

应用：

**1. 心肝血虚** 本品甘温滋润，养血力强，为养血补虚要药。治血虚面色萎黄，眩晕，心悸，失眠，月经不调，崩漏等，配伍当归、川芎、白芍，即《太平惠民和剂局方》四物汤；若气血两虚，加补气之人参、白术等，如《正体类要》八珍汤。

**2. 肾阴虚** 本品甘温，质润滋腻，滋补肾阴，为治肾阴虚要药。治肾阴虚腰膝酸软、盗汗遗精等，配伍山药、山茱萸，如《小儿药证直诀》六味地黄丸；治肾阴虚，相火妄动之骨蒸潮热，盗汗遗精，与猪脊髓、黄柏、龟板，如《丹溪心法》大补阴丸。

**3. 精亏髓少** 腰酸脚软，头晕眼花，耳鸣耳聋，须发早白等，配枸杞子、山茱萸等，即《医级》杞菊地黄丸；若精血不足，健忘早衰，须发早白，配何首乌、怀牛膝、菟丝子等，即《医方集解》七宝美髯丹。

用量用法：9～15g。宜与健脾药陈皮、砂仁等同用。

使用注意：本品质黏腻，易生痰湿，故气滞多痰、脾虚腹胀、食少便溏者忌服。

### 白芍

白芍为毛茛科多年生草本植物芍药的根。生用或土炒用。

性味归经：苦、酸，微寒。归肝、脾经。

功效：养血敛阴，柔肝止痛，平抑肝阳。

应用：

**1. 肝血虚** 本品主入肝经，能养肝血，长于养血调经。治肝血亏虚，面色苍白或萎黄，眩晕，肢体麻木，视物模糊等，配伍当归、川芎、熟地黄，即《太平惠民和剂局方》四物汤。

**2. 肝阴血虚，筋脉拘挛** 本品味酸入肝经，亦能养阴，肝阴血足则能濡养筋脉，称为柔肝缓急止痛。治疗肝阴血虚，筋脉失养，拘挛疼痛，加甘草酸甘化阴，即《伤寒论》芍药甘草汤；治肝强脾弱，腹痛泄泻，合防风、白术、陈皮，即《景岳全书》痛泻要方。

**3. 阴虚阳亢，血虚生风** 本品能补肝血、养肝阴、敛肝阴，治肝肾阴虚，肝阳上亢之头痛，眩晕等，配伍生地黄、牛膝、代赭石等，即《医学衷中参西录》镇肝息风汤；阴血亏虚，水不涵木，虚风内动，手足蠕动，与干地黄、阿胶、鳖甲等同用，如《温病条辨》三甲复脉汤、大定风珠。

用量用法：6～15g；大剂量15～30g。平肝、敛阴生用；养血炒用或酒炒用。

使用注意：阳衰虚寒之证不宜单独应用；反藜芦。

### 阿胶

阿胶为马科动物驴的皮，经煎煮、浓缩熬制而成的胶块。直接用，或与蛤粉或与蒲黄拌炒用。

性味归经：甘，平。归肺、肝、肾经。

功效：补血止血，滋阴润肺。

应用：

**1. 心肝血虚** 本品甘平滋润，且为血肉有情之品，补血作用良。治血虚眩晕，面白无华或萎黄，单用黄酒炖服即效；与四物汤合用更佳，即《杂病源流犀烛》阿胶四物汤。

**2. 出血** 质黏滋润，亦长于止血，为止血要药。用于吐血、衄血、便血、崩漏，单用即效，如《太平圣惠方》本品炒黄为末，治妊娠尿血；或配伍当归、熟地黄、艾叶炭等，治冲任不足，血虚寒凝，瘀血阻络，血不归经，少腹疼痛，月经过多，崩漏，妊娠下血，或产后下血，淋漓不尽等，即《金匮要略》胶艾汤。

**3. 肝肾阴虚** 本品味甘质润，入肝、肾经，滋阴。治肝肾阴虚，或阴虚阳亢，阴虚动风等。如治肾阴虚，不能上济心阴，所致心火亢盛，身热心烦，失眠等，配黄连、白芍、鸡子黄等，即《伤寒论》黄连阿胶汤；治阴血亏虚，水不涵木，虚风内动，手足蠕动等，配干地黄、白芍、生龟板等，如《温病条辨》大定风珠。

**4. 肺阴虚** 本品为驴皮所制，皮毛属肺，故入肺经，质润滋阴。治燥热伤肺，干咳无痰，气喘，心烦口渴，鼻燥咽干等，配生石膏、杏仁、桑叶麦冬等，如《医门法律》清燥救肺汤。

用量用法：5～10g。开水或黄酒化服；入汤剂应烊化冲服。止血宜蒲黄炒，润肺宜蛤粉炒。

使用注意：本品黏腻碍胃，脾胃虚弱、呕吐泄泻、胃肠积滞者不宜。

### （四）补阴药

凡具有滋养阴液，生津润燥功效，治阴虚证的药物称为补阴药。本类药物多甘寒质润，有滋养阴液、生津润燥作用，入肺、胃、肝、肾经，补肺阴、补胃阴、补肝阴、补肾阴。治肺阴虚，干咳少痰，咯血，虚热，口干舌燥等；胃阴虚，舌绛，苔剥，咽干口渴，或不知饥饿，或胃中嘈杂，呕哕，或大便燥结等；肝阴虚，两目干涩昏花，眩晕等；肾阴虚，腰膝酸痛，手足心热，心烦失眠，遗精，或潮热盗汗等。

本类药多甘寒滋腻碍脾，凡脾胃虚弱、痰湿内阻、腹胀便溏者均不宜。

#### 北沙参

北沙参为伞形科多年生草本植物珊瑚菜的根。

性味归经：甘，微寒。归肺、胃经。

功效：清肺养阴，益胃生津。

应用：

**1. 肺热，肺阴虚燥咳** 本品甘苦微寒，归肺经，甘寒养阴，苦寒清热，既养肺阴，又清肺热，治肺热或肺阴虚，燥咳或劳嗽咯血，与麦冬、玉竹、冬桑叶等同用，如《温病条辨》沙参麦冬汤；治劳嗽咯血与知母、贝母、麦冬、鳖甲等同用。

**2. 胃阴虚** 本品亦入胃经，可养胃阴，用于热病伤津，或胃阴不足，口燥咽干，烦热口渴，配伍麦冬、生地黄、玉竹等，如《温病条辨》益胃汤。

用量用法：煎服，5～12g。亦可熬膏或入丸剂。

使用注意：风寒咳嗽及虚寒证忌服。反藜芦，恶防己。

#### 麦冬

麦冬为百合科多年生草本植物麦冬须根上的小块根。

性味归经：甘、微苦，微寒。归肺、心、胃经。

功效：润肺养阴，益胃生津，清心除烦。

应用：

**1. 肺阴虚** 本品甘寒质润，入肺经，善清热养阴，润肺止咳。治温燥伤肺，干咳气逆，咽干鼻燥等，配伍桑叶、杏仁、阿胶、生石膏等，如《医门法律》清燥救肺汤；治肺阴亏损，劳热咯血及燥咳痰黏之证，用麦冬、天冬等份，加蜂蜜收膏，即《张氏医通》二冬膏。

**2. 胃阴虚** 亦入胃经，益胃生津止渴，润肠通便。配伍沙参、生地黄、玉竹等，如《温病条辨》沙参麦冬汤；热邪耗气伤阴，肢体困倦，气短懒言，口干口渴，配人参、五味子，即《内外伤辨惑论》生脉散。

**3. 心阴虚** 本品甘寒，入心经，清心除烦，养阴清热，安神定悸，治心阴虚，虚火内扰，心烦失眠，惊悸健忘，遗精等。如治温病邪热入营，身热夜甚，烦躁不安，配犀角、生地黄、丹参等，即《温病条辨》清营汤；治心阴虚火旺，心肾不交，心烦失眠，配伍生地黄、玄参、酸枣仁等，如《摄生秘剖》天王补心丹。

用量用法：10～15g。清养肺胃之阴多去心用；补心阴、清心火多连心用。

使用注意：感冒风寒，痰饮湿浊咳嗽，以及脾胃虚寒泄泻者均忌服。

### 枸杞子

枸杞子为茄科落叶灌木植物宁夏枸杞和枸杞的成熟果实。

性味归经：甘，平。归肝、肾经。

功效：润补肝肾，益精明目。

应用：

**1. 肝肾阴虚** 本品甘温质润，养肝肾之阴，养肝明目。治肝肾阴虚，头晕目眩，视物模糊，两眼干涩，合菊花、熟地黄等，如《医级》杞菊地黄丸；《长寿药粥谱》以本品与粳米熬粥常服，补肾益血，养阴明目，治中老年人肝肾不足，腰膝酸软，头晕目眩，久视昏暗。

**2. 肾阴虚、肾精不足** 甘温质润，既补肾阴，又益肾精。治肾阴虚，腰酸脚软，阳痿遗精，与熟地黄、当归、山茱萸、杜仲等配伍，如《景岳全书》左归丸；治肾精不足，阳痿早泄，遗精，不孕不育，配菟丝子、五味子、覆盆子，如《摄生众妙方》五子衍宗丸。

**3. 血虚** 本品有养血之功，《重庆堂随笔》谓："枸杞子，专补以血，非他药所能及也。"《补品补药与补益良方》以之与鸡蛋同煮，治血虚面色萎黄；《延年方》单用枸杞子浸酒，去滓饮酒，可补虚。

用量用法：10～15g。

使用注意：外邪实热，脾虚肠滑者不宜用。

其他补血药及补阴药简表见表10-20。

**表10-20 其他补血药及补阴药简表**

| 药名 | 性味归经 | 功效主治 | 用量用法 | 使用注意 |
|---|---|---|---|---|
| 何首乌 | 甘、苦、涩，微温。归肝、肾经 | 1. 补益精血（制用）：治精血亏虚证<br>2. 解毒截疟、润肠（生用）：治久疟，疮疡，瘰疬，肠燥便秘 | 10～30g | 便溏者不宜用 |
| 龙眼肉 | 甘，微温。归心、脾经 | 补心脾、益气血：治心脾两虚、气血双亏证 | 10～30g | |
| 鸡血藤 | 苦、微甘，温。归肝经 | 1. 养血活血：治月经不调，经行不畅、血虚闭经、头晕<br>2. 通络止痛：治血瘀或血虚，风寒湿痹 | 10～30g | |
| 石斛 | 甘，微寒。归胃、肾、肺经 | 1. 益胃生津：治热病伤津或胃阴不足，舌干口渴<br>2. 养阴清热：治阴虚津亏，虚热不退 | 6～15g，鲜用15～30g | 温热病不宜早用 |
| 百合 | 甘，微寒。归肺、心经 | 1. 润肺止咳：治肺虚劳嗽证<br>2. 清心安神：治热病所致心神不安 | 10～30g | 中寒便溏者忌服 |

续表

| 药名 | 性味归经 | 功效主治 | 用量用法 | 使用注意 |
|---|---|---|---|---|
| 玉竹 | 甘，平。归肺、胃经 | 1. 滋阴润肺：治燥咳证及劳嗽<br>2. 生津养胃：治胃阴不足，阴虚外感 | 10～15g | 脾虚湿痰者不宜 |
| 旱莲草 | 甘、酸，寒。归肝、肾经 | 1. 滋阴益肾：治肝肾阴虚，头晕目眩、须发早白<br>2. 凉血止血：治阴虚血热，吐衄尿血、便血、崩漏 | 10～15g | |
| 女贞子 | 甘、苦，凉。归肝、肾经 | 1. 补肝益肾：治肝肾阴虚，阴虚内热证<br>2. 清热明目：治阴虚目暗不明 | 10～15g | 阳虚者忌服 |
| 鳖甲 | 咸，寒。归肝、肾经 | 1. 滋阴潜阳：治虚风内动，阴虚发热等<br>2. 软坚散结：治久疟疟母，经闭癥瘕 | 10～30g，打碎先煎 | 孕妇不宜 |
| 龟板 | 甘、咸，寒。归肝、肾、心经 | 1. 滋阴潜阳：治阴虚阳亢，虚风内动，阴虚发热证<br>2. 益肾健骨：治肾虚骨软 | 10～30g，打碎先煎 | 孕妇慎用 |

## 十三、安神药

凡以安神定志为主要作用，治疗神志失常的药物，称安神药。安神药分为重镇安神药和养心安神药，前者治疗受惊气乱、心火亢盛、肝郁化火、痰热扰心等热扰心神所致的心悸失眠、惊痫发狂、烦躁易怒等，因药的质地多沉重，称之重镇安神药；后者治疗阴血亏虚、心脾两虚等心神失养所致的心悸怔忡、失眠多梦及惊风、癫狂等，因能滋养阴血，称之养心安神药。

### 朱砂

朱砂为汞矿含硫化汞（HgS）的矿石。

性味归经：甘，寒，有毒。归心经。

功效：镇惊安神，清心，解毒。

应用：

**1. 心火亢盛，心神不安** 本品甘寒质重，既重镇安神，又清心安神，为镇心、清心之要药。治心火亢盛、心烦不寐、惊悸等，配伍黄连、甘草等以清心安神，如《内外伤辨惑论》朱砂安神丸；若血虚之心悸、失眠，亦可配丹参、生地黄、当归、柏子仁等养心安神药，以增强其安神作用。

**2. 惊风、癫痫** 本品质重而镇，镇惊止痉，治温热病，热入心包或痰热内闭所致高热烦躁，神昏谵语，惊厥抽搐者，与牛黄、麝香等同用，如《温病条辨》安宫牛黄丸、《太平惠民和剂局方》紫雪丹、至宝丹。

**3. 疮疡肿毒、口疮喉痹** 外用有良好的清热解毒作用，主要用于疮疡肿毒，与雄黄、山慈菇、大戟同用，如《外科正宗》太乙紫金锭；治咽喉肿痛，口舌生疮，可配冰片、硼砂等研末外用，能解毒消肿止痛，如《外科正宗》冰硼散。

用量用法：0.1～0.5g。忌火，不入煎剂，研末冲服，或入丸散。

使用注意：本品有毒，内服不宜过量，也不可持续服用，以免汞中毒。火煅则析出水银。

### 龙骨

龙骨为古代大型哺乳动物如象类、犀牛类、三趾马、牛类、鹿类等骨骼的化石（龙骨）和齿的化石（龙齿）。生用或煅用。

性味归经：甘、涩，平。归心、肝、肾经。

功效：镇静安神，平肝潜阳，收敛固涩。

应用：

**1. 心神不安** 本品质重，入心、肝经，镇惊安神，为重镇安神要药。治心神不安，心悸怔忡，失眠多梦，健忘等，与远志、朱砂、牡蛎等配伍；亦可与石菖蒲、远志等同用，如《备急千金要方》孔圣枕中丹。

**2. 肝阳上亢** 本品入肝经，质重沉降，镇肝潜阳，用于肝阴虚，肝阳上亢，烦躁易怒，头晕目眩等，多与白芍、牡蛎、代赭石配伍，如《医学衷中参西录》镇肝息风汤。

**3. 滑脱诸证** 煅用长于收敛固涩，用于遗精、滑精、自汗、盗汗、崩漏、带下、久泻等。治肾虚不固，遗精、滑精者，与牡蛎、沙苑蒺藜、芡实等配伍，如《医方集解》金锁固精丸；治肾虚不固，尿频、遗尿者，配桑螵蛸、龟板等，如《本草衍义》桑螵蛸散；治气虚不摄，冲任不固之崩漏、带下，可与黄芪、海螵蛸、五味子等配伍，如《医学衷中参西录》固冲汤；治虚汗，常与牡蛎、五味子等配伍。

此外，煅龙骨研末外用，有敛疮作用，可用于湿疮痒疹，以及疮疡溃后久不愈合。

用量用法：15～30g，先煎。外用适量。收敛固涩煅用，其余生用。

使用注意：本品收敛作用较强，非滑脱者不宜，有湿热等实邪积滞者不宜。

### 酸枣仁

酸枣仁为鼠李科落叶灌木或乔木酸枣的成熟种子。生用或炒用。

性味归经：甘、酸，平。归心、肝、胆经。

功效：养心安神，敛汗生津。

应用：

**1. 心神失养** 本品味甘，入心、肝经，养心阴、补肝血，且酸能收敛，为养心安神要药。治心肝血虚，心神失养，神不守舍之心烦失眠，惊悸怔忡等，单用研末，竹叶汤下，即效；若肝虚有热，虚烦失眠，可与知母、茯苓等同用，如《金匮要略》酸枣仁汤；若心脾两虚，心悸失眠，配龙眼肉、黄芪、当归等，如《校注妇人良方》归脾汤。

**2. 自汗，盗汗** 本品味酸能敛，有敛汗作用。治体虚自汗、盗汗，常配党参、五味子、山茱萸等。

用量用法：煎服，10～15g。亦可研末，睡前吞服，每服1.5～3g。

其他安神药简表见表10-21。

**表10-21 其他安神药简表**

| 药名 | 性味归经 | 功效主治 | 用量用法 | 使用注意 |
| --- | --- | --- | --- | --- |
| 磁石 | 咸，寒。归肝、心、肾经 | 1. 镇肝潜阳：治阴虚阳亢，烦躁不眠，小儿惊风，癫痫<br>2. 聪耳明目：治肝肾阴虚，耳聋耳鸣，目暗<br>3. 纳气平喘：治肾虚作喘 | 10～30g，丸散1～3g | 脾胃虚弱者慎用 |
| 牡蛎 | 咸、涩，微寒。归肝、肾经 | 1. 镇惊安神：神志不安<br>2. 平肝潜阳：治肝阳上亢，肝风内动<br>3. 收敛固涩：治遗精盗汗，崩漏带下，久泻<br>4. 软坚散结：治瘿瘤、瘰疬、痰核 | 10～30g，先煎 | |
| 琥珀 | 甘，平。归心、肝、膀胱经 | 1. 安神定惊：治惊风，癫痫，惊悸失眠<br>2. 活血散瘀：治血滞经闭，癥瘕，心痹疼痛<br>3. 利尿通淋：治血淋、石淋、热淋、癃闭等 | 1～2g，入丸散 | 阴虚内热及尿频者忌服 |
| 远志 | 辛、苦，温。归肺、心、肾经 | 1. 宁心安神：治心神不安，惊悸，失眠，健忘<br>2. 祛痰开窍：治痰阻心窍所致的精神错乱，神志恍惚，惊痫 | 3～9g | 有溃疡病及胃炎者慎用 |

续表

| 药名 | 性味归经 | 功效主治 | 用量用法 | 使用注意 |
| --- | --- | --- | --- | --- |
| 柏子仁 | 甘，平。归心、肾、大肠经 | 1. 养心安神：治血不养心之虚烦不眠，惊悸，健忘<br>2. 润肠通便：治肠燥便秘 | 10～15g，打碎入煎 | 便溏、多痰者慎用 |
| 夜交藤 | 甘、平。归心、肝经 | 1. 养心安神：用于阴虚血少之虚烦不眠，多梦等<br>2. 祛风通络：用于风湿痹痛 | 10～30g | |
| 合欢皮 | 甘、平。归心、肝经 | 1. 安神解郁：治忿怒忧郁，虚烦不安，健忘失眠<br>2. 活血消肿：治跌打损伤，骨折肿痛等血瘀证 | 9～15g | |

## 十四、平肝息风药

凡具有平肝潜阳、息风止痉作用，治疗肝阳上亢、肝风内动的药物，称平肝息风药。本类药物多为介类、矿石及昆虫，素有“介类潜阳，虫类搜风”之说，介类、矿石质重沉降，镇肝潜阳，虫类息风；《素问·至真要大论》“诸风掉眩，皆属于肝”，故入肝经，平肝潜阳，息风止痉。治肝阳上亢，肝风内动，中风，头晕目眩，惊风，癫痫和破伤风，以及热极生风和子痫等。

本类药有寒凉、温热之不同，宜辨证使用，脾虚慢惊者，不宜寒凉；阴血亏虚，当忌温燥。介类、矿石宜先煎。

### 羚羊角

羚羊角为洞角科动物赛加羚羊的角。

性味归经：咸，寒。归肝、心经。

功效：平肝息风，清肝明目，凉血解毒。

应用：

**1. 肝风内动** 本品主入肝经，咸寒质重，清肝，平肝息风，镇惊解痉，为治惊痫抽搐要药，尤宜属热极生风者。治温热病热邪炽盛之高热、神昏、痉厥抽搐者，常与钩藤、白芍、菊花、生地黄等配伍，如《通俗伤寒论》羚角钩藤汤。

**2. 肝火上炎，目赤** 有清肝明目作用，适用于肝热目赤，羞明疼痛等，常与石决明、龙胆草等同用。

**3. 温热病壮热神昏、热毒斑疹** 本品入心肝经，咸能入血，有清热凉血、泻火解毒之效，治疗温热病，壮热神昏，谵语狂躁，甚或抽搐，热毒斑疹等，常配石膏、朱砂、黄连等，如《外台秘要》紫雪丹。

用量用法：1～3g。磨汁或锉末服，每次 0.3～0.6g。

使用注意：入煎剂宜另煎，或磨汁冲服。

### 天麻

天麻为兰科多年生草本植物天麻的块茎。

性味归经：甘，平。归肝经。

功效：息风止痉，平肝潜阳，祛风活络。

应用：

**1. 肝风内动** 主入肝经，息风止痉，味甘质润，药性平和。用治各种原因所致的肝风内动之惊痫抽搐，无论寒热虚实，皆可配伍使用，有“定风草”之称。治小儿急惊风，配羚羊角、全蝎、钩藤等，如《医宗金鉴》钩藤饮。

**2. 肝阳上亢** 本品质重沉降，性质滋润，平肝潜阳，治肝阳上亢头痛及眩晕，配川芎，如《普济方》天麻丸；若见眩晕、头目胀痛，配伍钩藤、石决明、牛膝等，如《杂病证治新义》天麻钩藤饮；若风痰上扰，眩晕头痛，痰多胸闷者，可配半夏、白术、茯苓等，如《医学心悟》半夏白术天麻汤。因天麻善治肝风内动所致眩晕，故有“头晕不离天麻”之说。

**3. 风中经络，风湿痹痛** 肢体麻木，手足不遂等，与秦艽、羌活、牛膝、桑寄生等同用。

用量用法：3～9g。研末吞服1～1.5g。

### 钩藤

钩藤为茜草科绿木质藤本植物钩藤及同属多种植物的带钩茎叶。

性味归经：甘，凉。归肝、心包经。

功效：息风止痉，清热平肝。

应用：

**1. 热极生风** 本品味甘性凉，入肝、心包经，清肝火，息风止痉，治热极生风，痉挛抽搐，小儿惊风、夜啼，诸痫等。若治温病，惊厥抽搐，与羚羊角、天麻、蝉蜕等同用，如《通俗伤寒论》羚角钩藤汤；治小儿急惊风，壮热神昏、牙关紧闭、手足抽搐者，与天麻、全蝎、僵蚕同用，如《小儿药证直诀》钩藤饮子。

**2. 肝火上炎，肝阳上亢** 既能清肝，亦可平肝，善治肝火或肝阳上亢之眩晕，头痛，目赤等。属肝火者，配伍桑叶、菊花、地龙等，如《经验方》钩藤地龙汤；属肝阳上亢者，配伍天麻、石决明、杜仲等，如《杂病证治新义》天麻钩藤饮。

此外本品兼有疏散风热之效，治外感风热，发热，头痛，目赤等，可与蝉蜕、桑叶合用。

用量用法：9～30g。入煎剂宜后下，不宜久煎（20分钟内）。

使用注意：无风热及实热者慎用。

### 全蝎

全蝎为钳蝎科昆虫东亚钳蝎的全体。生用或炒用。

性味归经：辛、平，有毒。归肝经。

功效：息风止痉，解毒散结，通络止痛。

应用：

**1. 肝风内动** 本品味辛，主入肝经，虫类性走窜。平肝息风，兼搜外风，有良好的息风止痉及祛风止痉之效，为治痉挛抽搐要药。常与蜈蚣同用，研细末服，即《经验方》止痉散；治风中经络，口眼㖞斜，常与白附子、僵蚕同用，如《杨氏家藏方》牵正散。

**2. 疮疡肿毒、瘰疬结核** 本品为虫类，走窜之性强，且有毒，可解毒散结，通络止痛，用于恶疮肿毒疗效甚佳。治诸疮肿毒，《本草纲目》引《澹寮方》全蝎、栀子各7个，用麻油煎黑去渣，入黄蜡为膏外敷；《医学衷中参西录》以本品10枚，焙焦，分2次，黄酒下，消颌下肿硬。

**3. 顽痹、偏正头痛** 本品性善走窜，通络止痛。治痹证久治不愈，筋脉拘挛，甚则关节变形，可用本品配麝香少许，共为细末，温酒送服，可通痹止痛；治偏正头痛，单味研末吞服即可，配伍蜈蚣、僵蚕、川芎、羌活效佳。

用量用法：煎服，2～6g；研末吞服，每次0.6～1g。外用适量。

使用注意：本品有毒，用量不可过大。血虚生风者慎用。

### 僵蚕

僵蚕为蚕蛾科昆虫家蚕的幼虫在未吐丝前因感染白僵菌发病致死的僵化虫体。

性味归经：咸、辛，平。归肝、肺经。

功效：息风止痉，祛风止痛，化痰散结。

应用：

**1. 肝风内动** 本品味咸，平肝息风，化痰软坚散结，治肝风内动及肝风夹痰所致惊风，癫痫，中风等痉挛抽搐。治小儿急惊风，痰喘发痉者，常与天麻、全蝎、牛黄等同用，如《寿世保元》千金散；用治痫病的卒倒昏迷、四肢抽搐、口吐痰涎，与天麻、全蝎、半夏同用，如《医学心悟》定痫丸。

**2. 外风** 本品不但息内风，且祛外风。治风邪外袭，头痛，目痛咽痛，风疹瘙痒，风中经络，口眼㖞斜等。如治肝经风热上扰之偏正头痛，可单用，《赤水玄珠》以本品研末，葱茶调服；若见目赤肿痛，迎风流泪等，与桑叶、木贼、荆芥同用，如《证治准绳》白僵蚕散；治风疹瘙痒，单用即效，如《太平圣惠方》本品为末，内服；治风中经络，面部麻痹、口眼㖞斜，与全蝎、白附子同用，如《杨氏家藏方》牵正散。

**3. 痰核、瘰疬、发颐痄腮** 本品有化痰散结之功，用于瘰疬痰核，常与贝母，夏枯草等同用。

此外，本品尚有疏风止痒作用，可用于风疹瘙痒，多与蝉衣、薄荷等配伍。

用量用法：3～10g，一般多炒用，散风热宜生用。

其他平肝息风药简表见表 10-22。

**表 10-22 其他平肝息风药简表**

| 药名 | 性味归经 | 功效主治 | 用量用法 | 使用注意 |
|---|---|---|---|---|
| 石决明 | 咸，寒。归肝经 | 1. 平肝潜阳：治肝阴虚、肝阳上亢，头晕目眩<br>2. 清肝明目：治肝阴不足，肝虚有热，青盲内障，目赤翳障，视物模糊，胬肉攀睛等 | 15～30g，先煎 | |
| 珍珠母 | 咸、甘，寒。归肝、心经 | 1. 平肝潜阳：治肝阳上亢，头晕目眩<br>2. 安神定惊：治惊悸失眠，心神不宁<br>3. 明目：治肝热目赤、羞明怕光，翳障 | 10～25g，打碎先煎 | 脾胃虚寒者、孕妇慎用 |
| 白蒺藜 | 苦、辛，平，有小毒。归肝经 | 1. 平肝潜阳：治肝阳上亢头痛，眩晕等<br>2. 疏肝解郁：治胸胁不舒，乳闭不通<br>3. 祛风明目：治风热所致目赤多泪，头目疼痛 | 6～10g | |
| 蜈蚣 | 咸、辛，温，有毒。归肝经 | 1. 息风止痉：治急慢惊风，破伤风，癫痫等<br>2. 解毒散结：治疮疡肿毒，瘰疬溃烂，蚊虫咬伤<br>3. 通络止痛：治顽固头痛，痹证，关节疼痛 | 1～5g。研末吞服，0.6～1g | 本品有毒，不宜久服 |
| 代赭石 | 苦，寒。归肝、心包经 | 1. 平肝潜阳：治肝阳上亢，头痛眩晕等<br>2. 降逆：治嗳气，呃逆，呕吐及气喘<br>3. 止血：治吐血，衄血及崩漏 | 10～30g | 孕妇慎用 |

## 十五、固涩药

凡以收敛固涩为主要功效，治滑脱诸证的药物，称固涩药。本类药味多酸涩，归肺、脾、肾、大肠经，分别具有敛汗、止泻、固精、缩尿、止带、止血、止咳等作用，治疗气虚不固所致的自汗、盗汗，久泻、久痢，遗精、滑精，遗尿、尿频，久咳虚喘，以及崩漏、带下不止等滑脱诸证。

收敛固涩是治标之法，不能治本，故常与补益药同用，以期标本兼顾。外感邪实者禁用或慎用，以免留邪。

### 金樱子

金樱子为蔷薇科常绿攀缘灌木植物金樱子的成熟假果或除去瘦果的成熟花托。

性味归经：酸、涩，平。归肾、膀胱、大肠经。

功效：固精缩尿，涩肠止泻。

应用：

**1. 肾气不固** 味酸而涩，功专固涩，主入肾经，治肾气不固之遗精、滑精，小便频数、遗尿，带下清稀，白浊等。治遗精、滑精可单用本品熬膏服；治遗尿、尿频，《泉州本草》以本品与猪小肚煎服；治带下清稀，以本品与猪膀胱、冰糖炖服；治肾虚白浊，与芡实同用，如《仁存堂经验方》水陆二仙丹。

**2. 脾虚久泻** 常与党参、白术、山药、茯苓等同用。

用量用法：煎服，6～12g；单用15～30g。

使用注意：本品收涩力强，邪盛者忌用。

### 山茱萸

山茱萸为山茱萸科落叶小乔木植物山茱萸除去果核的果肉。

性味归经：酸、甘，温。归肝、肾经。

功效：补益肝肾，涩精缩尿，敛汗固脱。

应用：

**1. 肝肾亏虚** 本品酸温质润，入肝、肾经，补益肝肾，温而不燥，补而不腻，既补肾精，亦温肾阳，治肝肾亏虚之腰膝酸软、阳痿，以及肾气不固等。

（1）腰膝酸软，头晕耳鸣，阳痿：肝肾亏虚，精血不足，配熟地黄、山药等，如《小儿药证直诀》六味地黄丸；肾阳虚，腰膝酸冷，配附子、肉桂，即《金匮要略》肾气丸；若肾阳虚阳痿，配附子、肉桂、鹿角胶等，如《景岳全书》之右归丸。

（2）遗精、滑精、遗尿、尿频：既可补肾精，又可涩精，治肾阴虚，虚火内扰精室，与熟地黄、枸杞子、菟丝子同用，如《景岳全书》左归丸。

（3）崩漏下血，月经过多：本品可补益肝肾，固冲任，固经止血。常与熟地黄、当归、白芍合用，如《傅青主女科》加味四物汤。

**2. 大汗亡阳，元气欲脱** 张锡纯谓“萸肉既能敛汗，又善补肝，是以肝虚极而元气将脱者，服之最效”。治亡阳证大汗淋漓者，与人参、附子、龙骨、牡蛎等同用，如《医学衷中参西录》之来复汤。

用量用法：6～12g。亦可重用至30g。

使用注意：本品温补收涩，故素有湿热、小便淋涩者不宜。

### 乌梅

乌梅为蔷薇科植物梅的近成熟果实。去核生用或炒炭用。

性味归经：酸、涩，平。归肝、脾、肺、大肠经。

功效：敛肺止咳，涩肠止泻，安蛔止痛，生津止渴。

应用：

**1. 肺虚久咳** 本品酸涩，入肺经，善敛肺止咳，治肺虚久咳，常与罂粟壳同用，如《肘后方》两者等份蜜炒为末，睡前蜜汤送服。

**2. 久泻久痢** 治中焦虚寒或脾肾阳虚之久泻，或完谷不化，与诃子、人参、肉豆蔻等同用，如《证治准绳》固肠丸。

**3. 蛔厥腹痛，呕吐** 蛔得酸则静，本品有安蛔止痛、和胃止呕作用，可与细辛、黄连等同用，如《伤寒论》乌梅丸。

用量用法：3～10g。止泻止血宜炒炭用。

使用注意：表证或内有实热积滞者不宜。

### 五味子

五味子为木兰科多年生落叶藤本植物北五味子和南五味子的成熟果实。

性味归经：酸、甘，温。归肺、心、肾经。

功效：收敛固涩，益气生津，补肾宁心。

应用：

**1. 滑脱诸症**

（1）久咳虚喘：味酸收敛，性温质润，敛肺止咳，养肾阴，治肺虚久咳或肺肾两虚之咳喘，与罂粟壳同用，如《卫生家宝方》五味子丸。

（2）自汗、盗汗：本品酸收之力强，既可固表止汗，又可敛阴止汗。表虚自汗与黄芪、白术、牡蛎等同用；阴虚盗汗，与山茱萸、麦冬、生牡蛎等同用。

（3）遗精、尿频：可补肾涩精止遗，治阴虚火旺，遗精、早泄、滑精，与麦冬、熟地黄、山茱萸同用，如《医宗金鉴》麦味地黄丸。

（4）久泄：治脾肾虚寒，久泻不止，与吴茱萸炒香研末，米汤送服。

**2. 气津两虚** 本品甘能补益，酸能敛阴，且酸能生津，治热病后期，气津两伤，体倦汗多，气短心悸，口干等，以及气虚喘咳，常与人参、麦冬配伍，如《内外伤辨惑论》生脉散。

**3. 心神不安** 收敛心气，宁心安神，治阴血虚心神失养，或心肾不交之虚烦心悸、失眠多梦者，与丹参、麦冬、酸枣仁同用，如《摄生秘剖》天王补心丹。

用量用法：煎服，3～6g；研末服，每次1～3g。

使用注意：本品酸涩收敛，凡表邪未解，内有实热，咳嗽初起，麻疹初发者均不宜。

其他收敛固涩药简表见表10-23。

**表10-23 其他收敛固涩药简表**

| 药名 | 性味归经 | 功效主治 | 用量用法 | 使用注意 |
|---|---|---|---|---|
| 芡实 | 甘、涩，平。归脾、肾经 | 1. 健脾止泻：治脾虚久泻<br>2. 固肾涩精：治肾气不固，遗精早泄、小便频数<br>3. 止带：治湿热带下，或脾肾虚弱带下 | 9～15g | |
| 桑螵蛸 | 甘、咸、涩，平。归肝、肾经 | 1. 固精缩尿：治肾气不固，遗精滑泄，尿频，遗尿<br>2. 补肾助阳：治肾虚阳痿 | 3～10g | 阴虚火旺，膀胱有热者不宜 |
| 覆盆子 | 甘、酸，微温。归肝、肾经 | 益肾固精缩尿：治肾虚不固，遗精滑泄，尿频，遗尿 | 3～10g | 肾虚有火，尿短涩者不宜 |
| 诃子 | 苦、酸、涩，平。归肺、大肠经 | 1. 涩肠止泻：久泻<br>2. 敛肺利咽：肺虚喘咳，久嗽失音等 | 3～9g | |
| 罂粟壳 | 酸、涩，平，有毒。归肺、大肠、肾经 | 1. 敛肺止咳：治肺虚久咳<br>2. 涩肠止泻：治久泻久痢<br>3. 止痛：治心腹筋骨诸痛 | 3～10g | 咳嗽泻痢初起不宜 |

续表

| 药名 | 性味归经 | 功效主治 | 用量用法 | 使用注意 |
| --- | --- | --- | --- | --- |
| 椿皮 | 苦、涩，寒。归大肠、胃、肝经 | 1. 清热燥湿、涩肠：治久泻久痢，便血<br>2. 止血杀虫：治崩漏，赤白带下，疮癣 | 3～5g | |
| 石榴皮 | 酸、涩，温。归胃、大肠经 | 1. 涩肠止泻：治久泻，久痢，脱肛<br>2. 杀虫：治蛔虫，绦虫 | 3～10g | |
| 莲子 | 甘、涩，平。归脾、肾、心经 | 1. 补脾止泻：治脾虚久泻<br>2. 益肾固精：治肾虚遗精，滑精，带下<br>3. 养心安神：治阴血亏虚之虚烦，惊悸，失眠 | 6～15g | 便秘者不宜 |
| 浮小麦 | 甘，凉。归心经 | 1. 止汗：治自汗、盗汗<br>2. 除热：治骨蒸劳热<br>3. 养心安神：治脏躁 | 15～30g | |
| 糯稻根 | 甘、平。归心、肝经 | 1. 固表止汗：治自汗，盗汗<br>2. 退虚热：治骨蒸潮热 | 15～30g | |

# 第十一章 方　剂

方剂是在中医理论指导下，以辨证立法为依据，根据所确定的治法，选择合适的药物和剂量，按照中医组方结构的要求，配伍而成的。方剂是祖国医学理、法、方、药的一个重要环节，是中医辨证论治的具体体现。方剂学是研究药物的配伍原理和方法，方剂的剂型、剂量、功效、主治及临床运用的一门学科，是中医学的主要基础学科之一。

方剂学的发展历史悠久，内容极其丰富，据《全国中医图书联合目录》记载，仅从晋唐至今，现存的方书已达1950种之多，而南京中医药大学主编的《中医方剂大辞典》则收录了历代方剂96 592首。本章仅介绍有关方剂的基本知识和常用的代表性方剂，以便学习掌握。

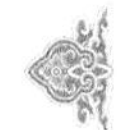

## 第一节　方剂的基本知识

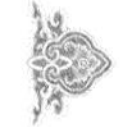

### 一、方剂与治法

方剂是理、法、方、药的一个组成部分，是根据所确定的治法选用相宜的药物，按照配伍原则组合在一起的处方。治法是明确辨证后所采取的治疗疾病的具体方法。治法是指导遣药组方的原则，而方剂是在明确治法前提下的具体运用，即所谓"辨证立法""以法统方"。若未立法，而先拟方，则仅仅是药物的堆砌，用之乏效，只有在辨证立法的基础上遣方用药，所组方剂才可取效。概而言之，治法是组方的依据，方剂是治法的体现。

历代医家在长期医疗实践过程中总结了许多治法，以治疗复杂多变的临床疾病。《黄帝内经》中记载了众多的治法，比如"寒者热之""热者寒之""坚者削之"等，即寒证用温法、热证用寒法，而"坚者削之"则相当于消法。清•程钟龄将诸多治法概括为"八法"，他在《医学心悟》中说："论病之情，则以寒、热、虚、实、表、里、阴、阳八字统之；而论治病之方，则可以汗、吐、下、和、消、清、温、补八法尽之。"由此可见，八法是以八纲理论为依据，对历代诸多治法所做的高度概括，迄今仍在临床得以沿用。

### 二、方剂的组成

中医临床用药多采用复方的形式，因此，在中医临床辨证并确立治法的基础上，按照组方原则，选择相宜的药物，确定必要的用量用法组合成方，是发挥理想治疗效果的需要。

#### （一）组方目的

药物的功用各有长短，临证中只有通过合理的组织，扬其特性，调其偏性，制其毒性，才能根据病情的需要，增强或改变原有的功能，消除或缓解药物对人体的不良影响，发挥药物相辅相成或相反相成的综合作用，使各具特色的不同药物组合成一个有机整体，从而满足中医辨证论治的要求。归纳起来，组方具有以下意义。

**1. 增强药效**　通过药物配伍，增强治疗作用，满足病情需要，即所谓"药有个性之专长，方有合群之妙用"。如荆芥、防风配合，增强疏风解表的作用；石膏、知母同用，增强清热泻火之力；

黄芪得升麻的协助，增强升阳举陷之力。

**2. 控制药用方向** 每一味中药都可能具有多方面的功用，如桂枝可解表散寒、温经止痛、温阳化气等。因此中药复方中每味药的功用发挥方向，就会受到配伍环境的影响。如川芎配羌活、细辛、白芷，重在祛风止头痛；配当归、芍药，长于活血养血调经；配香附、柴胡，可行气解郁。由此可见，通过方剂的复方配伍可以达到控制药用方向，减少临床用药随意性的目的。

**3. 扩大治疗范围** 中医临证，若能灵活运用辨证配伍的方法，可以使许多经典基本方剂不断扩大治疗范围。如四君子汤是治疗脾胃气虚的基础方，根据四君子汤而演变出的六君子汤、香砂六君子汤、异功散、补中益气汤等，较之四君子汤，既兼顾病情需要，又扩大了应用范围。

**4. 消减毒副作用** 俗语说“是药三分毒”，说明药物在治疗疾病的同时，也具有一定的毒副作用。几千年历代名医在药物配伍上所付出的努力，不仅是要提高药物的疗效，同时也是为了探索和掌握控制药物毒副作用的方法。具体上可以分为三大类方法：一是运用中药配伍“七情”中的“相杀”“相畏”原则；二是利用多味功效相近的药物配伍，加强协同，减少单味药物的用量，从而有效地减轻药物的毒副作用；三是掌控好药物的选择、炮制、煎煮、剂量、剂型，并因地、因时、因人制宜合理使用。

### （二）组方原则

方剂的组成必须遵循一定的原则。这种组方原则，是由君药、臣药、佐药和使药，即所谓“君、臣、佐、使”四个部分组成。早在《素问·至真要大论》中就有“主病之谓君，佐君之谓臣，应臣之谓使”的记载。“君、臣、佐、使”反映药物在方中不同地位和作用，说明方中药物配伍的主从关系。

**1. 君药** 是针对主病或主症发挥主要治疗作用的药物。一般而言，其药效居方中之首，用量较大，是方中不可缺少的药物。

**2. 臣药** 有两方面意义：一是辅助君药加强治疗主病或主症作用的药物；二是针对重要兼病或兼证起主要治疗作用的药物。在方中地位仅次于君药。

**3. 佐药** 有三种含义：一是佐助药，配合君、臣药加强治疗作用，或直接治疗次要兼证的药物；二是佐制药，降低或消除君、臣药的烈性或毒性；三是反佐药，即与君药性味相反，又能在治疗中起相成作用的药物。佐药的药力小于臣药。

**4. 使药** 有两种作用：一是引经药，能引导方中诸药直达病所的药物；二是调和药，具有调和方中诸药作用的药物。使药的药力较小，用量也轻。

综上所述，方剂中药物君、臣、佐、使的地位，主要依据药物在方中所发挥作用的主次来确定。此外，还与药效的大小、用量的轻重有关。在临床遣方用药中，君臣佐使不一定俱全，但君药必不可少。

为说明方剂组成原则的具体运用，以麻黄汤为例分析如下。

（1）主治外感风寒表实证。

（2）组成

1）君药：麻黄辛温，发汗解表，宣肺平喘。

2）臣药：桂枝辛甘而温，温经解肌助麻黄发汗解表。

3）佐药：杏仁苦温，下气降逆，助麻黄宣肺平喘。

4）使药：炙甘草甘温，调和诸药。

诸药合用，共奏解表散寒、宣肺平喘之功。

### （三）组方变化

方剂的组成需要遵循一定的原则，但并不是一成不变的。临床运用时，还需根据病情的轻重缓急、体质的强弱、年龄的大小、季节气候及地域差异等因素，在已有成方的基础上，灵活化裁，使方药与病证完全吻合，丝丝入扣，才能达到预期治疗目的。方剂的组成变化，主要有以下三种。

**1. 加减药味** 药物是决定方剂功效的主要因素，当某方基本适合患者的病情时，医者可根据兼证的不同，在原方的基础上，君药不变，只改变方中的次要药物，此即“随症加减”。如风热表证，症见发热、微恶风寒，口渴，舌红，苔薄白，脉浮数，可选用疏风清热的银翘散。若口渴甚者，是热伤津液，宜加天花粉以生津；如兼见衄血，是热伤血络，宜去荆芥，加白茅根、侧柏叶以凉血止血。

**2. 调整药量** 药味完全相同的方剂，可因药物分量比例的调整和改变，而致使方剂的功效与主治发生变化。如小承气汤与厚朴三物汤，同是大黄、枳实、厚朴三味药物组成，小承气汤中大黄为君药，用量倍于厚朴，目的在于泻下热结以通便，主治阳明腑实便秘之热结证；厚朴三物汤中厚朴用量倍于大黄，其治重在行气除满以通便，主治气滞腹胀便秘之气滞证（表 11-1）。

**表 11-1 小承气汤和厚朴三物汤比较**

| 方名 | 组成药物 | | | 功用 | 主治病证 |
|---|---|---|---|---|---|
| | 君 | 臣 | 佐 | | |
| 小承气汤 | 大黄四两 | 枳实三枚 | 厚朴二两 | 泻热通便 | 阳明腑实证（热结） |
| 厚朴三物汤 | 厚朴八两 | 枳实五枚 | 大黄四两 | 行气通便 | 气滞便秘证（气滞） |

**3.剂型变更** 即指中药剂型的改变，使药物作用的发挥有所不同。前人有“汤荡而丸缓”之说，即指病情急、重者，宜用作用快而力峻的汤剂；病情轻、缓者，宜用作用慢而力缓的丸剂。如理中丸治疗脾胃虚寒证，若改为汤剂则适用于病情较急重者；若将汤剂变为丸剂，则恰恰相反，可使作用变得缓慢而持续，适用于病情较轻较缓，或不宜急求速效者。

## 三、方剂的剂型

剂型是指方药制剂的形式。临床治疗采用何种剂型，主要根据病情的需要和药物性质的不同而决定。传统记述的中药剂型有 40 余种，随着现代科学技术的发展，又有很多新剂型产生。在此，主要介绍临床常用的一些剂型。

### （一）汤剂

汤剂又称煎剂。将药物配齐后，加水煎煮，去渣取汁，制成的一种液体剂型。适用于各种急、慢性疾病。优点是吸收快，显效快，方便随证加减，有利于满足辨证论治的需要，是中医临床使用最广的一种剂型。

### （二）丸剂

丸剂是将药物研成细粉或煎汁浓缩成膏，加适宜的黏合剂（又称赋形剂）制成球形的固体剂型。一般适用于慢性、虚弱性疾病。优点是吸收缓慢，药效持久，体积小，便于服用、携带；某些药性峻猛、芳香易挥发、剧毒或用于急救的药物，不宜煎汤，亦可制成丸剂，如安宫牛黄丸、朱砂安神丸等。常用的丸剂有蜜丸、水丸、糊丸、浓缩丸等。

### （三）散剂

散剂是将药物粉碎，均匀混合成干燥的粉末，分内服和外用两种。内服散剂有细末和粗末，如七厘散、银翘散等。外用散剂一般用作外敷，掺撒疮面或患病部位，如生肌散、金黄散等。亦有作吹喉、点眼等外用的，如冰硼散等。散剂的优点是吸收较快，制作方法简单，节省药材，性质较稳定，便于服用和携带。

### （四）膏剂

膏剂是将药物用水或植物油煎熬去渣而制成的剂型，有内服、外用两种。内服膏有流浸膏、浸膏、煎膏三种，外用膏则分为软膏和硬膏。内服膏剂的优点是便于服用，体积小，含量高。外用膏药的特点是可直接接触病变部位，便于药物吸收，并可持久发挥疗效。

### （五）丹剂

丹剂分两种：一种是用某些矿物类药高温加热升华，使它成为新的化合物，如红升丹、白降丹，多供外科疮疡外用，具有很强的祛腐作用；一种是由某些贵重药物组成或疗效显著的丸、散剂等，习惯上亦称为丹，如紫雪丹、至宝丹等，供内服用。

### （六）片剂

片剂是将药物研成细粉，或熬成浓膏，或提取有效成分，加入赋形剂，压制而成的片状制剂。其特点是剂量准确，服用方便，便于储存、携带，口感好、显效快。

### （七）针剂

针剂又称注射剂。针剂是将药材经过提取、精制等制成的灭菌水溶液、无菌混悬液或供配制成液体的无菌粉末，供皮内、穴位、肌肉或静脉注射用。特点是见效快、剂量准确、应用简便、便于保存等。

### （八）栓剂

栓剂古称坐药或塞药，是将中药研末成细粉，与基质混合成一定形状的固体剂型，纳入腔道（直肠、阴道）给药，并使药物在其间溶化、溶解而发挥药效。它的特点是通过直肠或阴道等黏膜的吸收，既减少药物在肝脏的“首过效应”，又减少药物对肝脏的毒性及副作用，还可避免药物对胃黏膜的刺激作用。

# 第二节　常用方剂

## 一、解表剂

凡以解表药为主所组成的，具有发汗、解表、透疹等作用，用以治疗表证的方剂，称为解表剂。解表剂的应用属于“八法”中“汗法”的范畴。

解表剂主要用于表证，凡风寒外感或温病初起，以及麻疹、疮疡，风湿痹证、水肿等病初起兼有表证者。外感表证有寒、热不同，加之患者体质有虚、实差别，因此解表剂根据主治的病证与功

效，可分为以下三类：

**1. 辛温解表剂**　适用于风寒表证，代表方如麻黄汤、桂枝汤、九味羌活汤。

**2. 辛凉解表剂**　适用于风热表证，代表方如银翘散、桑菊饮。

**3. 扶正解表剂**　适用于正虚兼有表证，代表方如败毒散。

应用解表剂时应注意：①解表剂多为辛散轻扬之品组成，不宜久煎，一般以多浸少煮为原则，以免煎煮过久药性挥发过度，作用减弱；②以微微汗出邪去为度，不可发汗太过，以免耗气伤津；③忌食生冷、油腻食物，以免影响药物的吸收及药效的发挥；④若表邪未尽，而又见里证者，一般应先解表，后治里；表里并重者，则当表里双解。若外邪已入里，或麻疹已透，或疮疡已溃，或虚证水肿，均不宜使用。

### 麻黄汤（《伤寒论》）

组成：麻黄 9g　桂枝 6g　杏仁 9g　炙甘草 3g

功效：发汗解表，宣肺平喘。

主治：外感风寒表实证。症见恶寒发热，头痛身疼，无汗而喘，苔薄白，脉浮紧。

方解：本方是治疗外感风寒表实证的基础方。方中麻黄苦辛性温，为肺经专药，善开腠理、透毛窍，有发汗解表、宣肺平喘作用，为君药；配桂枝发汗解表，温经散寒，既可增强君药发汗之力，又可缓解头痛身疼，为臣药；杏仁宣肺降气，与麻黄相配，宣降相宜以增强止咳平喘之功，为佐药；炙甘草既可增强麻黄、杏仁的止咳作用，又可缓和麻黄、桂枝的峻烈之性，以防止二药发汗太过伤正，并调和诸药，为佐使药。诸药合用，共奏发汗解表、宣肺平喘之功。

用法：水煎服，服后盖被取微汗。

临床运用：①本方是治疗外感风寒表实证的基础方。以恶寒发热，无汗而喘，苔薄白，脉浮紧为辨证要点。②本方为辛温发汗之峻剂，其发汗解表力量较强，故只能用于风寒邪盛而正气未虚的风寒表实证。③本方不宜久服，一般药后见汗出，不必再服。

### 桂枝汤（《伤寒论》）

组成：桂枝 9g　芍药 9g　炙甘草 6g　生姜 9g　大枣 3 枚

功效：解肌发表，调和营卫。

主治：外感风寒表虚证。症见头痛发热，汗出恶风，鼻鸣干呕，苔白不渴，脉浮缓。

方解：本方是治疗外感风寒表虚证的基础方。方中以辛温的桂枝为君药，助卫阳，通经络，解肌发表而祛在表之风邪；芍药酸收为臣药，益阴敛营，即敛固外泄之营阴。桂芍等量合用，寓意有三：一为针对卫强营弱，营卫同治，扶正祛邪；二为相辅相成，桂枝得芍药则汗出有源，芍药得桂枝则敛阴不留邪；三为相制相成，散中有收，汗中寓补。生姜辛温，助桂枝辛散表邪，兼和胃止呕；大枣甘平，益气补中，滋脾生津，姜枣相配，补脾和胃，调和营卫，共为佐药；炙甘草调和药性，合桂枝、生姜则辛甘化阳以实卫，合芍药、大枣则酸甘化阴以和营，功兼佐使之用。五药配伍，散中有收，邪正兼顾，阴阳并调。本方配伍严谨，法中有法，柯琴在《伤寒来苏集》中赞此方“为仲景群方之魁，乃滋阴和营，调和营卫，解肌发表之总方也”。

用法：水煎服，服后饮热稀粥以助药力，盖被令遍身微似有汗者佳。

临床运用：①本方是治疗外感风寒表虚证的基础方，也是体现调和营卫、调和阴阳治法的代表方，可用于病后、产后、体弱等因营卫不和所致的病证。本方以恶风，发热，汗出，脉浮缓为辨证要点；②凡外感风寒表实无汗者禁用；③服药期间禁食生冷、黏腻、酒肉等物。

**银翘散**（《温病条辨》）

组成：金银花 30g　连翘 30g　薄荷 18g　牛蒡子 18g　荆芥穗 12g　淡竹叶 12g　淡豆豉 15g　桔梗 18g　生甘草 15g

功效：辛凉透表，清热解毒。

主治：温病初起卫分证或风热表证。症见发热无汗或有汗不畅，微恶风寒，头痛口渴，咳嗽咽痛，舌边尖红，苔薄白或薄黄，脉浮数。

方解：本方为温病初起，邪在卫分而设，是治疗外感风热表证的常用方。方中金银花、连翘气味芳香，既能辛凉透表，清热解毒，又可辟秽化浊，在透散卫分表邪的同时，兼顾温热病多夹秽浊之气的特点，相须重用为君药；荆芥穗、淡豆豉辛而微温，解表散邪，二药辛而不烈，温而不燥，既增强辛散透表之力，又不悖辛凉之旨；薄荷、牛蒡子辛凉，疏散风热，清利头目且利咽。以上四药共为臣药。桔梗开宣肺气止咳，芦根、竹叶清热生津止渴，共为佐药；生甘草调和药性，又合桔梗利咽止咳，为佐使药。本方所用药物均系轻清之品，加之用法强调“香气大出，即取服，勿过煎”，体现了吴鞠通“治上焦如羽，非轻不举”的用药原则。本方配伍特点有二：一是辛凉之中配伍少量辛温之品，既有利于透邪，又不悖辛凉之旨；二是疏散风邪与清热解毒相配，具有外散风热、内清热毒之功，构成疏清兼顾，以疏为主之剂。

用法：共为粗末，每用 18g；以鲜芦根煎汤代水煎服，待香气大出，即取服，勿过煎。现多作汤剂，水煎服，用量参照原方比例酌情加减。

临床运用：本方是治疗温热初起或风热表证的常用方。以发热，微恶风寒，口渴咽痛，脉浮数为辨证要点。

**桑菊饮**（《温病条辨》）

组成：冬桑叶 9g　菊花 6g　杏仁 6g　桔梗 6g　连翘 6g　芦根 6g　薄荷 3g　甘草 3g

功效：疏风清热，宣肺止咳。

主治：风温初起，邪客肺络证。症见咳嗽微热，口微渴，脉浮数。

方解：本方是治疗风热犯肺之咳嗽的常用方剂。方中桑叶甘苦性凉，疏散上焦之风热，且善走肺络，能清宣肺热而止咳嗽；菊花辛甘性寒，疏散风热，二药轻清，直走上焦，相须为用，共为君药；杏仁肃降肺气、桔梗开宣肺气，二药合用，一宣一降复肺脏宣降之功而止咳，薄荷辛凉透表，协助桑、菊疏散上焦风热，三药均为臣药；连翘轻清透邪，又能清热解毒；芦根甘寒，清热生津止渴，共为佐药；甘草调和诸药，与桔梗相伍，又能利咽，兼具佐使之用。全方疏风清热，宣肺止咳，肺气恢复宣降，则表证解，咳嗽止。

银翘散与桑菊饮，都是治疗温病初起的辛凉解表剂，方中都有薄荷、桔梗、甘草、芦根、连翘五味药，但银翘散有金银花、荆芥穗、淡豆豉、牛蒡子、竹叶，透表清热之力强；桑菊饮有桑叶、菊花、杏仁，宣肺止咳之力大。故吴鞠通称银翘散为“辛凉平剂”，桑菊饮为“辛凉轻剂”。

用法：水煎服。

临床运用：①本方是治疗风热犯肺之咳嗽证的常用方剂。本方以咳嗽，微热，脉浮数为辨证要点；②本方为“辛凉轻剂”，故肺热甚者，当予以加味后运用，否则病重药轻，药不胜病；若系风寒咳嗽，不宜使用。

其他解表剂简表见表 11-2。

**表 11-2　其他解表剂简表**

| 方名 | 药物组成 | 功效 | 主治 |
| --- | --- | --- | --- |
| 九味羌活汤 | 羌活、防风、苍术、细辛、川芎、白芷、生地黄、黄芩、甘草 | 发汗祛湿，兼清里热 | 外感风寒湿邪、兼有里热证 |
| 败毒散 | 羌活、独活、柴胡、前胡、川芎、枳壳、桔梗、茯苓、人参、甘草、薄荷、生姜 | 散寒祛湿，益气解表 | 气虚外感证 |

## 二、清热剂

凡以清热药物为主组成，具有清热、泻火、凉血、解毒及滋阴退热等作用，用以治疗里热证的方剂，称为清热剂。清热剂的应用属于“八法”中 “清法”的范畴。

清热剂适用于表证已解、里热炽盛的证候。里热证有气分、血分之异，实热、虚热之别，脏腑偏盛之殊，故清热剂分为五类。

**1. 清气分热剂**　适用于热在气分证，代表方剂如白虎汤、竹叶石膏汤。

**2. 清营凉血剂**　适用于热邪深入营分、血分之证，代表方如清营汤、犀角地黄汤。

**3. 清热解毒剂**　适用于温毒、火毒、瘟疫等各种热毒病证，代表方如黄连解毒汤、普济消毒饮、凉膈散。

**4. 清脏腑热剂**　适用于热邪偏盛于某一脏腑，代表方如龙胆泻肝汤、导赤散、泻白散、清胃散。

**5. 清虚热剂**　适用于热病后期，邪去未尽，阴液已伤之证，代表方如青蒿鳖甲散。

应用清热剂时应注意清热剂多为寒凉之品，易败胃气，损伤脾阳，故应病去即止，不宜久服，必要时可配伍健脾和胃之品。

### 白虎汤（《伤寒论》）

组成：生石膏 30g　知母 9g　炙甘草 3g　粳米 12g

功效：清热生津。

主治：阳明气分热盛证。症见壮热，头痛，烦渴多饮，汗大出，恶热，口干舌燥，舌苔黄，脉洪大有力或滑数。

方解：本方是治疗阳明气分热盛证的基础方。方中生石膏辛甘寒，清热除烦，可除气分之高热，为君药；知母苦寒而质润，清热生津，助石膏清热，为臣药；石膏与知母相须为用，清热除烦、生津止渴之力尤强。炙甘草、粳米益气养胃而生津液，又可防止寒凉伤中之弊，共为佐使药。诸药合用，共奏清热生津、止渴除烦之功，使热清烦除、津生渴止，诸症自解。

用法：用水将米煮熟，去米，入其余三味同煎，分二次服。

临床运用：①本方是治疗阳明气分热盛证的基础方。本方以“四大”症状即大热，大渴，大汗出，脉洪大为辨证要点。②表证未解的无汗发热，口不渴者；血虚发热，脉洪大重按无力者；真寒假热之阴盛格阳证等不可误用。

### 清营汤（《温病条辨》）

组成：犀角 2g（或水牛角 30g）　生地黄 15g　竹叶心 3g　金银花 9g　连翘 6g　黄连 5g　玄参 9g　麦冬 9g　丹参 6g

功效：清营解毒，透热养阴。

主治：热病邪入营分。症见身热夜甚，口渴或不渴，时有谵语，心烦不眠，神志欠清，或斑疹隐隐，舌绛而干，脉细数。

方解：本方是清营透热转气的代表方剂，为热入营分，灼伤营阴，扰乱心神而设。方中犀角（水牛角）咸寒清解营分热毒为君药。玄参咸寒，滋阴清热解毒；生地黄甘寒，清营凉血滋阴；麦冬甘寒，养阴生津清热。三药共用，既可甘寒养阴保津，又可助君药清营凉血解毒，共为臣药。君臣相合，清营热而滋营阴，祛邪扶正兼顾。金银花、连翘、黄连、竹叶心清热解毒，透热转气，使初入营分之热邪转出气分而解，此即叶天士“入营犹可透热转气”之具体应用；丹参凉血活血，以防血与热结，均为佐药。诸药合用，以清营解毒为主，配以养阴生津和“透热转气”之品，使入营之邪透出气分而解，诸症自愈。

用法：水煎服。每日1剂。重症、急症可每日服2剂。

临床运用：①以身热烦渴，时有谵语，神志欠清，舌绛而干，脉细数为辨证要点。②应用本方应注意舌象，舌苔白滑，湿重者不宜使用。

### 龙胆泻肝汤（《兰室秘藏》）

组成：龙胆草9g　黄芩9g　栀子9g　泽泻9g　木通9g　车前子9g　当归6g　生地黄18g　柴胡6g　甘草3g

功效：清肝胆实火，清下焦湿热。

主治：①肝胆实火上扰证。症见头痛目赤，胁痛口苦，耳聋耳肿，舌红苔黄，脉弦数有力。②肝经湿热下注证。症见阴肿，阴痒，小便淋浊，带下臭秽，舌红苔黄腻，脉弦数有力。

方解：本方是治疗肝胆实火上扰及肝经湿热下注证的常用方。方中龙胆草大苦大寒，上清肝胆实火，下利肝经湿热为君药；黄芩、栀子苦寒，泻火解毒，燥湿清热，助君药加强清热燥湿之力，为臣药；泽泻、木通、车前子清热利湿，引湿热从小便而出，当归、生地黄滋阴养血并兼顾肝脏本体，意在泻中有补，使泻火之药不致苦燥伤阴，共为佐药；柴胡疏肝清热，条畅肝胆气机兼顾肝用，并引诸药入肝经为引经药，为佐使药；甘草调和，为使药。诸药合用，清利并行，泻中有补，共奏清肝胆实火、清下焦湿热之功。

用法：水煎服；亦可做成丸剂，每服6～9g，每日2次，温开水送服。

临床运用：①本方是治疗肝胆实火上扰及肝经湿热下注证的常用方。本方以头痛、目赤、耳肿、耳聋、小便淋浊、阴痒阴肿，带下臭秽等为辨证要点。②方中用药多苦寒之品，易伤脾胃，当中病即止，不宜多服、久服。脾胃虚寒，阴虚阳亢者均应慎用。

### 青蒿鳖甲汤（《温病条辨》）

组成：青蒿9g　鳖甲15g　生地黄12g　知母9g　牡丹皮9g

功效：养阴透热。

主治：温病后期，邪扰阴分证。症见夜热早凉，热退无汗，舌红少苔，脉细数。

方解：本方是清虚热的常用方。方证为温病后期，阴液已伤，余热未尽，热扰阴分所致。治宜养阴透热，方中鳖甲咸寒，直入阴分，滋阴退热，入络搜邪；青蒿芳香，清热透邪，引邪外出。吴鞠通自释：“此方有先入后出之妙，青蒿不能直入阴分，有鳖甲领之入也；鳖甲不能独出阳分，有青蒿领之出也”（《温病条辨》），鳖甲、青蒿共为君药，滋阴清热，内清外透。生地黄、知母养阴清热，助君药以退虚热，为臣药；牡丹皮凉血透泻阴分之火，助青蒿透泻阴分之伏热，为佐药。诸药合用，清热、透邪、滋阴三者并施，以滋养阴液为中心，兼清热透火，辛凉透散，标本兼顾，共奏养阴透热之效。

用法：水煎服。

临床运用：①本方主治热病后期，邪入阴分，以夜热早凉，热退无汗，舌红少苔，脉细数为辨

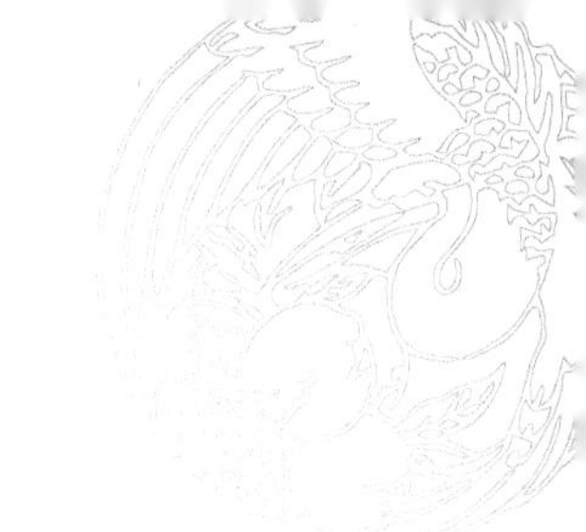

证要点；②阴虚欲作动风者不宜使用。

其他清热剂简表见表 11-3。

**表 11-3　其他清热剂简表**

| 方名 | 药物组成 | 功效 | 主治 |
|---|---|---|---|
| 竹叶石膏汤 | 竹叶、石膏、半夏、麦冬、人参、甘草、粳米 | 清热生津，益气和胃 | 伤寒、温病、暑病之后，余热未清，气津两伤证 |
| 犀角地黄汤 | 犀角、生地黄、赤芍、牡丹皮 | 清热解毒，凉血散瘀 | 热病邪入血分证 |
| 黄连解毒汤 | 黄连、黄芩、黄柏、栀子 | 泻火解毒 | 三焦火毒热盛证 |
| 普济消毒饮 | 黄芩、黄连、陈皮、甘草、玄参、连翘、板蓝根、马勃、牛蒡子、薄荷、僵蚕、升麻、柴胡、桔梗 | 清热解毒，疏风消肿 | 大头瘟，颜面丹毒 |
| 凉膈散 | 大黄、芒硝、甘草、栀子、薄荷、黄芩、连翘、竹叶 | 泻火通便，清上泄下 | 上中二焦邪热炽盛证 |
| 导赤散 | 生地黄、木通、竹叶、生甘草梢 | 清心养阴，利水通淋 | 心经火热证 |
| 泻白散 | 地骨皮、桑白皮、甘草、粳米 | 清泻肺热，止咳平喘 | 肺有伏火之咳喘证 |
| 清胃散 | 生地黄、当归、牡丹皮、黄连、升麻 | 清胃凉血 | 胃火上攻证 |

## 三、泻下剂

凡以泻下药物为主组成，具有通便、泻热、攻积、逐水等作用，治疗里实证的方剂，称为泻下剂。泻下剂的应用属于“八法”中“下法”的范畴。

形成里实证的病因不同，人体体质有虚实的差异，因而立法用方亦不同。热结则寒下，寒结则温下，燥结则润下，水结则逐水。泻下剂相应分为以下四类：

**1. 寒下剂**　适用于里热积滞实证，代表方如大承气汤、小承气汤、调胃承气汤、大黄牡丹汤。

**2. 温下剂**　适用于里寒积滞实证，代表方如温脾汤。

**3. 润下剂**　适用于肠燥津亏之大便秘结证，代表方如麻子仁丸、五仁丸。

**4. 逐水剂**　适用于水饮壅盛于里的实证，代表方如十枣汤。

这里仅介绍寒下、润下两类方。使用泻下剂时应注意：①除润下较为缓和外，泻下剂大多属峻烈之剂，故对老、弱、孕、童，月经期等患者均应慎用或禁用；②泻下剂易伤胃气，应得效即止，慎勿过剂；③忌食油腻辛辣和不易消化食物，以免重伤胃气。

**大承气汤**（《伤寒论》）

组成：大黄 12g　厚朴 12g　枳实 9g　芒硝 9g

功效：峻下热结。

主治：阳明腑实证。症见大便不通，或泻下稀水臭秽，矢气频转，脘腹痞满，腹痛拒按，甚或潮热谵语，发狂、抽搐等，舌苔黄厚而干，或焦黄起芒刺，脉沉实有力，或滑数。

方解：本方是寒下的代表方，主治病邪入里化热，热实相搏的阳明腑实证。前人用“痞、满、燥、实”四字来概括阳明腑实证：“痞”即自觉胸脘有闷塞重压感；“满”指脘腹胀满，按之有抵抗感；“燥”指肠中燥屎，干结不下；“实”即大便不通，腹痛拒按。方中大黄苦寒，泻热通便，荡涤肠胃，为君药；芒硝咸寒，泻热攻下，软坚通便，为臣药；并配伍佐药枳实、厚朴行气散结，消痞除满，协助君臣药推荡积滞。诸药合用，苦寒与咸寒相配，攻下热结；泻下与行气共用，行气通下，共奏推陈致新、峻下热结之功。六腑以通为用，胃气以下降为顺，本方峻下热结，承顺胃气下行之势，故名“大承气汤”。

用法：先煎枳实、厚朴，后下大黄，芒硝冲服。如大便得下，余药勿服。

临床运用：①本方是治疗阳明腑实证的基础方，又是寒下法的代表方。本方以“痞、满、燥、实”四证俱全，以及苔黄，脉实为辨证要点；②本方药物性味苦寒，为泻下峻剂，凡气虚阴亏、燥结不甚及年老体弱者均应慎用，孕妇禁用。

**麻子仁丸（脾约丸）**（《伤寒论》）

组成：麻子仁、大黄各 500g　杏仁、厚朴、枳实、芍药各 250g

功效：润肠泻热，行气通便。

主治：肠燥便秘证。症见大便干结，小便频数，难以排出，舌苔微黄少津，脉细涩。

方解：本方是治疗胃肠燥热的常用方。遵“燥者润之”的宗旨，方中麻子仁、杏仁、芍药、白蜜润肠滋阴，其中麻子仁甘平质润多脂，功善润肠通便为君药；杏仁上肃肺气，下润大肠；白芍养血敛阴，缓急止痛为臣药；大黄、枳实、厚朴此三味即小承气汤，泻下通便，使肠道濡润，腑气通顺，大便燥结之症可解，为佐药；蜂蜜甘缓，既能助麻子仁、杏仁以润下，又能缓小承气之攻下，为佐使。本方下不伤正，润不滋腻，攻润结合，使燥热去，阴液复，大便自调。

用法：共为细末，炼蜜为丸，每次 9g，每日 2 次，温开水送服。亦可按原方比例酌减，煎汤服。

临床运用：①本方以大便秘结，难以排出，舌苔微黄少津为辨证要点。②本方虽为润肠缓下剂，但仍含有攻下破滞之品，故年老体虚，津血亏少者，不宜常服，孕妇慎用。

其他泻下剂简表见表 11-4。

**表 11-4　其他泻下剂简表**

| 方名 | 药物组成 | 功效 | 主治 |
|---|---|---|---|
| 小承气汤 | 大黄、枳实、厚朴 | 轻下热结 | 痞、满、实之阳明腑实轻证 |
| 调胃承气汤 | 大黄、芒硝、炙甘草 | 峻下热结 | 燥、实之阳明腑实轻缓证 |
| 大黄牡丹汤 | 大黄、牡丹皮、桃仁、冬瓜仁、芒硝 | 泻热逐瘀，散结消肿 | 肠痈初起 |
| 温脾汤 | 大黄、当归、干姜、附子、人参、芒硝、甘草 | 攻下冷积，温补脾阳 | 阳虚寒积证 |
| 五仁丸 | 桃仁、杏仁、柏子仁、松子仁、郁李仁、陈皮 | 润肠通便 | 津枯便秘 |
| 十枣汤 | 甘遂、大戟、芫花、大枣 | 攻逐水饮 | 悬饮，水肿 |

## 四、祛湿剂

凡以祛除湿邪的药物为主组成，具有化湿利水、通淋泄浊作用，用以治疗水湿病证的方剂，称为祛湿剂。祛湿剂的应用属于“八法”中“消法”的范畴。

祛湿剂是为治疗水湿病证而设。凡因湿邪所致的湿温、泄泻、水肿、黄疸、淋浊诸病证，皆可随证选用。湿邪伤人，常与风、寒、暑、热相兼，所犯部位有表里、上下之别，人体有虚实、强弱之分，病情有寒化、热化之变。因此，祛湿之法较为复杂。大抵湿邪在上、在外者，可表散微汗而解之；在内、在下者，可芳化、淡渗、苦燥以除之；从寒化者，宜温阳化湿；从热化者，宜清热化湿。根据治法与方剂功用的不同，祛湿剂可大致分为以下四类：

**1. 芳香化湿剂**　适用于外感风寒，内伤湿滞之证，代表方如藿香正气散。

**2. 苦温燥湿剂**　适用于湿困脾胃之证，代表方如平胃散。

**3. 淡渗利湿剂**　适用于水湿停留，小便不利之证，代表方如五苓散。

**4. 清热化湿剂** 适用于湿热俱盛，或湿从热化之证，代表方如茵陈蒿汤、八正散、二妙散、三仁汤。

应用祛湿剂时应注意：①祛湿剂多由辛香温燥或甘淡渗利之药组成，易于耗伤阴液，故对阴虚津亏者应慎用；②湿为阴邪，易阻滞气机，祛湿剂常配伍行气药，以求气行则湿化。

### 藿香正气散（《太平惠民和剂局方》）

组成：藿香 90g 紫苏 30g 陈皮 60g 白芷 30g 茯苓 30g 大腹皮 30g 白术 60g 半夏曲 60g 厚朴 60g 桔梗 60g 甘草 75g 生姜 3 片 大枣 3 枚

功效：解表化湿，理气和中。

主治：外感风寒，内伤湿滞证及山岚瘴疟证。症见恶寒发热，头痛，胸膈满闷，恶心呕吐，腹痛泄泻，舌苔白腻等。

方解：本方是治疗外感风寒，内伤湿滞的常用方。方中藿香芳香化湿，解表散寒，理气和中，为君药。紫苏叶、白芷辛香发散，解表散寒；半夏曲、厚朴燥湿和胃，宽胸除满，共助藿香解表化湿，为臣药；陈皮行气健脾，和中燥湿，茯苓、白术健脾祛湿，大腹皮行气利湿，桔梗宣畅肺气，以利解表化湿，生姜、大枣健脾和胃，共为佐药；炙甘草调药和中为使药。诸药合用，使风寒得散，湿滞得化，清升浊降，气机通畅，诸症自愈。

用法：共为细末，每次 6～9g，生姜、大枣煎汤送服，每日 2～3 次；亦可制丸剂，每服 6～9g，每日 3 次，温开水送服；亦可水煎服，用量按原方比例酌定。

临床运用：①本方是治疗外感风寒，内伤湿滞的常用方。本方以寒热头痛，胸闷腹痛，呕吐泄泻，舌苔白腻为辨证要点。本方重在化湿和胃，解表散寒之力较弱，故服后宜盖被以助解表。对夏月伤湿感寒，脾胃失和者最为适宜；②湿热霍乱之吐泻、伤食之吐泻者不宜使用本方。

### 平胃散（《太平惠民和剂局方》）

组成：苍术 120g 厚朴 90g 陈皮 60g 甘草 30g

功效：苦温燥湿，健运脾胃。

主治：湿困脾胃证。症见胸闷，脘腹胀满，恶心呕吐，食欲不振，嗳气吞酸，四肢倦怠，腹泻，舌苔白腻而厚，脉缓。

方解：本方是治疗湿困脾胃证的基础方。湿邪中阻，脾胃受困，气机不利，治当燥湿健脾，理气宽中。方中苍术辛香苦温，燥湿健脾，使湿去而脾运有权，脾健则湿邪得化，故重用为君药；厚朴芳化苦燥，行气除满而化湿，气行则湿化，为臣药；陈皮理气和胃，与厚朴同用，更能增强理气宽中的作用，为佐药；甘草、姜、枣调和脾胃为使药。诸药合用，共奏燥湿健脾和胃之功。

用法：共为细末，每服 6g，生姜 2 片、大枣 2 枚煎汤送下；现多按原方用量比例，作汤剂水煎服。

临床运用：①本方是治疗湿困脾胃证的基础方，本方以脘腹胀满，舌苔厚腻为辨证要点；②本方辛苦温燥，易耗气伤津，故阴虚气滞、脾胃虚弱者不宜使用。

### 茵陈蒿汤（《伤寒论》）

组成：茵陈 18g 栀子 12g 大黄 6g

功效：清热，利湿，退黄。

主治：湿热黄疸。一身面目俱黄，黄色鲜明如橘子色，发热，无汗或但头汗出，口渴欲饮，恶心呕吐，腹微满，小便短赤，大便不爽或秘结，舌红苔黄腻，脉沉数或滑数有力。

方解：本方是治湿热黄疸第一要方。方中茵陈苦寒降泻，长于清利脾胃肝胆湿热，为治黄疸要药，重用为君药；栀子协助君药以清热利湿退黄，使湿热从小便而去为臣药；大黄降泻瘀热，通利大便，导湿热瘀滞由大肠而去，为佐药。诸药合用，清利降泻，前后分消，使邪有去路，则湿去热退，黄疸自消。

用法：水煎服。

临床运用：①本方以周身皮肤、白睛黄染，黄色鲜明，小便黄赤，苔黄腻为辨证要点；②本方苦寒较甚，阴黄者不宜使用。

其他祛湿剂简表见表 11-5。

**表 11-5　其他祛湿剂简表**

| 方名 | 药物组成 | 功效 | 主治 |
|---|---|---|---|
| 五苓散 | 泽泻、茯苓、猪苓、白术、桂枝 | 渗湿利水，温阳化气 | 膀胱气化不利之水湿停聚 |
| 八正散 | 木通、车前子、瞿麦、萹蓄、滑石、甘草梢、栀子、大黄 | 清热泻火，利水通淋 | 湿热淋证 |
| 二妙散 | 黄柏、苍术 | 清热燥湿 | 湿热下注证 |
| 三仁汤 | 杏仁、滑石、通草、白蔻仁、竹叶、厚朴、薏苡仁、半夏 | 宣畅气机，清利湿热 | 湿重于热之湿温病 |

## 五、温里剂

凡是以温里药物为主组成，具有温里助阳，散寒通脉，温阳化饮，回阳救逆等作用，治疗里寒证的方剂，称为温里剂。温里剂的应用属于“八法”中“温法”范畴。

里寒证的治疗，病位有脏腑经络之异，病情有轻重缓急之别，故在治法上有所区别。本节方剂根据功效分为四类：

**1. 温中祛寒剂**　适用于脾胃虚寒证，代表方如理中丸、小建中汤。

**2. 回阳救逆剂**　适用于阳气衰微，阴寒内盛的急证，代表方如四逆汤。

**3. 温经散寒剂**　适用于寒凝经脉证，代表方如当归四逆汤。

**4. 温阳化饮剂**　适用于阳气亏虚，水湿内停诸证，代表方如苓桂术甘汤、真武汤。

应用温里剂时应注意：①辨清寒热真假，如真热假寒，不可误用；②本类方剂多由辛温燥热之品组成，对于热证、阴虚证应慎用，以免重伤阴血。

**理中丸**（《伤寒论》）

组成：干姜、人参、白术、炙甘草各 90g

功效：温中散寒，补气健脾。

主治：脾胃虚寒证。症见脘腹隐痛，喜按喜温；或呕吐，或大便稀溏，食少倦怠，口淡不渴，舌淡苔白润，脉沉细或沉迟无力。

方解：本方是治疗脾胃虚寒的基础方。由于脾胃虚寒，运化无权，升降失常所致。遵循《黄帝内经》“寒者热之”“虚则补之”之旨，治宜温中散寒、补气健脾。方中以大辛大热之干姜温中祛寒、扶阳抑阴，为君药；人参甘温入脾，益气补中，助干姜复中焦阳气，为臣药；脾为湿土，中虚不运，易于生湿，故以甘温苦燥之白术为佐药，健脾燥湿；炙甘草与诸药等量，一可助人参、白术益气健脾，二可缓急止痛，三为调和诸药，兼佐使之用。四药配合，中焦之寒得辛热而去，中焦之虚得甘温而复。

用法：共研细末，蜜和为丸，每服 9g，每日 2～3 次，或作汤剂，水煎服。

临床运用：①本方是治疗中焦脾胃虚寒的基础方。本方以脘腹隐痛，呕吐，便溏，口淡不渴，舌淡，苔白，脉沉迟弱为辨证要点；②湿热内蕴中焦或脾胃阴虚者不宜使用。

**四逆汤**（《伤寒论》）

组成：附子 15g　干姜 6g　炙甘草 6g

功效：回阳救逆。

主治：阴盛阳衰之寒厥证。症见四肢厥逆，冷汗淋漓，神疲欲寐，或腹痛下利，面色苍白，舌苔白滑，脉沉微细。

方解：本方是回阳救逆的代表方剂。方中附子大辛大热，通行十二经脉，通达内外以回阳救逆，为君药；干姜温中散寒，守而不走，辅助附子，先后天同温，使回阳救逆之力大增，前人有“附子无姜不热”之说，故为臣药；佐以甘草益气和中，调和药性，既可缓和姜、附燥热之性，又可助附子回阳救逆。三药合用，温补并用，药专力宏，具有回阳救逆之功。

用法：先煎附子 1 小时，再入余药同煎，取汁温服。

临床运用：①本方以四肢厥逆，冷汗淋漓，神疲欲寐，面色苍白，脉沉微细为辨证要点；②本方在服药后若出现呕吐拒药者，可将药液置凉后服用；因主药为大辛大热之品，中病手足温和即止，不可久服；真热假寒者忌用。

**苓桂术甘汤**（《伤寒论》）

组成：茯苓 12g　桂枝 9g　白术 6g　炙甘草 6g

功效：温阳化饮，健脾利湿。

主治：中阳不足之痰饮。症见胸胁支满，目眩心悸，短气而咳，舌苔白滑，脉弦滑或沉紧。

方解：本方是治疗中阳不足之痰饮的代表方。方中重用甘淡渗利之茯苓为君药，健脾利水，渗湿化饮；臣以温阳化气，平冲降逆之桂枝，两者是温化水饮之常用组合；白术健脾燥湿为佐；炙甘草，行佐使之职，辛甘化阳、健脾和中、调和药性。全方温而不燥，利而不峻，标本兼顾，共奏温阳化饮、健脾利湿之功。

用法：水煎服。

临床运用：①本方以胸胁支满，目眩心悸，舌苔白滑为辨证要点。②若饮邪化热，咳痰黏稠者不宜使用本方。

其他温里剂简表见表 11-6。

**表 11-6　其他温里剂简表**

| 方名 | 药物组成 | 功效 | 主治 |
| --- | --- | --- | --- |
| 小建中汤 | 桂枝、炙甘草、大枣、芍药、生姜、胶饴 | 温中补虚，和里缓急 | 脾胃虚寒，肝脾不和证 |
| 当归四逆汤 | 当归、桂枝、芍药、细辛、炙甘草、通草、大枣 | 温经散寒，养血通脉 | 血虚寒厥证 |
| 真武汤 | 茯苓、芍药、白术、生姜、炮附子 | 温阳利水 | 阳虚水泛证 |

## 六、和解剂

凡具有和解、解郁、疏畅、调和作用，用以治疗少阳病或肝脾不和，肠胃不和等证的方剂，称为和解剂。和解剂的应用属于“八法”中“和法”的范畴。

和解剂原为伤寒邪入少阳而设，少阳属胆，属表里之间，既不宜发汗，又不宜吐下，唯有和解一法最为合适。而胆又附于肝，与肝相表里，胆经发病可影响至肝，肝经发病亦可影响至胆，且肝胆疾病又可累及脾胃。此类病证，纯攻、纯补、纯清、纯温等法均难收功，须使用和解之法，可正邪兼顾、升降配合、肝脾同治、寒热并用。

和解剂配伍较为独特，常常祛邪与扶正、透表与清里、疏肝与健脾、温里与清热等法兼施，全方无明显寒热偏颇，性质平和，作用和缓，照顾全面，体现了“和”法的组方思路。对于此类疾病，根据病证病机及功用不同，可分为三类：

**1. 和解少阳剂** 适用于伤寒邪在少阳的病证，代表方如小柴胡汤、蒿芩清胆汤。

**2. 调和肝脾剂** 适用于肝脾不和证，代表方如四逆散、逍遥散。

**3. 调和肠胃剂** 适用于肠胃不和之寒热错杂、虚实夹杂、升降失常证，代表方如半夏泻心汤。

应用和解剂时应注意：本类方剂作用偏于祛邪，纯虚者不宜，以防伤正。因其兼顾正气，纯实者亦当审慎，以免贻误病情。

### 小柴胡汤（《伤寒论》）

组成：柴胡 12g 黄芩 9g 半夏 9g 人参 6g 炙甘草 6g 生姜 9g 大枣 4 枚

功效：和解少阳。

主治：少阳证。症见寒热往来，胸胁苦满，默默不欲饮食，心烦喜呕，口苦，咽干，目眩，舌苔薄白，脉弦；或妇人伤寒，经水适断，寒热发作有时之热入血室证。

方解：本方是和解少阳的主方。少阳为三阳之枢，邪犯少阳，徘徊于半表半里之间，方中柴胡清透少阳之热，疏解少阳之郁滞，为君药；黄芩协助君药清泻少阳之热，为臣药；柴胡之升散，得黄芩之降泄，两者配伍，是和解少阳的基本结构。胆气犯胃，胃失和降，半夏、生姜和胃降逆而止呕吐；邪从太阳传入少阳，缘于正气本虚，人参、大枣、炙甘草补中益气，扶正以祛邪，防止内传，共为佐药；而大枣、炙甘草又能调和诸药，兼为使药。诸药合用，具有和解少阳、疏畅气机、和胃降逆、补中扶正的功效。

用法：水煎服。

临床运用：①本方主治少阳证，以寒热往来，胸胁苦满，心烦喜呕，口苦咽干，苔薄白，脉弦为辨证要点；②方中柴胡升散，黄芩、半夏性燥，阴虚血少者禁用。

### 四逆散（《伤寒论》）

组成：柴胡、芍药、枳实、炙甘草各 6g

功效：行气解郁，疏肝理脾。

主治：阳郁厥逆证，症见手足不温，或腹痛，或泄利下重，脉弦；肝脾气郁证，症见胁肋胀闷，脘腹疼痛，脉弦。

方解：本方原治阳郁厥逆证，后世多用作疏肝理脾的基础方。四逆者，即手足不温。因外邪传经入里，气机郁遏，不得疏泄，导致阳气内郁，不能达于四末，而见手足不温。此类“四逆”与阳衰阴盛的四肢厥逆有本质上的区别。故治宜透邪解郁，调畅气机为法。方中柴胡入肝胆经，升发阳气，疏肝解郁，透邪外出，为君药；肝脏体阴而用阳，阳郁为热易伤阴，故以白芍敛阴养血柔肝为臣，与柴胡相伍，补养肝血，条达肝气，体用兼顾，又可使柴胡升散而无耗伤阴血之虑；佐枳实理气解郁，与柴胡一升一降，疏畅气机，升清降浊；甘草调和诸药，益脾和中为使。四药合用，肝脾同治，气血并调，共奏行气解郁、疏肝理脾之效，使邪去郁解，气血调畅，清阳得伸，四逆自愈。

用法：古用法：研末，米汤送服，每日 3 次。现代：水煎服。

临床运用：本方主治阳郁厥逆，肝脾气郁证，以手足不温，或胁肋胀闷，脘腹疼痛，脉弦为辨证要点。

**逍遥散**（《太平惠民和剂局方》）

组成：柴胡 9g　当归 9g　白芍 12g　白术 9g　茯苓 15g　炙甘草 6g

功效：疏肝解郁，养血健脾。

主治：肝郁血虚脾弱之证。症见两胁作痛，胸闷嗳气，头痛目眩，口干咽燥，神疲食少，或月经不调，乳房胀痛，或寒热如疟，舌淡红，脉弦细。

方解：本方是治疗肝郁血虚，肝脾不和之证的常用方剂。方中柴胡疏肝解郁，为君药；当归、白芍为臣药，养血补肝；佐以茯苓、白术、炙甘草健脾和中；使药煨生姜温中和胃；另用薄荷少许，以增柴胡疏肝解郁之功。诸药合用，可使肝脾调和，而诸症可愈。

用法：现常作汤剂，加煨生姜、薄荷少许，水煎服。或为丸剂，每服 9g，每日 2 次。

临床运用：本方以两胁作痛，食少神疲，情志抑郁，舌淡红，脉弦细为辨证要点。

其他和解剂简表见表 11-7。

**表 11-7　其他和解剂简表**

| 方名 | 药物组成 | 功效 | 主治 |
|---|---|---|---|
| 蒿芩清胆汤 | 青蒿、竹茹、半夏、茯苓、黄芩、枳壳、陈皮、碧玉散 | 清胆利湿，和胃化痰 | 少阳湿热证 |
| 半夏泻心汤 | 半夏、黄芩、黄连、干姜、人参、炙甘草、大枣 | 和胃降逆，开结除痞 | 寒热中阻，胃肠不和 |

## 七、理气剂

凡以理气药物为主组成，具有行气或降气功能，用以治疗气滞或气逆的方剂，称为理气剂。理气剂的应用属于“八法”中“消法”的范畴。

气为一身之主，内而脏腑，外而肌腠，升降出入有序，周行全身，以维持正常的生理功能。或情志失常、或劳倦过度、或饮食失节、或寒温失宜，均可使气机失常，产生多种疾病。气病范围广泛，包括气虚、气陷、气滞、气逆等方面。气虚宜补气，气陷宜升气，气滞宜行气，气逆宜降气。气虚证和气陷证的治法和方剂将在补益剂中介绍，这里重点介绍行气与降气的方剂。

**1. 行气剂**　适用于肝气郁结、脾胃气滞等气机郁滞的病证，代表方如柴胡疏肝散、越鞠丸、半夏厚朴汤、金铃子散。

**2. 降气剂**　适用于肺气上逆、胃气上逆等病证，代表方如苏子降气汤、旋覆代赭汤。

应用理气剂应注意：理气剂所用药物大多为芳香辛燥之品，易伤津耗气，故气虚、阴虚火旺者应慎用。

**柴胡疏肝散**（《景岳全书》）

组成：柴胡 6g　白芍、枳壳、香附、川芎各 4.5g　陈皮 6g　炙甘草 6g

功效：疏肝解郁，行气止痛。

主治：肝气郁结证。症见胁肋胀痛，胸闷喜太息，情志抑郁易怒，或嗳气，纳呆，脘腹胀满，或痛经，脉弦等。

方解：本方是治疗肝气郁结或肝气犯胃所致肝胃不和的常用方。治遵《黄帝内经》“木郁达之”之旨，顺其条达之性，立疏肝理气为法。本方柴胡味辛，疏肝解郁，调理气机，遂肝条达之性，为君药；香附、川芎味辛，一疏肝理气解郁，一行气活血止痛，助柴胡解肝郁之功，共为臣药；枳壳、陈皮理气行滞开胃，白芍、甘草养血柔肝、缓急止痛，为佐药；甘草兼调诸药，为使药。诸药合用，共奏疏肝解郁、行气止痛之效。

本方由四逆散加减变化而来，两方均有疏肝理气之功。但四逆散中四药等量，侧重调理肝脾气机；本方重用柴胡，轻用甘草，将枳实改为枳壳，再加香附、川芎、陈皮等药，主在行气疏肝，并能和血止痛，为治疗肝郁气滞诸证的代表方。

用法：现在多用汤剂，水煎服。

临床运用：①本方是治疗肝气郁结的常用方剂，以胁肋胀痛，脉弦为辨证要点；②本方芳香辛燥，易耗气伤阴，不宜久服，孕妇当慎用。

**半夏厚朴汤**（《金匮要略》）

组成：半夏 9g　厚朴 9g　茯苓 12g　生姜 15g　苏叶 6g

功效：行气散结，降逆化痰。

主治：梅核气之痰气互结证。症见咽中如有物阻，咯吐不出，吞咽不下，胸膈满闷，舌苔白润或白滑，脉弦缓或弦滑。

方解：本方是治疗情志不畅，痰气互结所致的梅核气的常用方。本方半夏、厚朴均为苦辛温燥之品，半夏功擅化痰散结，降逆和胃；厚朴长于行气开郁，宽胸除满，共为君药。茯苓甘淡渗湿健脾，以杜生痰之源；苏叶芳香行气，宣通而理肺疏肝，共为臣药。生姜辛温和胃，降逆止呕，且能制半夏之毒，为佐药。全方辛开苦降，辛以行气散结，苦以燥湿降逆，使痰气郁结之梅核气自除。

用法：水煎服。

临床运用：①本方以咽中如有物阻，吞吐不得，胸膈满闷，苔白腻，脉弦滑为辨证要点；②本方用药偏于辛燥，仅适用于痰气互结而无热者。气郁化火、阴伤津少者，虽具梅核气的特征，亦不宜使用本方。

其他理气剂简表见表 11-8。

**表 11-8　其他理气剂简表**

| 方名 | 药物组成 | 功效 | 主治 |
|---|---|---|---|
| 越鞠丸 | 香附、川芎、苍术、神曲、栀子 | 行气解郁 | 六郁证 |
| 金铃子散 | 金铃子（即川楝子）、延胡索 | 疏肝泻热，活血止痛 | 肝郁化火证 |
| 苏子降气汤 | 苏子、半夏、当归、甘草、前胡、厚朴、肉桂（一方有陈皮） | 降气平喘，祛痰止咳 | 上实下虚之喘咳证 |
| 旋覆代赭汤 | 旋覆花、代赭石、人参、半夏、炙甘草、生姜、大枣 | 降逆化痰，益气和胃 | 胃气虚弱，痰浊内阻，气逆不降证 |

## 八、消食剂

凡是以消食药为主组成，具有消食健脾，化积消痞作用，用于治疗饮食积滞的方剂，称为消食剂。消食剂的应用属于“八法”中“消法”范畴。

消法的应用范围比较广泛，根据“坚者削之”“结者散之”的治疗原则，凡由气、血、痰、湿、食等壅滞而成的积滞痞块均可使用，如癥积、瘰疬、瘿瘤、食积等。本节主要讨论饮食内停的治法和方剂，余者可参阅理气、理血、祛湿、祛痰等节内容。因食积内停，气机失畅，致使脾胃升降功能失司，治宜消食化滞；食积内停，易伤脾胃，脾胃虚弱，运化无力，又可导致脾虚食滞，治当健脾消食，消补兼施。因此，本节方剂分为消食化滞和健脾消食两类。

**1. 消食化滞剂**　适用于食积内停之证。代表方如保和丸、枳实导滞丸。

**2. 健脾消食剂**　适用于脾胃虚弱，食积内停之证。代表方如健脾丸。

应用消食导滞剂应注意：消食剂虽功力较缓和，但终属攻伐之品，故不宜长期使用，纯虚无实

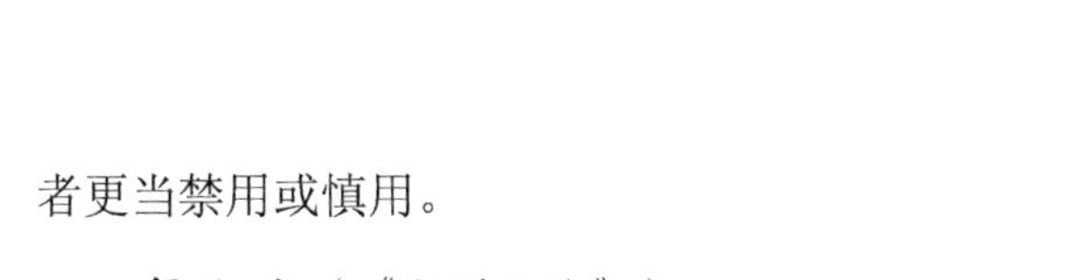

者更当禁用或慎用。

**保和丸**（《丹溪心法》）

组成：山楂 180g　神曲 60g　半夏 90g　茯苓 90g　陈皮 30g　莱菔子 30g　连翘 30g

功效：消食和胃。

主治：一切食积。症见脘腹痞满胀痛，嗳腐吞酸，恶心呕逆，厌食，或大便泄泻，舌苔厚腻，脉滑。

方解：本方是治疗食积的常用方。方中重用山楂能消一切饮食积滞，尤善消肉食油腻之积，为君药；神曲消食健脾，能化酒食陈腐之积，莱菔子消食下气，并长于消谷面之积及化痰气之积，共为臣药；君臣相配，消各种食物积滞。因食阻气机，胃失和降，故用半夏、陈皮行气化滞，和胃止呕；食积易于生湿化热，故用茯苓渗湿健脾，和胃止泄，连翘散食积之郁热同为佐药。诸药合用，食积得消，脾胃功能得复，热清湿祛，则食滞诸症自愈。本方虽以消导为主，但药性平和，故以“保和”名之。

用法：共为细末，水泛为丸，每服 9g，温开水送下。亦可作汤剂，按原方比例酌减。

临床运用：①本方主治食积停滞之证，以脘腹胀满，嗳腐吞酸，苔厚腻，脉滑为辨证要点；②本方虽由消导药组成，但药力和缓，适宜食积之伤轻证者；③本方仍属攻伐之剂，不宜久服。

其他消食剂简表见表 11-9。

**表 11-9　其他消食剂简表**

| 方名 | 药物组成 | 功效 | 主治 |
|---|---|---|---|
| 枳实导滞丸 | 大黄、枳实、神曲、茯苓、黄芩、黄连、白术、泽泻 | 消食导滞，清热祛湿 | 湿热食积证 |
| 健脾丸 | 白术、木香、黄连、甘草、茯苓、人参、神曲、陈皮、砂仁、麦芽、山楂、山药、肉豆蔻 | 健脾和胃，消食止泻 | 脾虚食积证 |

## 九、祛痰剂

凡是以祛痰药为主组成，具有消除痰涎的作用，治疗各种痰证的方剂，称为祛痰剂。祛痰剂的应用属于“八法”中“消法”的范畴。

痰证极为复杂，成因很多，治法因之各异。如脾失健运，湿郁成痰，治宜健脾燥湿化痰法；火热内盛，灼津为痰者，治宜清热化痰法；肺燥津亏，虚火灼津为痰者，治宜润燥化痰法；脾肾阳虚，寒饮内停，或肺寒留饮者，治宜温化寒痰法；痰浊内生，肝风内动，夹痰上扰者，治宜化痰息风法。痰有寒、热、湿、燥、风等多种性质，因此祛痰剂可分为以下五类。

**1. 燥湿化痰**　适用于湿痰证，代表方如二陈汤、温胆汤。

**2. 清热化痰**　适用于热痰证，代表方如小陷胸汤。

**3. 温化寒痰**　适用于寒痰证，代表方如苓甘五味姜辛汤。

**4. 润燥化痰**　适用于燥痰证，代表方如贝母瓜蒌散。

**5. 治风化痰**　适用于外风兼痰证，或内风夹痰证，代表方如止嗽散、半夏白术天麻汤。

应用祛痰剂应注意：①对于痰证的治疗，关键在于分清寒痰、热痰、燥痰、湿痰的不同，准确选方用药；②痰由湿生，而湿主要源自于脾，所以祛痰药常配伍健脾祛湿之药；③痰随气而升降，气顺则痰消，气壅则痰滞，故祛痰剂中常配伍理气药。

**二陈汤**（《太平惠民和剂局方》）

组成：制半夏 9g　陈皮 9g　茯苓 9g　炙甘草 5g

功效：燥湿化痰，理气和中。

主治：痰湿咳嗽。症见痰多色白易咯，胸膈胀满，恶心呕吐，肢体困重，舌苔白润，脉滑。

方解：本方是治湿痰之主方。多由脾失健运，湿无以化，湿聚成痰，郁积而成。方中制半夏辛温性燥，善燥湿化痰，且又和胃降逆，为君药；陈皮既可理气行滞，又能燥湿化痰，为臣药。君臣相配，寓意有二：一为等量合用，不仅相辅相成，增强燥湿化痰之力，而且体现治痰先理气，气顺则痰消之意；二为半夏、陈皮皆以陈久者良，而无过燥之弊，故方名“二陈”。茯苓健脾渗湿，渗湿以助化痰之力，健脾以杜生痰之源，为佐药。鉴于陈皮、茯苓是针对痰因气滞和生痰之源而设，故二药为祛痰剂中理气化痰、健脾渗湿的常用组合。煎加生姜，既能制半夏之毒，又能协助半夏化痰降逆、和胃止呕；加用少许乌梅，收敛肺气，与半夏、陈皮相伍，散中兼收，防其燥散伤正，均为佐药。炙甘草健脾和中，调和诸药，为使药。诸药合用，燥湿理气祛已生之痰，健脾渗湿杜生痰之源，则痰湿去而胸膈舒，胃得和降则呕恶止。

用法：水煎服。本方可加生姜3g、乌梅1枚同煎。

临床运用：①本方以咳嗽痰多，色白易咯，苔白润，脉滑为辨证要点；②本方用药偏温燥，故燥痰者慎用，血证、消渴、阴虚、血虚者忌用。

**半夏白术天麻汤**（《医学心悟》）

组成：半夏4.5g　天麻、茯苓、橘红各3g　白术9g　甘草1.5g

功效：化痰息风，健脾祛湿。

主治：风痰上扰证。症见眩晕，头痛，胸膈痞闷，恶心呕吐，舌苔白腻，脉弦滑。

方解：本方是治风痰眩晕、头痛之常用方。本方证源于脾湿生痰，湿痰壅遏，引动肝风，风痰上扰清空所致。治当化痰息风，健脾祛湿。方中半夏燥湿化痰，降逆止呕；天麻平肝息风，止眩晕，两者合用，为治风痰眩晕头痛之要药，共为君药。正如李东垣在《脾胃论》中说：“足太阴痰厥头痛，非半夏不能疗；眼黑头眩，风虚内作，非天麻不能除。”白术、茯苓健脾祛湿，能治生痰之源为臣药；佐以橘红理气化痰，使气顺痰消；甘草和中调药，煎加姜、枣调和脾胃，且生姜能制半夏之毒，共为佐使药。诸药合用，风痰并治，标本兼顾，化痰息风以治标为主，健脾祛湿以固本为辅。本方亦系二陈汤加味而成，在原燥湿化痰的基础上，加入健脾燥湿之白术、平肝息风之天麻，而组成化痰息风之剂。

用法：加生姜1片，大枣2枚，水煎服。

临床运用：①本方以眩晕头痛，苔白腻，脉弦滑为辨证要点。②本方药性较温燥，阴虚阳亢，气血亏虚之眩晕者当慎用。

其他祛痰剂简表见表11-10。

**表11-10　其他祛痰剂简表**

| 方名 | 药物组成 | 功效 | 主治 |
|---|---|---|---|
| 温胆汤 | 半夏、竹茹、枳实、陈皮、甘草、茯苓 | 理气化痰，和胃利胆 | 胆郁痰扰证 |
| 小陷胸汤 | 瓜蒌、黄连、半夏 | 清热化痰，宽胸散结 | 痰热互结证 |
| 苓甘五味姜辛汤 | 茯苓、甘草、干姜、细辛、五味子 | 温肺化饮 | 寒饮咳嗽 |
| 贝母瓜蒌散 | 贝母、瓜蒌、茯苓、橘红、天花粉、桔梗 | 润肺清热，理气化痰 | 燥痰咳嗽 |
| 止嗽散 | 桔梗、荆芥、紫菀、百部、白前、甘草、陈皮 | 止咳化痰，宣肺解表 | 风寒犯肺证 |

## 十、理血剂

凡以理血药为主组成，具有活血或止血作用，治疗瘀血或出血病证的方剂，称为理血剂。其中活血祛瘀剂的应用属于“八法”中“消法”的范畴。

血分病范围颇广，其治疗方法概括起来，有补血、止血、活血、凉血几个方面。补血法见于补益剂，清血分热见于清热剂。这里主要介绍活血祛瘀剂与止血剂两类：

**1. 活血祛瘀剂** 适用于各种血瘀证，代表方如血府逐瘀汤、补阳还五汤、生化汤、失笑散、温经汤。

**2. 止血剂** 适用于出血证，代表方如十灰散、小蓟饮子、槐花散、黄土汤等。

应用理血剂应注意：①活血祛瘀剂属攻邪逐瘀之剂，孕妇宜慎用或禁用；②止血剂属于治标之剂，标证缓解后，宜审因论治。

### 血府逐瘀汤（《医林改错》）

组成：当归 9g 生地黄 9g 桃仁 12g 红花 9g 枳壳 6g 赤芍 6g 柴胡 3g 甘草 6g 桔梗 6g 川芎 6g 牛膝 9g

功效：活血化瘀，行气止痛。

主治：胸中血瘀证。症见胸痛，头痛，日久不愈，痛如针刺而有定处；或呃逆日久不止，或饮水即呛，干呕，或心烦怔忡，夜寐不安；或胁痛日久，急躁易怒；或入暮潮热；或月经不调，舌质暗红，边有瘀斑、瘀点，唇暗或两目暗黑，脉涩或弦紧。

方解：本方广泛用于病位在胸部为主的气滞血瘀病证。本方由桃红四物汤合四逆散加桔梗、牛膝而成。方中桃仁破血行滞而润燥，红花活血祛瘀以止痛，合为君药；当归、川芎、赤芍协助君药加强活血祛瘀作用，为臣药；牛膝活血通脉，并引瘀血下行，柴胡疏肝解郁、升达清阳，桔梗、枳壳行气宽胸，四药配合，升降有序，使气机通畅，气行则血行；生地黄凉血养阴，配赤芍能清泻瘀热，配当归能养血活血，使本方祛瘀而不伤阴血，以上各药均为佐药；桔梗能载药上行，兼有使药之用，甘草调和诸药为使药。全方配伍特点有三：一为活血与行气相伍，既行血分瘀滞，又解气分郁结；二是祛瘀与养血同施，则活血而无耗血之虑，行气又无伤阴之弊；三为升降兼顾，既能升达清阳，又可降泄下行，使气血和调。合而用之，使血活、瘀化、气行，为治胸中血瘀证之良方。

用法：水煎服。

临床运用：①本方是治胸中血瘀证的良方。以胸部刺痛，舌质暗红，或舌有瘀点、瘀斑，脉涩或弦紧为辨证要点；②方中活血祛瘀药较多，孕妇忌用。

### 补阳还五汤（《医林改错》）

组成：黄芪 30～120g 当归尾 6g 赤芍 6g 地龙 3g 川芎 3g 桃仁 3g 红花 3g

功效：益气，活血，通络。

主治：中风后遗症。症见半身不遂，口眼㖞斜，语言謇涩，口角流涎，小便频数，或遗尿不禁，舌暗淡，苔白，脉缓无力。

方解：本方是益气活血法的代表方，是治疗中风后遗症的常用方。本方证是由中风之后，正气亏虚，气虚血滞，脉络瘀阻所致，气虚为本，血瘀为标，即王清任所谓“因虚致瘀”。治当以补气为主，活血通络为辅。方中重用黄芪大补元气，使气旺血行，瘀去络通而不伤正，为君药；臣以当归尾、川芎、赤芍、桃仁、红花活血化瘀；地龙通经活络，力专善走，周行全身，以行药力，为佐使药。全方的配伍特点是重用补气药与少量活血药相伍，使气旺血行以治本，祛瘀通络以治标，标本兼顾；且补气而不壅滞，活血又不伤正。合而用之，气旺、瘀消、络通，则病症可愈。

用法：水煎服。

临床运用：①本方是治疗中风后遗症的常用方。本方以半身不遂，口眼㖞斜，舌暗淡，苔白，脉缓无力为辨证要点；②本方需久服才可有效，愈后仍应继续服用，以巩固疗效；③中风后遗症及各种瘫痿属阴虚阳亢，痰阻血瘀，而见舌红苔黄，脉洪大有力者，不宜使用本方。

**生化汤**（《傅青主女科》）

组成：当归 24g　川芎 9g　桃仁 9g　炮姜 2g　炙甘草 2g

功效：养血化瘀，温经止痛。

主治：血虚寒凝，瘀血阻滞证。产后恶露不行，小腹冷痛。

方解：本方是产后常用方。妇女产后正气虚弱，寒邪乘虚而入，寒凝血滞，则恶露不行。方中重用当归补血活血，祛瘀生新，温经散寒止痛，一药三用，最切产后病机，为君药；川芎活血行气，桃仁活血祛瘀，为臣药；炮姜温经、散寒、止痛为佐药；炙甘草调和药性，用黄酒助药力直达病所，加强活血祛瘀，共为使药。合而用之，有活血化瘀、温经止痛之功，含瘀去新生之意。正如《血证论》“血瘀可化之，则所以生之，产后多用”，故名“生化”。

用法：水煎服，或酌加黄酒同煎。

临床运用：①本方以产后恶露不行，小腹冷痛为辨证要点；②本方为产后常服之剂，虽多数有益，但以产后血虚瘀滞偏寒者为宜；③本方用于产后，能加速子宫复原，减少宫缩腹痛，并有促进乳汁分泌作用；④若产后血热兼有瘀滞者不宜使用；恶露过多、出血不止、汗多气短神疲者当禁用。

**失笑散**（《太平惠民和剂局方》）

组成：五灵脂、炒蒲黄各 6g

功效：活血祛瘀，散结止痛。

主治：瘀血停滞所致的疼痛诸症。症见心腹刺痛，或产后恶露不行，或月经不调，少腹急痛，舌暗，脉涩或弦紧。

方解：本方是治疗瘀血所致多种疼痛的基础方。瘀血不行，脉道阻滞，不通则痛。方中五灵脂苦咸甘温，入肝经血分，通利血脉，散瘀止痛；蒲黄甘平，行血消瘀，炒用并能止血，两者相须为用，为化瘀散结止痛的常用配伍。如调以米醋或黄酒，既增活血止痛之功，又制五灵脂气味之腥臊。本方药味虽少，但药专力宏，患者往往于不知不觉中，痛苦消除，不禁欣然而笑，故曰：“失笑”。

用法：共为细末，每服 6g，用黄酒或醋冲服；亦可每日取 8～12g，用纱布包煎，作煎剂服。

临床运用：①本方以心腹刺痛，或妇女月经不调，少腹急痛为辨证要点；②本方孕妇禁用，脾胃虚弱者及妇女月经期慎用。

其他理血剂简表见表 11-11。

**表 11-11　其他理血剂简表**

| 方名 | 药物组成 | 功效 | 主治 |
| --- | --- | --- | --- |
| 温经汤 | 吴茱萸、当归、芍药、川芎、人参、桂枝、阿胶、牡丹皮、生姜、甘草、半夏、麦冬 | 温经散寒，养血祛瘀 | 冲任虚寒、瘀血阻滞证 |
| 十灰散 | 大蓟、小蓟、荷叶、侧柏叶、白茅根、茜根、山栀、大黄、牡丹皮、棕榈皮 | 凉血止血 | 血热妄行之上部出血证 |
| 槐花散 | 炒槐花、炒柏叶、荆芥穗、枳壳 | 清肠止血，疏风理气 | 风热湿毒，壅遏肠道，损伤血络之肠风下血证 |
| 黄土汤 | 灶心土、白术、炮附子、甘草、阿胶、生地黄、黄芩 | 温阳健脾，养血止血 | 脾阳不足所致大便下血，以及吐血、衄血、妇女崩漏 |
| 小蓟饮子 | 生地黄、小蓟、滑石、木通、炒蒲黄、淡竹叶、藕节、当归、山栀子、甘草 | 凉血止血，利尿通淋 | 下焦热结之血淋、尿血 |

## 十一、补益剂

凡用补益药为主组成，具有补益人体气血阴阳不足的作用，以治疗各种虚证的方剂，称为补益剂。补益剂的应用属于“八法”中“补法”的范畴。

虚证有气虚、血虚、阴虚、阳虚、气血两虚、阴阳两虚的不同，因而补益剂也有补气、补血、气血双补、补阴、补阳、阴阳并补六类：

**1. 补气剂**　适用于气虚证，代表方如四君子汤、玉屏风散、补中益气汤、生脉散、参苓白术散。

**2. 补血剂**　适用于血虚证，代表方如四物汤、当归补血汤。

**3. 气血双补剂**　适用于气血两虚证，代表方如八珍汤、归脾汤、炙甘草汤。

**4. 补阴剂**　适用于阴虚的病证，代表方如六味地黄汤、左归丸。

**5. 补阳剂**　适用于阳虚的病证，代表方如金匮肾气丸、右归丸。

**6. 阴阳并补剂**　适用于阴阳两虚证，代表方如地黄饮子。

应用补益剂应注意：①补益剂是为正气虚弱而设，凡正气不虚，身体健康者，不宜使用，以免破坏人体阴阳平衡，导致脏腑功能紊乱；②凡虚不受补者，宜先调理脾胃，可适当配合健脾和胃、理气消导之品，以资运化，使补而不滞。

**四君子汤**（《太平惠民和剂局方》）

组成：人参 9g　白术 9g　茯苓 9g　炙甘草 6g

功效：补气健脾。

主治：脾胃气虚证。症见面色淡白，语声低微，倦怠乏力，食少便溏或大便无力，舌淡苔白，脉细缓。

方解：本方是治疗脾胃气虚的基础方。脾胃气虚，运化力弱，治宜补气健脾。方中人参甘温补脾益气为君药；白术甘温兼苦燥之性，补气健脾燥湿为臣药；茯苓甘淡，助白术加强健脾渗湿为佐药。白术补中健脾、守而不走，茯苓渗湿助运、走而不守，相辅相成，健脾之功益彰。炙甘草甘温益气和中，合人参、白术可加强益气补中之功，又能调和方中诸药，为佐使药。四药相配，共奏补气健脾之功。本方诸药皆味甘入脾，益气而燥湿，补脾又运脾，合脾欲甘、喜燥恶湿、喜通恶滞的生理特性，体现了治疗脾胃气虚证的基本大法。本方补而不滞，利而不峻，犹如宽厚平和之君子，故有“四君子”之名。

用法：水煎服。

临床运用：①本方以食少乏力，面色淡白，舌淡苔白，脉细缓为辨证要点；②本方是治疗脾胃气虚证的基础方，后世众多补脾益气方剂多由此方衍化而来。若脾胃虚弱兼气滞者，纳少便溏，胸脘痞闷不舒，或呕吐泄泻者，加陈皮，益气健脾，行气化滞，名异功散；若脾胃虚弱而兼痰湿，症见胸脘痞闷，呕恶不食，便溏，痰多时咳者，加陈皮、半夏，健脾行气，化痰止呕，名六君子汤；若兼痰湿气滞，症见脘腹胀痛，嗳气纳呆，呕吐泄泻者，以六君子汤加木香、砂仁，健脾和胃，理气止痛，名香砂六君子汤；若脾虚不运，湿自内生，症见食少便溏，或泄或吐，四肢无力，面色萎黄，舌淡苔腻，脉缓弱者，原方加山药、白扁豆、莲子肉、薏苡仁、桔梗、砂仁，益气健脾，和胃渗湿，名参苓白术散；如脾胃虚弱，津虚内热之吐泻、肌热烦渴者，加藿香叶、木香、葛根，健脾益气，和胃生津，名七味白术散；③凡食滞不化之厌食纳呆，湿热内阻之倦怠便溏者，均非本方所宜。

**玉屏风散**（《究原方》），录自（《医方类聚》）

组成：防风 30g　炙黄芪、白术各 60g

功效：益气固表止汗。

主治：表虚自汗证。症见易伤风感冒，汗出恶风，面色皖白，舌淡苔薄白，脉浮虚。亦治虚人腠理不固，易感风邪。

方解：本方是治疗表虚自汗的常用方剂。方用甘温之黄芪，内则补益肺脾之气，外则固表止汗，为君药；白术益气健脾，助黄芪加强益气固表之力，为臣药；两药合用，使气旺表实，则汗不外泄，外邪亦难内侵。佐甘温不燥，药性和缓之防风走表而散风御邪。黄芪得防风，固表而不留邪；防风得黄芪，祛邪而不伤正。煎药时加少量大枣，意在加强本方益气补虚之力。本方因能扶正祛邪、益气固表，有如加强人体之御风屏障，珍贵如玉，且为散剂，故而得“玉屏风散”之名。

用法：研末，每日2次，每次6～9g，大枣煎汤送服；亦可按原方比例水煎服。

临床运用：①本方以自汗恶风，面色皖白，舌淡脉虚为辨证要点；②若症属外感自汗或阴虚盗汗者，不宜使用本方。

**补中益气汤**（《脾胃论》）

组成：黄芪15g　人参15g　白术9g　炙甘草3g　升麻3g　柴胡3g　当归9g　陈皮3g

功效：补中益气，升阳举陷。

主治：①脾胃气虚，症见神疲乏力，动则心慌气短，纳呆，面萎黄；②气虚发热，症见身热自汗，渴喜热饮，少气懒言；③中气下陷证，症见胃下垂，子宫下垂，久痢脱肛。均可见舌淡齿印，苔白，脉细缓或虚大无力。

方解：本方是补气升阳，甘温除热的代表方。方中黄芪味甘微温，补中益气，升阳固表，为君药；人参、白术、甘草补气健脾，助黄芪补益中气，为臣药；当归养血和营，陈皮理气和胃，使诸药温而不燥，补而不腻，为佐药；以少量升麻、柴胡，升阳举陷，行佐使之职；甘草调和药性，亦兼使药。诸药合用，使中气足，寒热除，气陷升，则诸症可解。

用法：水煎服。亦有丸剂，每服6～9g，每日2次，温开水送下。

临床运用：①本方为补气升阳，甘温除热的代表方。本方以神疲乏力，少气懒言，舌淡齿印，脉虚无力为辨证要点；②阴虚发热或内热炽盛者忌用。

**生脉散**（《内外伤辨惑论》）

组成：人参9g　麦冬9g　五味子6g

功效：益气生津，敛阴止汗。

主治：气阴两虚证。症见汗多神疲，气短懒言，咽干口渴，舌干少苔，脉虚细。

方解：本方是治疗气阴两虚的常用方，为温热、暑热之邪耗气伤阴，或久咳伤肺，气阴两虚之证而设。方用人参甘温，益元气，补肺气，生津液，为君药；麦冬甘寒养阴清热，润肺生津，为臣药；五味子酸温，敛肺止汗，生津止渴，为佐药。三药合用，一补一润一敛，益气养阴，生津止渴，敛阴止汗，使气复津生，汗止阴存，气充脉复，故名“生脉”。

用法：水煎服。

临床运用：①本方以气短乏力，咽干，少苔，脉虚为辨证要点；②方中人参性温，若属温病耗气伤津，阴虚有热者，可用西洋参代替。病情急重者，全方用量宜加重；③外邪未解，或热势仍盛者，气阴未伤者，不宜使用。久咳肺虚者，亦应在阴伤气耗，纯虚无邪时，方可使用。

**四物汤**（《仙授理伤续断秘方》）

组成：熟地黄12g　当归9g　白芍9g　川芎6g

功效：补血和血。

主治：血虚兼血滞证。症见头晕目眩，心悸失眠，唇甲色淡，或妇女月经不调，经行腹痛，量少不畅或崩漏，舌质淡，脉细或细涩。

方解：本方是补血调经的基础方。方中熟地黄味厚滋腻，长于滋养阴血，补肾填精，为滋阴补血之要药，用为君药；当归协助君药而补血，并能活血为臣药；白芍养血和阴，川芎活血行气，共为佐使药。本方以二静之熟地黄、白芍（血中血药）与二动之当归、川芎（血中气药），动静结合，既能补血，又能行血，补血而不滞血，行血而不伤血，温而不燥，滋而不腻，成为补血和血之良方。

用法：水煎服。

临床运用：①本方以头晕心悸，面色无华，唇甲色淡，舌淡，脉细为辨证要点；②本方是补血的基础方，亦是调经的基础方。若血虚寒滞而少腹疼痛，月经过多者，加阿胶、艾叶、炙甘草，养血温经，名胶艾四物汤；加桃仁、红花，活血化瘀，名桃红四物汤；兼气虚者，加黄芪、党参，补气生血，名圣愈汤；气血俱虚者，合四君子汤，气血双补，名八珍汤；气血亏虚甚者，八珍汤加黄芪、桂心，温补气血，名十全大补汤；若气血两虚，心神不宁，健忘失眠者，八珍汤去川芎，加远志、陈皮、五味子，益气补血，养心安神，名人参养荣汤；若气血亏虚致滑胎、堕胎者，八珍汤去茯苓，加续断、黄芪、黄芩、砂仁、糯米，益气健脾，养血安胎，名泰山磐石散；③方中熟地黄滋腻，当归滑润，故湿满中焦，大便溏泄者忌用。

**归脾汤**（《校注妇人良方》）

组成：人参 9g　黄芪 9g　白术 9g　当归 9g　龙眼肉 9g　茯神 9g　酸枣仁 9g　远志 9g　木香 6g　炙甘草 6g　生姜 6g　大枣 3 枚

功效：益气补血，健脾养心。

主治：心脾气血两虚证及脾不统血证。症见面色萎黄，头晕心悸，健忘失眠，食少倦怠，或便血，紫癜，妇女崩漏，月经先期、量多色淡或淋漓不尽，舌淡，脉细弱。

方解：本方是治疗心脾气血两虚的常用方，多因思虑过度，劳伤心脾，气血亏虚所致。方中人参、黄芪、白术甘温补脾益气，能生血、摄血，为君药；当归、龙眼肉补血养血，与参、芪相配，气血双补，为臣药；酸枣仁、远志、茯神养心安神，生姜、大枣调和脾胃，木香辛香而散，理气醒脾使补而不滞，共为佐药；炙甘草益气和中，调和诸药，为使药。诸药合用，一是心脾同治，重点在脾，使脾旺则气血生化有源，方名归脾，意在于此；二是气血并补，但重在补气，意即气为血之帅，气旺则血生，血足则心有所养；三是补气养血药中佐以木香理气醒脾，补而不滞。

用法：水煎服。丸剂，每次服 6～9g，每日 2 次，温开水送下。

临床运用：①本方以头晕心悸，食少倦怠，面色萎黄，舌淡苔白，脉细弱为辨证要点；②阴虚火旺之失眠，血热妄行之出血者，不宜使用本方。

**六味地黄丸**（《小儿药证直诀》）

组成：熟地黄 24g　山茱萸 12g　山药 12g　牡丹皮 9g　茯苓 9g　泽泻 9g

功效：滋补肝肾。

主治：肝肾阴虚证。症见腰膝酸软，头目眩晕，耳鸣耳聋，盗汗遗精，或骨蒸潮热，手足心热，或消渴，或虚火牙痛，牙齿松动，或小儿囟门迟闭，舌红少苔，脉沉细数。

方解：本方是治疗肝肾阴虚的基础方。立法以肾、肝、脾三阴并补而重在补肾阴为主，方中重用熟地黄滋阴补肾，填精益髓，为君药；山茱萸酸温滋肾益肝，并能涩精，取“肝肾同源”之意，山药补脾固精，二药为臣；熟地黄、山茱萸、山药三味共成肾肝脾三阴并补的局面，是为“三补”，但熟地黄用量是山茱萸与山药之和，故仍以补肾为主。泽泻泄浊利湿，并防熟地黄之滋腻，牡丹皮清泻肝火，以制山茱萸之温，茯苓渗利脾湿以助山药健脾，三药称为“三泻”，均为佐药。六味合用，三补三泻，其中补药用量重于“泻药”，是以补为主，补中有泻，泻不伤正，相辅相成，共成平补三阴之剂。

用法：水煎服。或作蜜丸，每次服6～9g，每日2～3次，温开水或淡盐汤送服。

临床运用：①本方以腰膝酸软，头晕目眩，耳聋耳鸣，舌红少苔，脉细数为辨证要点；②本方是治疗肝肾阴虚的基础方。若阴虚火旺，骨蒸潮热，盗汗遗精者，加知母、黄柏，滋阴降火，名知柏地黄丸；若肝肾阴虚，目干涩痛，视物昏花，或迎风流泪，加枸杞子、菊花，滋肾养肝明目，名杞菊地黄丸；若肺肾阴虚，咳喘、潮热盗汗者，加麦冬、五味子，滋阴敛肺纳肾，名麦味地黄丸，又名八仙长寿丸；若肺肾两虚，咳嗽气喘者，加五味子，滋肾纳气，名都气丸；③脾虚泄泻者慎用。

**肾气丸**（《金匮要略》）

组成：干地黄240g　山药120g　山茱萸120g　泽泻90g　茯苓90g　牡丹皮90g　桂枝30g　附子30g

功效：温补肾阳。

主治：肾阳不足证。症见腰膝酸软，身半以下常有冷感，少腹拘急，小便不利，或小便反多，入夜尤甚，或遗尿，浮肿，痰饮咳喘，以及男子阳痿早泄，舌淡而胖，苔薄白而润，脉沉细，两尺尤甚。

方解：本方是补肾助阳的常用方，为肾阳虚、命门火衰而设。方中以少量附子、桂枝温补肾阳，意不在补火，而在微微生长少火以生肾气，取“少火生气”之义，为君药；补阳之药多辛燥，易伤肾阴，故以六味地黄丸滋补肾阴为辅佐。诸药合用，则阴阳协调，肾气充足，诸症自除。由于本方功用重在温补肾气，且作丸内服，故名“肾气丸”。

用法：炼蜜为丸，每服6～9g，每日2次，温开水或淡盐汤送服；或按原方用量比例，水煎服。

临床运用：①本方以腰膝酸软，小便不利或反多，舌淡苔润，脉沉细、两尺尤甚为辨证要点；②本方是补肾助阳的常用方。若肾阳不足，腰重脚肿者，加牛膝、车前子，利尿消肿，名济生肾气丸；若肾阳虚，精血不足，耳鸣耳聋，腰脊疼痛者，加鹿茸、五味子，温肾壮阳，补养精血，名十补丸；③若咽干口燥、舌红少苔，属肾阴不足，虚火上炎，虽见腰膝酸软者，不宜使用。

其他补益剂简表见表11-12。

**表11-12　其他补益剂简表**

| 方名 | 药物组成 | 功效 | 主治 |
|---|---|---|---|
| 参苓白术散 | 莲子肉、薏苡仁、砂仁、桔梗、白扁豆、茯苓、人参、甘草、白术、山药 | 益气健脾，渗湿止泻 | 脾虚湿盛证 |
| 当归补血汤 | 黄芪、当归 | 补气生血 | 血虚阳浮发热证 |
| 八珍汤 | 当归、川芎、熟地黄、白芍、人参、炙甘草、茯苓、白术 | 益气补血 | 气血两虚证 |
| 炙甘草汤 | 炙甘草、生姜、桂枝、人参、生地黄、阿胶、麦冬、麻仁、大枣 | 益气滋阴，通阳复脉 | 心脉失养证 |
| 左归丸 | 熟地黄、山药、枸杞子、山茱萸、川牛膝、鹿角胶、龟板胶、菟丝子 | 滋阴补肾，填精益髓 | 真阴不足证 |
| 右归丸 | 熟地黄、山药、山茱萸、枸杞子、菟丝子、鹿角胶、杜仲、肉桂、当归、制附子 | 温补肾阳，填精益髓 | 肾阳不足，命门火衰证 |
| 地黄饮子 | 熟地黄、巴戟天、山茱萸、石斛、肉苁蓉、附子、五味子、肉桂、茯苓、麦冬、石菖蒲、远志、生姜、大枣 | 滋肾阴，补肾阳，开窍化痰 | 下元虚衰，痰浊上泛之喑痱证 |

## 十二、安神剂

凡以安神药物为主组成，具有安神定志作用，用以治疗心神不安病症的方剂，称为安神剂。

神志不安有虚实之分，虚证多因忧思太过，阴血不足，心失所养所致；实证多因外受惊恐，或肝郁化火，内扰心神所致。故此，安神剂主要分为两大类：

**1. 养心安神** 适用于阴血不足，心神失养证，代表方如酸枣仁汤、天王补心丹、甘麦大枣汤。

**2. 重镇安神** 适用于心肝阳亢，热扰心神证，代表方如朱砂安神丸。

应用安神剂应注意：①两类方剂虽有虚实之分，但火热多伤阴，阴虚多阳亢，临床常表现为虚实夹杂、互为因果，故两类用药往往相伍而用；②重镇安神剂多由金石、贝类药物组成，易伤胃气，不宜久服，常配伍健脾和胃之品。

### 酸枣仁汤（《金匮要略》）

组成：酸枣仁 15g 知母 6g 茯苓 6g 川芎 6g 炙甘草 3g

功效：养心安神，清热除烦。

主治：肝血不足，虚热内扰证。症见虚烦不眠，心悸，盗汗，头目眩晕，咽干口燥，舌红，脉弦细。

方解：本方是治疗心肝血虚致虚烦失眠的常用方。肝藏血，血舍魂，心藏神，血养心。方中重用酸枣仁为君，甘酸质润，入心、肝之经，养血补肝，宁心安神；茯苓健脾宁心，知母苦寒质润，滋阴除烦，合为臣药；川芎辛散，调血养肝而行气，与大量之酸枣仁相伍，辛散与酸收并用，补血与行血结合，具有养血调肝之妙，为佐药；甘草和中，调和诸药，为使药。诸药合用，养中兼清，补中有行，具有养血安神、清热除烦之功效。

用法：水煎 2 次，分早晚 2 次服，或临睡前 1 小时许 1 次口服。

临床运用：本方是治心肝血虚而致虚烦失眠的常用方，以虚烦失眠，心悸，盗汗，舌红，脉弦细为辨证要点。

### 甘麦大枣汤（《金匮要略》）

组成：甘草 9g 小麦 15g 大枣 10 枚

功效：养心安神，柔肝缓急。

主治：脏躁证。症见精神恍惚，常悲伤欲哭，不能自主，心烦失眠，甚则言行失常，呵欠频作，舌淡红苔少，脉细略数。

方解：本方是治脏躁的基本方。方证多由忧思过度，心阴受损，肝气失和所致。方中小麦为君药，甘凉性柔，养肝补心，除烦安神。臣以甘平之甘草，补养心气，和中缓急；大枣甘温质润，益气和中，润燥缓急。三药合用，养心安神，和中缓急，诸症悉平。本方用药甘润平和，且以小麦为君，颇合《素问•脏气法时论》“肝苦急，急食甘以缓之”及《灵枢•五味》“心病者，宜食麦”之旨。

用法：水煎服。

临床运用：①以精神恍惚，悲伤欲哭为辨证要点；②本方可用于癔症、更年期综合征等见上述症状者。

其他安神剂简表见表 11-13。

表 11-13 其他安神剂简表

| 方名 | 药物组成 | 功效 | 主治 |
| --- | --- | --- | --- |
| 天王补心丹 | 人参、茯苓、玄参、丹参、桔梗、远志、当归、五味子、麦冬、天冬、柏子仁、酸枣仁、生地黄 | 滋阴清热，养血安神 | 阴虚血少，神志不安证 |
| 朱砂安神丸 | 黄连、朱砂、生地黄、当归、炙甘草 | 镇心安神，清热养阴 | 心火偏亢，阴血不足证 |

## 十三、治风剂

治风剂是运用辛散祛风或息风止痉药物为主组成，具有疏散外风或平息内风的作用，用以治疗风病的方剂，统称为治风剂。

风病主要分为外风和内风两大类。外风证是指风邪侵袭人体肌表、经络等部位所致的病证。内风证主要指内脏功能失调所致的风病。治疗上，外风宜散、内风宜息。故治风剂分为疏散外风与平息内风两大类：

**1. 疏散外风剂** 适用于外风所致的病证，代表方如川芎茶调散、消风散、独活寄生汤。

**2. 平息内风剂** 适用于内风病证，代表方如镇肝息风汤、羚羊钩藤汤。

应用治风剂应注意：疏散外风类方剂药性多温燥，对于津液不足、阴虚内热者慎用。

### 川芎茶调散（《太平惠民和剂局方》）

组成：薄荷 240g 川芎、荆芥各 120g 防风 45g 细辛 30g 白芷、羌活、炙甘草各 60g

功效：疏风止痛。

主治：外感风邪头痛。症见偏正头痛或巅顶疼痛，恶寒发热，目眩鼻塞，舌苔薄白，脉浮者。

方解：本方是治外感风邪头痛的主方。方中川芎、羌活、白芷均能祛风止痛，兼以解表，其中川芎辛温香窜，为血中气药，上行头目，为治诸经头痛之要药，善于祛风活血而止头痛，长治少阳、厥阴经头痛（头顶或两侧头痛），羌活善治太阳经头痛（后脑连项痛），白芷善治阳明经头痛（前额及眉棱骨痛），共为君药；细辛、薄荷、荆芥、防风辛散上行，疏散上部风邪，以助君药增强祛风止痛之效，使风邪从外而解共为臣药；茶叶苦寒，能清上降下，使升中有降，以防祛风药过于温燥升散而为佐药；甘草调和诸药为使药。综合本方，集众多辛散疏风药于一方，升散中寓有清降，具有疏风止痛而不温燥的特点，共奏疏风止痛之功。

用法：共为细末，每用 6g，清茶调服。现在临床上常改用汤剂煎服，用量参照本方剂量比例酌定。

临床运用：①本方是治疗外感风邪头痛的常用方。本方以头痛，恶寒发热，舌苔薄白，脉浮为辨证要点；②导致头痛的原因很多，有外感与内伤的不同，本方不宜用于气虚、血虚、肝肾阴虚、肝阳上亢、肝风内动所致的头痛。

### 镇肝息风汤（《医学衷中参西录》）

组成：怀牛膝 30g 代赭石 30g 生龙骨 15g 生牡蛎 15g 生龟板 15g 玄参 15g 天冬 15g 白芍 15g 茵陈 6g 川楝子 6g 生麦芽 6g 甘草 4.5g

功效：镇肝息风，滋阴潜阳。

主治：阴虚阳亢，肝风内动证。症见头晕目眩，或目胀耳鸣，或心中烦热，或肢体渐觉不利，或口眼㖞斜，或面色如醉，甚或跌扑，昏不知人，移时始醒，或醒后不能复原，脉弦长有力。

方解：本方是治疗阴虚阳亢，内风动越的常用方。本证以肝肾阴虚为本，肝阳上亢，气血逆乱为标，但以标实为主。治以镇肝息风为主，佐以滋养肝肾。方中怀牛膝归肝肾经，入血分，性善下行，故重用引血下行，折其亢盛之风阳，肝阳太过则脏腑之气血均随之上逆，故用代赭石降逆潜阳，镇肝息风，共为君药；生龙骨、生牡蛎、生龟板、生白芍潜阳摄阴，柔肝息风，天冬、玄参滋阴降火以制阳亢，共为臣药；茵陈、川楝子、生麦芽疏肝解郁，清泻肝阳，共为佐药；甘草调药和中，为使药。诸药合用，滋阴、潜阳、疏肝，共奏镇肝息风之效。

用法：水煎服。

临床运用：①本方以头晕目眩，面色如醉，脉弦长有力为辨证要点；②气虚血瘀之中风者不宜使用本方。

其他治风剂简表见表 11-14。

**表 11-14　其他治风剂简表**

| 方名 | 药物组成 | 功效 | 主治 |
|---|---|---|---|
| 消风散 | 当归、生地黄、防风、蝉蜕、知母、苦参、荆芥、苍术、石膏、甘草、木通、胡麻、牛蒡子 | 疏风养血，清热除湿 | 风毒湿热之风疹、湿疮 |
| 独活寄生汤 | 独活、桑寄生、秦艽、防风、细辛、当归、白芍、川芎、干地黄、杜仲、牛膝、党参、茯苓、炙甘草、桂枝 | 祛风湿，止痹痛，益肝肾，补气血 | 痹证日久，肝肾双亏，气血不足之证 |
| 羚羊钩藤汤 | 羚羊角片、桑叶、川贝母、鲜生地、钩藤、菊花、生白芍、生甘草、鲜竹茹、茯神 | 凉肝息风，清热化痰 | 热盛动风证 |

## 十四、固涩剂

凡以固涩药为主组成，具有敛汗、固精、止泻、止带等作用，以治疗气血津液耗散或滑脱的方剂，称为固涩剂。

固涩剂适用于自汗盗汗、遗精滑泄、久泻久痢、带下等证。固涩剂可分为以下四类：

**1. 固表止汗剂**　适用于体虚卫外不固，阴液不能内守之自汗、盗汗，代表方如牡蛎散。

**2. 涩肠固脱剂**　适用于脾肾阳虚之泻痢日久，滑脱不禁之证，代表方如四神丸。

**3. 涩精止遗剂**　适用于肾虚封藏失职所致的遗精滑泄、遗尿、尿频等证，代表方如金锁固精丸、桑螵蛸散。

**4. 收敛止带剂**　适用于妇女血崩暴注，或漏血不止，以及带下淋漓等证，代表方如完带汤。

应用固涩剂应注意：固涩剂是为正气内虚，气血津液耗散滑脱而设。凡有实邪者，如热病多汗、热痢初起、食滞泄泻、实热崩带等，均非本类方剂之所宜，以免“闭门留寇”。

**牡蛎散**（《太平惠民和剂局方》）

组成：煅牡蛎 30g　黄芪 30g　麻黄根 30g（浮小麦 30g）

功效：益气敛阴，固表止汗。

主治：体虚自汗、盗汗证。症见自汗，夜卧更甚，并见畏风寒，神倦少气，舌质淡红，脉细弱。

方解：本方是治疗体虚多汗证的常用方。其所治病证，既有阳虚自汗，又有阴虚盗汗。治宜益气阴、固肌表、敛汗液。方中牡蛎益阴潜阳，敛汗固涩，为君药；黄芪益气实卫，固表止汗，为臣药；麻黄根专以止汗，浮小麦益心气、养心阴，共为佐药。诸药合用，共奏固表止汗之功。

用法：原方为散剂，每服 9g，加浮小麦 30g，水煎送服；现可改作汤剂，按原方用量比例，加浮小麦 30g，水煎温服。

临床运用：本方以自汗，畏寒，舌淡红，脉细弱为辨证要点。

**四神丸**（《校注妇人良方》）

组成：补骨脂 120g　五味子、肉豆蔻各 60g　吴茱萸 30g

功效：温肾暖脾，固肠止泻。

主治：脾肾虚寒之泄泻证。症见五更泻，不思饮食，食不消化，或腹痛，腰酸肢冷，神疲乏力，舌质淡，苔薄白，脉沉迟无力。

方解：本方是治疗命门火衰、火不暖土所致的五更泄或久泄的常用方。命门火衰不能温运脾阳，导致脾肾阳虚之“五更泻”。方中补骨脂善补命门之火，为治肾虚泄泻，壮火益土之要药，故为君药；肉豆蔻温脾暖胃，涩肠止泻为臣药；吴茱萸温中散寒，五味子酸敛固涩，共为佐药；生姜温中散寒，大枣补脾益胃，为使药。诸药合用，共为温肾暖脾、固肠止泻之剂。

用法：为细末，水适量，姜 240g、枣 100 枚同煮，待枣熟时，去姜取枣肉，和末为丸，每丸 9～12g，临睡时淡盐汤或白开水送下。亦可水煎服，用量按原方酌减。

临床运用：①本方以五更泄泻，舌淡，苔薄白，脉沉迟无力为辨证要点；②外感或伤食所致泄泻者不宜使用。

其他固涩剂简表见表 11-15。

**表 11-15　其他固涩剂简表**

| 方名 | 药物组成 | 功效 | 主治 |
|---|---|---|---|
| 金锁固精丸 | 沙苑蒺藜、芡实、莲须、煅龙骨、煅牡蛎 | 固肾涩精 | 肾虚精关不固之遗精证 |
| 桑螵蛸散 | 桑螵蛸、远志、石菖蒲、龙骨、人参、茯神、当归、炙龟甲 | 调补心肾，涩精止遗 | 心肾两虚证 |
| 完带汤 | 白术、山药、人参、白芍、车前子、苍术、甘草、陈皮、黑芥穗、柴胡 | 益气健脾，化湿止带 | 脾虚肝郁带下证 |

# 索　引